석문도법

인간이 신이 되는 완성도법

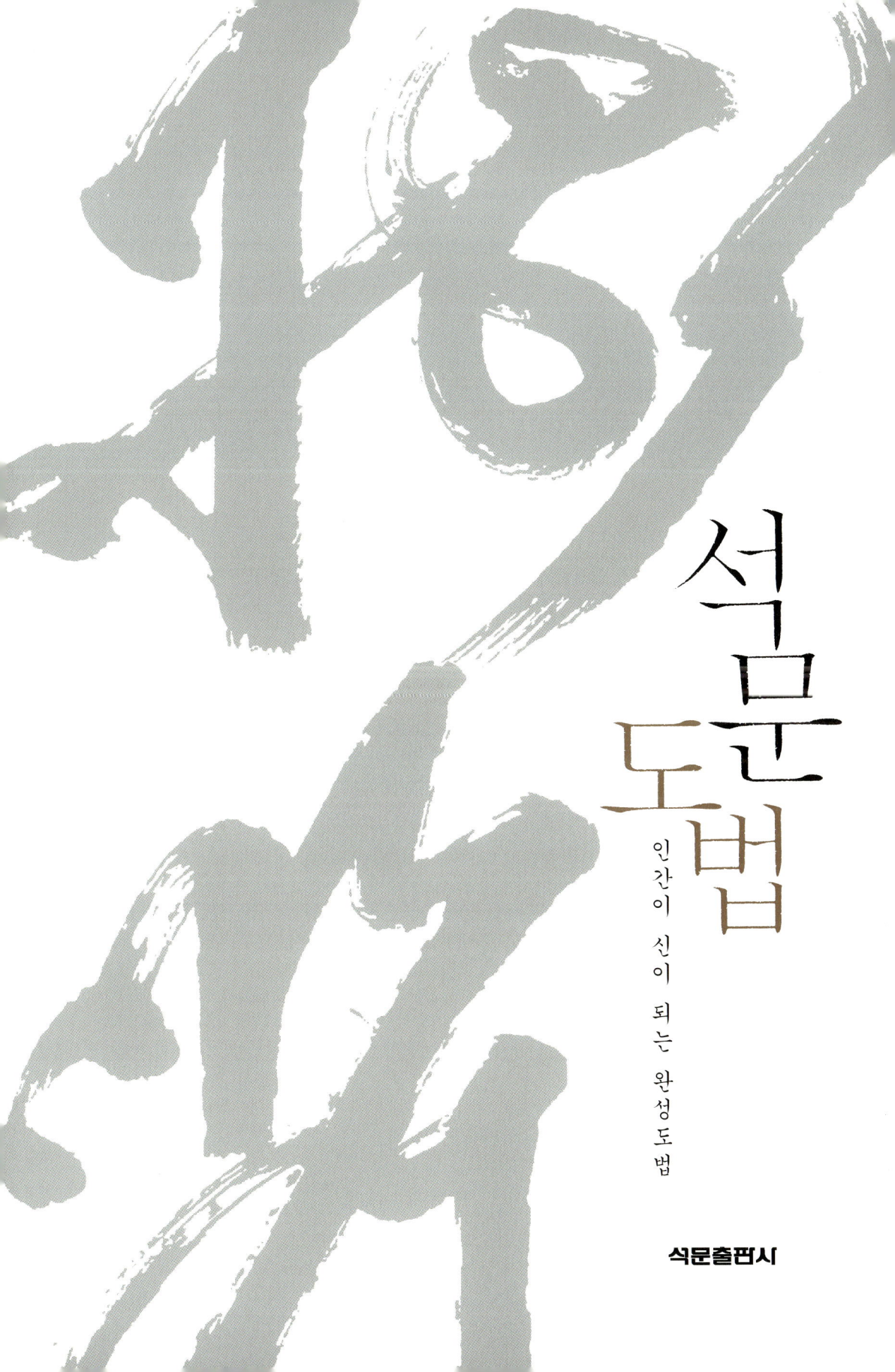

석문도법

인간이 신이 되는 완성도법

석문출판사

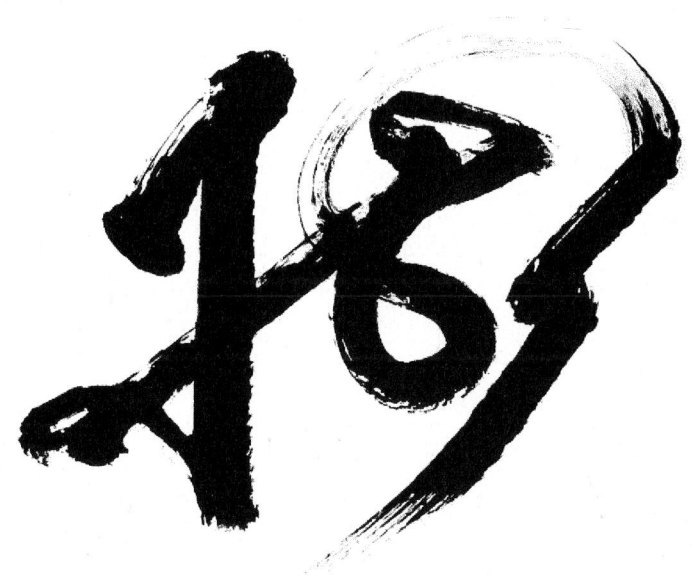

도문道門을 열다

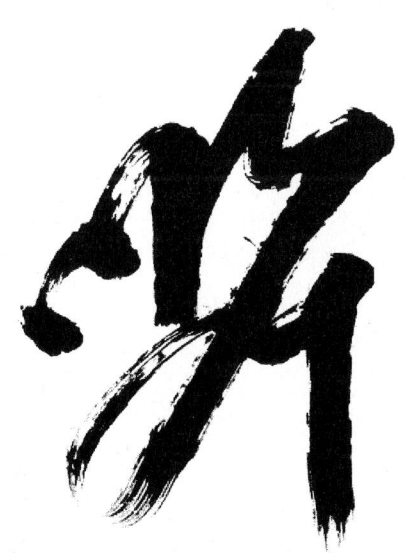

서문

석문도법이란 창조된 모든 존재들이 조화와 완성을 이룰 수 있게끔 태공의 근간인 천지인과 인간의 근본인 정기신의 빛을 하나로 이어 놓은 법이다. 천지인이 하나로 연결됨으로써 인간의 몸과 마음, 정신 즉 정기신의 빛이 정화·순화·승화, 조화·상생·상합되어 하늘의 근본자리에 이르는 것이다.

이러한 석문도법이 『천서』를 통하여 지상에 펼쳐진 지 어언 20년, 이제 『석문도법』이라는 본래의 이름을 통해 독자 제현께 새롭게 선보이게 되었다. 『석문도법』은 『천서』의 증보판이라 할 수 있다. 『천서』는 석문도법 전파를 위한 첫 발걸음으로 석문호흡의 선구자들을 배출하기 위한 목적에 주된 역할이 있었다. 이에 비하여 『석문도법』은 본격적으로 다수의 대중에게 석문호흡을 전하기 위하여, 지금까지 수도자들에게는 공부로 전수되었으나 시운時運을 안배하여 『천서』의 지면에는 밝히지 않았던 내용까지 수록한 도서道書다.

동서고금에 많은 성현들의 말씀이 있었지만, 있는 그대로의 진리를 전함과 동시에 그것의 시始와 종終을 체득할 수 있는 실질적인 방법론을 일목

요연하게 적시한 경우는 없었다. 『천서』는 궁극의 진리와 함께 그에 이르는 방법론을 구체적으로 전함으로써, 진리의 내용들을 단지 이야기로 그치지 않고 스스로가 체험, 체득할 수 있는 시대를 열었다. 그래서 『천서』의 출간은 가히 기념비적인 일이라 할 수 있다.

『석문도법』은 이러한 의의에 따라 『천서』의 형식과 내용들을 가급적 그대로 살렸다. 크게 1부와 2부로 나누어 1부는 수도의 방법적 근간인 석문호흡을 중심으로 석문도법의 이치와 체계를 설명하였고, 2부는 대우주 삼라만상의 창조와 완성의 과정이 담긴 「태공」편을 통해 석문도법이 나오게 된 역사役事, 歷史적 이유를 전하고 있다.

즉 1부의 경우 석문호흡의 원리와 이치, 수련 방법에 있어서는 『천서』의 내용을 최대한 살리되, 실 수련에서는 진행되었으나 『천서』에는 실리지 않았던 4법수련일월성법, 귀일법, 풍수법, 선인법과 행공行功을 포함시켰다. 또한 수련을 통하여 체득하게 될 천상의 참모습도 『천서』의 내용을 그대로 싣되, 지금까지 대중에게는 알려지지 않았던 하늘의 마지막 근본 세계인 12천도계十二天道界의 존재를 밝혔다.

「2부 태공」편은 대우주 삼라만상의 창조와 완성 역사를 다루면서 그 주체가 되는 존재들의 창조 목적과 정체성에 관한 내용들을 함께 정리하였다. 세상 모든 것이 그러하듯, 수도는 어느 날 갑자기 생겨난 것이 아니다. 우리가 상식적으로 알고 있는 역사 너머 오랜 태고 시절부터 시작된 것이기에 수도의 본맥을 알기 위해서는 반드시 세상의 궁극적 기원을 알아야 한다. 그래서 「2부 태공」편은 인류를 비롯한 모든 대우주 삼라만상의 존재들이 무엇을 위하여 창조되었으며, 또 앞으로 어떤 역사를 써내려가게 될지에 대한 명확한 방향과 정체성을 수록했다. 기존 내용보다 더 근본적인 대우주 삼라만상의 창조 목적과 정체성을 밝혔기에 『천서』에 수록된 「7장 우주와 지구의 생성변화」, 「8장 예언적 잠언」, 「9장 선과 악」 편은 이제 하나의 지류支流가 된 바, 이는 앞으로 증보되어 나올 석문도담집 『한조한당 도담』에 실릴 예정이다.

   1988년 후천이 열린 이후 1989년후천 원년부터 2012년까지의 후천 1주기가 이제 결지어지니 이러한 추수의 시기에 『천서』가 증보된 것은 석문도법이 본래의 진면목을 온전히 나투는 시운에 들기 시작했음을 의미한다. 본래 궁극의 섭리와 진리는 변하지 않는다. 다만 그 진의眞意는 각 시대마다 드러낼 수 있는 폭에 제한이 있을 수밖에 없다. 지상의 문자로 표현된 『천서』도 마찬가지다. 『천서』는 석문도법이 내려온 초창기 시대에 필요한 수준에 맞춰 하늘의 섭리와 뜻을 알렸다. 이제 현시대의 시운과 인류의식의 발전에 맞춰 『천서』에 담지 못했던 하늘의 섭리와 뜻을 『석문도법』을 통해 조금 더 본질적으로 밝히니 후천 1주기란 다름 아닌 도의 실체가 조금 더 확연히 드러나 많은 이들이 하늘의 섭리를 구체적으로 이해하고 직접 체득하는 도연을 갖게 되는 형국을 말한다. 즉 『석문도법』은 『천서』의 빛과 힘, 가치를 온전히 되살려 도의 정체성을 더욱 명료히 세인들에게 전하는 데 그 발간 의의가 있다고 할 수 있다.

   진리가 시대의 보편적 상식으로 자리 잡는 것은 단순히 말씀의 전파로 이루어지는 결과가 아니다. 무엇보다도 중요한 것은 그것의 실증이며 검증이다. 석문도법 또한 예외일 수 없다. 깊은 도의 실체를 전함은 단순히 시간의 흐름과 세상의 변화를 통해서만 가능한 것은 아니다. 20여 년의 짧지 않는 시간 동안, 『천서』에 기술된 진리의 말씀을 직접 체득한 선각자들이 나왔기에 가능한 일이다. 이들의 체득은 곧 지상에서의 실증이요, 검증이다. 이런 실증과 검증의 과정을 통하여 석문도법은 말씀을 넘어 하나의 현실적 실체로서의 생명력을 가지기 시작함으로써 지상에 석문도문石門道門이라는 유형의 근본 중심을 세울 수 있었다. 따라서 『천서』의 발간이 스승께서 홀로 걸으신 길을 바탕으로 석문도법의 탄생과 존재를 알린 것이라면, 『석문도법』의 발간은 수도자들의 실증과 검증으로 이루어진 석문도문이 이제는 그 법을 다수의 대중에게 전파하고자 하는 의지와 신념을 천명한 것이라 할 수 있다. 『석문도법』이 깊은 도의 세계를 담아 대중들에게 전할 수 있는 것은 바로 이러한 수도자들의 부단한 노력과 의지가 있었기 때문이다.

세상은 이미 하늘섭리에 따라 본격적인 후천역사에 접어들었다. 하늘과 땅, 사람이 하나로 이어지면 대우주 삼라만상 모든 존재의 정체성이 온전히 살아난다. 그러한 흐름은 필연적으로 인간이 신이 되는 후천완성도법인 석문도법의 빛과 힘, 가치가 드러나는 가운데 이루어지는 것이니, 이제 석문도법은 소수 선각자를 넘어 대중에게 전파됨으로써 바야흐로 석문인石門人의 시대인 후천 2주기를 연다.

후천 2주기가 결지어지면 그 시대의 흐름에 맞게 더욱 깊은 진리들을 『석문도법』에 실을 예정이다. 그러한 진리들은 세상을 보다 근본적으로 하늘의 섭리에 가깝게 할 것이다. 다만 본문에서도 누차 강조하지만 『석문도법』을 문자적인 이해로만 접근한다면 그 진의를 파악할 수 없다는 점을 간과해서는 안 된다. 『석문도법』은 수도를 통하여 완성을 이루기 위한 도서道書다. 내용을 관념적으로 이해하는 것에 멈추지 않고 온 몸과 마음, 정신으로 그 빛과 힘, 가치를 체득하고 심득할 때에야 문자 너머 이면에 담긴 행간의 의미를 이해하게 되고 비로소 그 진리와 하나가 된다. 결국 『석문도법』의

본뜻을 알고자 하는 이들은 도서를 읽는 데 그칠 것이 아니라, 일념으로 정진하여 자신의 정기신의 빛을 상승시키는 데 각고의 노력과 정성을 기울여야 할 것이다.

한 치 앞도 알 수 없는 위기 속에서 새로운 중심과 희망을 찾게 될 후천 2주기, 그때 지상이 한층 더 빛의 세계에 가까워졌는지, 아니면 더 많은 정화의 흐름과 형국을 거쳐야 하는지는 아직 속단할 수 없다. 다만 분명한 것은 후천완성도법인 석문도법을 통하여 수없이 많은 본질적 상승의 기회가 주어질 것이라는 점이다. 인간이 석문호흡을 통하여 스스로의 빛을 상승시키며 밝혀 나갈 때, 대우주 삼라만상은 빛의 거듭남을 이루고 스스로의 존재성과 존재가치를 인식하여 각각의 빛이 고유하면서도 서로 조화를 이루는 아름다움을 펼쳐 낼 것이다.

후천완성을 위하여 내려온 석문도법을 통하여 모든 존재들이 자신의 근본자리를 찾아 도성구우 道成救宇를 행하고 광명천로 光明天路를 걸음으로써 태공의 조화와 완성이 이루어지기를 기원한다.

한기 23년 11월 30일

태양력 2011년 12월 24일

석문도문

초판 천서天書 서문

자고로 선현들께서 남기신 말씀에 수심修心하고자 하는 사람이 천지인삼재지도天地人三才之道를 모르거든 막도문莫道門하라, 즉 도문에 들어오는 것을 막으라는 잠언이 있다. 본서는 천지인삼재의 도리를 중점적으로 다루되 현대인들이 이해하기 쉽도록 서술하여, 현대 문명인들이 종래의 천지관天地觀에서 탈피하고 4차원의 새로운 세계에 누구나가 다 쉽게 접근할 수 있음을 재인식하는 데 도움이 되고자 한다. 따라서 천상계의 현상들을 우선 간략히 기술하여 감히 책명을 『천서天書』라 붙여 본 것이다.

본서의 1장에서 5장까지는 선도仙道 부문을 다루었고, 6장과 7장은 천계天界와 영계靈界를 다루어, 지금까지 추상적으로만 여겨져 오던 하늘에 관한 실체적인 현상을 새로운 시각에서 고찰하여 우리들 인간과의 생활관계를 밝히는 데 주력한 동시에, 하늘을 11천계十一天界로 분류하여 설명했으며, 8장에서는 과거세過去世에 많은 성현들께서 남기신 예언적 교훈을 다루어 현대인들의 정신적 청량제가 될 수 있도록 하였다.

이 책에 수록된 내용은 고금을 통하여 많은 선도서仙道書에서도 다루어지지 않았던 내용들이며 졸자(拙者)가 직접적으로 체험, 체득하여 본 사실로서 이미 선도공부를 하여 본 분들은 쉽게 수긍이 되겠으나, 처음 내용을 접하는 독자들은 대부분의 내용이 현세간의 일이 아닌 천상(天上)의 문제들이므로 직접 눈으로 볼 수 없는 차원이기에 의구심이 많이 생기고 허망한 괴변으로 오인될 소지도 없지 않을 것이다. 그러나 몸소 수련을 하여 체험하고 나면 한 치의 의심도 없이 확신하게 되리라고 믿는다. 요즈음 서점가에는 선배 제현께서 저술한 몇몇 선도서들과 단전호흡법을 다룬 양서가 다량으로 출판·보급되고 있어, 본서는 가급적이면 중복을 피하기 위하여 단전호흡법에 관하여는 간략하게 체험을 중심으로 약술하려고 노력했으며, 본서의 단전호흡법을 재래식 관점에서 본다면 다소 생경한 측면도 없지 않으나, 이는 졸자가 다년간 수련하면서 고행 끝에 얻어진 결과를 그대로 기술한 것이니 강호 제현의 깊은 양해를 구한다. 고명하신 도반(道伴)들의 의문점이 야기되는 점도 없지 않을 줄 사료되는데, 이 점에 대해서는 상호간의 교류와 더욱 깊고 즐거운 대화를 통해 구체화시키고 풀어 나갈 작정이다.

   졸자는 비재천식(菲才淺識)으로 학덕도 없이 외람되게 이 책을 엮게 되었다. 스스로의 무능을 여러 차례 개탄하면서 공부하는 한 학인(學人)으로서 조그마한 정성을 담아 본 것이니 삼가 강호 선배님들의 아낌없는 질책을 바라며, 시시비비에 대한 책망도 머리 숙여 감내하고자 한다.

   아무쪼록 이 책이 세상에 나가서, 함께 가는 도반들에게 구우일모(九牛一毛)의 도움이라도 되었으면 하는 마음 간절할 따름이다.

辛未三月

京畿道 水原 牛滿精舍에서

著者 謹識

초판 천서天書 저자후기

나는 1988년 11월 어느 날 한가로운 오후에 따뜻한 녹차를 마시며 『천서天書』를 책으로 펴낼 것을 생각했다. 겨울날 따스한 햇볕이 혼자 지내는 방안에 들어와 찻잔에 떨어지는 것을 보는 것은 참으로 고요하고 평화로운 순간이었다. 그 평화로운 시간이 나에게 주어지기까지 그동안 내 삶의 엄청난 돌개바람을 나는 차마 이 원고지 위에 그려 낼 수가 없다. 일일이 기억하기조차 힘든 수많은 일들과 엄청난 어려움들이 그동안 내 짧은 삶을 스쳐 지나갔다. 살을 에는 어느 겨울, 아직 늙었다고 하기에는 너무 이른 어머니를 약 한 첩 써 보지 못한 채 여의었고, 연탄을 구할 돈이 없어 마을 구석구석의 쓰레기 종이를 태우며 한겨울을 나기도 했으며, 만 2년 동안을 하루에 한 끼 또는 이틀이나 사흘에 한 끼니로 연명하기도 했다. 그러는 동안에 나는 열심히 무예 공부를 했는데, 무예에 미친 내가 결국 도道에 눈을 뜨게 되고, 도를 수련하게 되다 보니 어느덧 세월은 흘러 현실적 안위와는 거리가 멀어져 버렸기에 더더욱 고행의 길로 접어들었다. 그 당시 나를 살게 만들고 버티게 만든 힘은 무엇이었을까? 그리고 88년 초겨울 그 평온의 힘은 어디에서 온 것이었을까? 지금 생각나는 그 당시의 상황은 도저히 설명이 불가능하다. 정처 없이 떠돌고 흐르기만 하는 낭인만이 가질 수 있는 호젓한 정돈의 시간. 『천서』는 개인적으로는 바로 내 절망적 고통이 밑바닥 저 끝에 도달하여 만나게 된 결정체다. 그러나 『천서』를 이렇게 개인적인 차원에서 의의를 구할 수는 없다.

88년의 겨울, 나는 생각했다. 『천서』가 세상에 나갈 시기는 아직 몇 년 더 남았지만 미리 미리 준비해 두는 것이 좋겠다고. 그리고는 당장 『천서』 작업에 들어갔는데, 내가 제일 먼저 한 일은 녹음기와 카세트테이프를 구하는 것이었다. 왜냐하면 당시에 나는 아직 수도에만 전념해 오던 터라 문장력에 큰 자신이 없었기 때문이다. 도道와 선仙에 관한 책들만을 탐독하거나 틈틈이 선도시仙道詩를 더러 써 왔을 뿐, 책 한 권을 엮는 방대한 작업에는 아직 자신이 없었으므로 우선 녹음기를 사용하는 것이 좋겠다는 판단에 서였다. 나는 순식간에 쉬지 않고 『천서』 내용의 골자만을 하루 동안 테이프에 수록했다. 어려움은 전혀 없었고 오히려 그날의 일이 매우 홀가분하고 즐거웠다는 기억이 아직도 생생하다. 정작 어려운 일은 이렇게 녹음된 테이프들을 글로 옮기는 작업이었다. 여간 귀찮은 일이 아니었다. 89년 나는 『천서』가 세상에 나갈 시기가 다가오고 있다는 초조감에 사로잡히게 되어 하는 수 없이 노트에 옮겨 적고 내용을 다시 문맥에 맞게 정리하여 오늘 이렇게 한 권의 책으로 내보낸다.

오늘 나에게 고통을 안겨다 주는 것은 아무것도 없다. 경제적으로도 몇 년 전의 아득한 추억들과 비교해 보면 새삼스럽고, 어느덧 아내와 자식놈도 생겼고 아들의 이름은 세운世䒼이다. 세상의 구름처럼 살다가라는 뜻, 정신적인 부담과 고통도 없다. 다만 막연하게 이제부터라는 비장하고 무거운 그 무엇이 내 어깨

· 서문도법 ·

를 항상 떠나지를 않고 있다. 수도자로서 그 첫 번째 짐 벗기가 바로 이 『천서』 작업이다.

『천서』는 내가 쓴 것이 아니다. 나의 입과 나의 손을 빌렸을 뿐 제목 그대로 하늘의 글이다. 하늘이 인간 세계에 보내는 글이다. 이 책을 세상에 내보내며 내가 바라는 것은 오직 하나, 많은 사람들이 『천서』의 수련법으로 도통신인道通神人이 되는 것이다. 『천서』는 하늘이 쓴 것이다. 그러므로 『천서』의 수련을 통하여 누구든 하늘에 들어갈 수 있다.

| 차례 |

- 서문 6
- 초판천서天書 서문 11
- 초판천서天書 저자후기 13

1부 — 석문도법石門道法

1장 · 도道 23

2장 · 삼원三圓의 진리眞理 31
1. 정精 34
2. 기氣 36
3. 신神 38
4. 영靈 · 혼魂 · 백魄 41

3장 · 석문호흡石門呼吸 47
1. 단전丹田이란 무엇인가 48
2. 석문石門과 삼단전三丹田 51
3. 호흡법呼吸法 57

4. 수련 단계修練 段階   61
   | 와식臥息   63
   | 좌식坐息   69
   | 대맥운기帶脈運氣   75
   | 소주천小周天   85
   | 온양溫養   95
   | 대주천大周天   99
   | 일월성법日月星法   105
   | 귀일법歸一法   111
   | 풍수법風水法   115
   | 선인법仙人法   119
   | 전신주천全身周天   123
   | 채약採藥   145
   | 기화신氣化神   149
   | 양신陽神   153

5. 수련 단계별 행공修練 段階別 行功   161
   | 북선법北仙法   165
   | 도각법道覺法   179

| 일월법日月法　193
| 화진법火盡法　207
| 세선법世仙法　221
| 진은법眞恩法　235
| 원하법原下法　249
| 화심법華心法　263
| 궁을법弓乙法　277
| 세운법世雲法　291
| 고성법孤星法　305
| 회건정심법回健正心法　307

4장 · 천상天上의 법리法理　323

1. 1천도계一天道界　325
2. 2천도계二天道界　327
3. 3천도계三天道界　329
4. 4천도계四天道界　330
5. 5천도계五天道界　332
6. 6천도계六天道界　335
7. 7천도계七天道界　337
8. 8천도계八天道界　339
9. 9천도계九天道界　340

10. 10천도계十天道界　340
11. 11천도계十一天道界　341
12. 12천도계十二天道界　342

2부 — 태공太空

5장 · 창조創造　347
6장 · 신神　355
7장 · 대우주大宇宙　361
8장 · 인간人間　371

부록 1　도계서道界書　379
부록 2　풍류風流　395
부록 3　회건술回健術　401

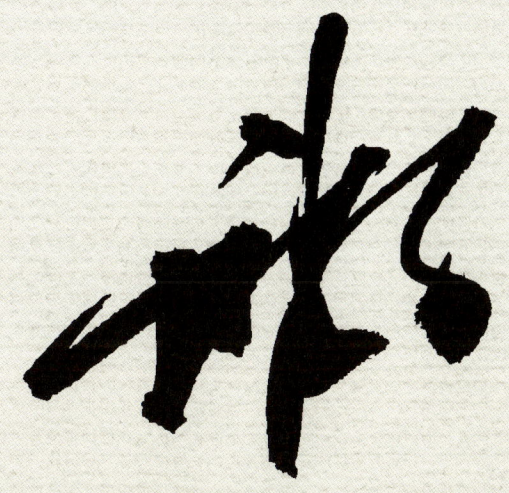

1부 — 석문도법

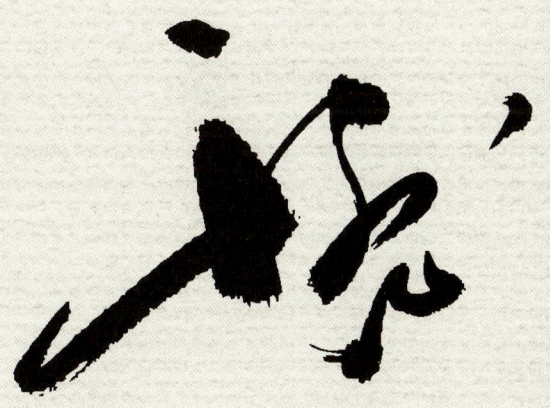

천지간에 도道가 있으니 세상이 바로 선다.

1장

도

도 道

도_道란 무엇인가?

이 물음은 인류가 이 땅 위에 존재하게 되면서부터 시작하여 고금의 역사와 더불어 수많은 시간과 세월 속에서 계속하여 반복적으로 꾸준하게 논의되어 왔던 전 인류적 질문이다. 이것은 넓게는 대우주로부터 좁게는 우리 인간의 미세한 신경세포 조직에 이르기까지의 종합적이고 총괄적인 질문이다.

도란 무엇인가? 오직 하나의 진리를 위해 험난한 길을 걸으며 모든 생을 바쳐 열정적으로 해답을 구하고자 했던 수많은 사람들의 득도_{得道}에 대한 열망이 이 질문 속에 스며 있다. 옛 사람뿐만 아니라 지금 이 시간에도 오직 일념으로 도_{마음공부}를 좇아 천지를 헤매고 온갖 것을 찾아다니는 많은 사람들이 있다.

도란 무엇인가? 본서의 첫 장에서 끝 장까지의 주제는 바로 이 질문으로부터 시작하여 얻어 낸 열정적 산물들이다.

일찍이 노자_{老子}께서는 "도를 도라고 했을 때는 이미 도가 아니다_{도가도 비상도道可道 非常道}"라고 했다. 도라는 것은 언어나 어떠한 수단으로도 표현될 수 없는 이전의 '그 무엇'이라는 이야기다. 옛 선각자나 고승들도 도_{마음자리}를 논함에 있어 그 자리는 말이 없는 자리라 하여 "도즉무언_{道卽無言}"이라는

식의 표현들을 종종 사용해 왔다. '도를 깨달으면 말이 없다 도각무언道覺無言'라는 이야기다.

그렇다. 도라고 하는 것은 말이 필요 없는 세계다. 그러나 무엇보다도 말이 필요한 세계다. 지금까지 도에 관한 일반적인 인식은 '도에 관한 문제는 너무나 어렵고 난해하며 애매하여, 특정한 소수 호사가들의 전유물일 뿐'이라는 정도에 불과했다. 그러나 그렇지 않다. 도라는 진리는 우리 인류가 지금까지 물어 왔던 모든 질문들과 그에 대한 모든 대답들, 인문과학에서 자연과학까지, 지구 탄생 이전부터 아득한 미래의 일에 이르기까지, 알파에서 오메가까지, 모든 것들을 망라하고 내포하는 대단히 포괄적인 것이다.

인류는 지금 고도로 발달된 문명의 이기가 가져다준 폐해로 인해 심히 피폐되어 있다. 공기나 물, 자연환경만이 오염되는 것은 아니다. 공해의 마지막 대상은 언제나 인간이다. 자연과학적 공해는 차라리 나은 편이다. 오늘날 인류의 정신적, 도덕적 오염도는 가히 마지막 절정을 달리고 있다. 이것은 실재 상황이다. 대개의 사람들이 갖고 있는 고민이나 의문은 다분히 눈앞의 문제들일 뿐이다. 헝클어진 실타래의 실마리를 찾으려 하지 않고 어느 한 부분만을 붙들고 있다는 이야기다. 그러나 우리가 안고 있는 어떠한 고민이나 의문도 그 의문 뒤에는 보다 더 근본적인 의문이 버티고 있고, 또 그 버티고 있는 의문이 풀리기 위해서는 한 걸음 더 뒤에 도사리고 있는 의문이 풀어지지 않고서는 도저히 올바른 해답을 구할 수가 없게 되어 있다.

생각해 보라. 물은 왜 위에서 아래로 흐르는지. 왜 사람은 숨을 쉬어야 하는지. 오늘 아침 날씨는 왜 흐렸고, 출근길에 지하철은 왜 연착을 했으며, 무엇 때문에 그녀가 나를 사랑한다고 느닷없이 이야기하게 되었고 나는 오늘 왜 이렇게 밥맛이 없는가……. 질문은 있으되 해답의 끝, 즉 궁극의 마지막 해답은 없을 것이다. 있다 하더라도 단편적일 뿐, 이 세상의 모든 문제가 다 그렇다. 궁극적으로 찾아 들어가면 그 모든 질문들 뒤에는 엄청나게 흐트러져 있는 문제의 복잡성만이 버티고 서 있을 뿐이다.

이런 혼란은 왜 생기는 것일까? 이 물음에 대한 풀이가 바로 본서의 주제다. 간단히 결론부터 이야기하자면, 그것은 아직 이 세상에 진인眞人이 나오지 않았기 때문이다. 다시 말해서 도를 공부하신 선각자들께서 완성의 대각大覺|후천십수後天十數을 이루지 못했기 때문에 자신들의 깨달음의 경지에 한하여서만 가르칠 수밖에 없었고, 후세인들은 그들에게 전수받은 불완전한 도리道理와 방법들을 애매한 가운데 소중하게만 간직하여 내려왔기 때문이다. 이렇게 어렵게 이어져 내려오다 보니 물질문명이 고도로 발달한 오늘날에는 합리성과 논리적 타당성만이 그 우월성을 인정받는 시대가 되었고, 인류에게 가장 중요한 하늘 구원의 문 천하구문天下救門인 도는 비현실적이고 비논리적인 것으로 외면당하고 만 것이다. 앞에서도 말했거니와 도라는 것은 말言어로써 표현될 수 있는 것이 아니라고 했는데, 더더욱 완성의 경지십수十數의 각覺에 이르지 못한 선각자들의 막연하고 어려운 설법으로 인해 오늘과 같은 안타까운 결과들이 가중적으로 초래되고 있는 실정이다.

그렇다면 진정 도라는 것은 무엇인가?

도라는 것은 근본의 진리에 도달하기 위한 수행 과정을 이름이다. 깨달음悟 자체를 도라고 하는 것이 아니고 근본의 자리를 깨닫기 위해 가는 수행 과정을 도라고 한다. 따라서 이미 여러 가지 형태로 도 닦는 방법들을 이야기해 놓은 도서道書들이나 경전 등 일부 선인仙人들의 말에 현혹되거나 완전히 신봉하는 편협한 치우침에 빠지지 말고, 그것들을 도구로 삼아 도의 진정한 본질을 알아야 한다. 무릇 도라고 하는 것은 사람이 어떻게 처음 태어나서 어디에서 왔으며 어느 곳으로 가는 것인지를 아는, 근본의 참된 뜻을 깨닫는 것이 그 본체인 것이다.

우주에는 절대자가 존재하여 자신의 몸 내부에 수많은 우주와 만물들을 빛으로써 만들었다. 그 이후 우주와 만물들을 이끌어 나갈 신과 인간과 우주인을 빛으로 탄생시킴으로써 거대한 우주는 하나의 생명력을 가지고 움직이기 시작했다. 인간은 원래의 빛의 상태, 신의 세계, 우주로부터 왔기 때문에 그곳까지 되돌아가는 역의 과정이 도를 닦는 근본의 참뜻이며, 그 근본까지 갔을 때 자신의 마음을 비로소 확연히 알 수 있는 것이다. 또한 만물의 마음을 알 수 있는 도의 본체로 가는 것이다. 옛 성현들 말씀에 생로병사를 초월한다고 하는 것은 모두 이를 가리켜 말하는 것이다.

지구 탄생 이래로 수많은 사람들이 도문道門에 입문하여 혼신의 힘을 불태우며 수도를 하였으나, 참된 이치를 채 알기도 전에 윤회의 거듭남을 되풀이하여 왔다. 그리하여 현시점까지 이르른 지금에 와서 근원자리를 이야기한다는 것은 하늘신과 하늘신명天上神明들이 펼치는 하늘의 일이며 시대의 흐름인 것이다.

본서는 지금부터 독자 제현이 도의 진리에 도달하도록 실질적인 수련의 과정으로 안내하고자 한다. 지금까지 인류가 안고 있는 모든 크고 작은 문제의 전 과정이 실질적으로 열리기 시작하는 문은 바로 석문도문石門道門이고, 석문도문에 입문하는 핵심적인 과정은 다음 장에 자세히 소개가 될 석문호흡石門呼吸이다.

석문호흡을 통하여 식어 가고 있는 정신에 끊임없이 타오르는 거대한 불덩어리처럼 찬란한 빛을 밝히자. 우주와 내 몸에 천지무극광명대도天地無極光明大道가 숨쉬도록…….

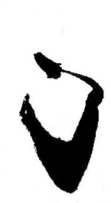
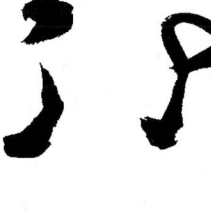

천지자연도 병들어 가는구나

질병이 만연하니

괴로움이 끊이지 않으며

먼저 공허함의 연속이요

다가올 일을 밝히나니

땅끝에 이는 열기가
선인仙人의 발도심發道心이요.
하늘 끝에 달하는 열망은
변치 않는 항상심恒常心이라.
천지가 호흡하니 만물이 선인仙人이다.

2장

삼원의 진리

삼원三圓의 진리眞理

선도仙道에는 세 가지 보물이 있다. 이를 선도의 삼보三寶라고 하는데, 삼보란 바로 정精·기氣·신神을 말한다. 이는 선인仙人| 신선神仙이 되는 데 필수적 요소다. 삼보는 삼변의 원리에 의하여 기타의 여러 진리들과 상통한다. 천지인삼재天地人三才라든지, 기독교의 삼위일체三位一體, 한방 의학에서 중요시하는 삼초三焦|상초上焦·중초中焦·하초下焦, 선도의 삼단전三丹田|상단전上丹田·중단전中丹田·하단전下丹田, 아직까지 본격적으로 논의되지는 않았으나 본서에서 중요하게 다루고자 하는 삼주三珠|세 개의 여의주, 천상9천3도계天上九天三道界 등은 하나의 무극無極의 진리로서 서로 연관이 있다. 즉 9천3도계에서 파생된 정기신 문명정신문명인 천지인삼재사상 등 삼三이라는 수가 나타내는 삼원三圓의 진리가 모두 상통한다. 나아가 대우주와 소우주의 진리가 같아서, 대우주에 3도계가 있듯이 소우주인 인간에게는 삼주가 있다.

삼주란 인간의 몸 내면 깊숙이 존재하는 세 개의 구슬을 말한다. 이 삼주는 선도의 상·중·하 단전에 각각 자리하고 있다. 이 삼주가 바로 정기신精氣神을 근본적으로 다스리는 조화주造化珠다. 도 수련의 목적이 신인합일神人合一에 있듯이 정기신의 의의는 석문호흡을 통하여 정精을 기氣와 신神으로 변화시키는 데 있다.

지금까지 수많은 선도서와 세인들이 정기신 삼보를 중요시하여 비중 있게 설파했으나 세월 속에 묻혀 애석하게도 제대로 전해지지 못했다. 그러나 선도 수련에 있어서 정기신에 대한 이해는 반드시 필요하다. 본서에서 무엇보다도 우선적으로 정기신에 대해서 자세히 다루고자 하는 이유가 여기에 있다. 정기신을 설명함에 있어서는 옛 선인들이 밝혀 놓은 사실들을 기본적인 바탕으로 했으나, 잘못 전해진 내용들에 대해서는 삭제, 첨가, 수정들을 가하였으며, 아직 밝혀지지 않은 부분에 대해서 역점을 두어 서술하고자 한다. 다시 한 번 강조하거니와 도를 닦는 수도자는 정기신의 참 이치를 반드시 알아야 한다. 참 이치를 알아야 이치에 맞는 길을 갈 수 있기 때문이다.

많은 초학자 및 도학자가 정기신의 근본 이치를 정확히 알지 못함으로

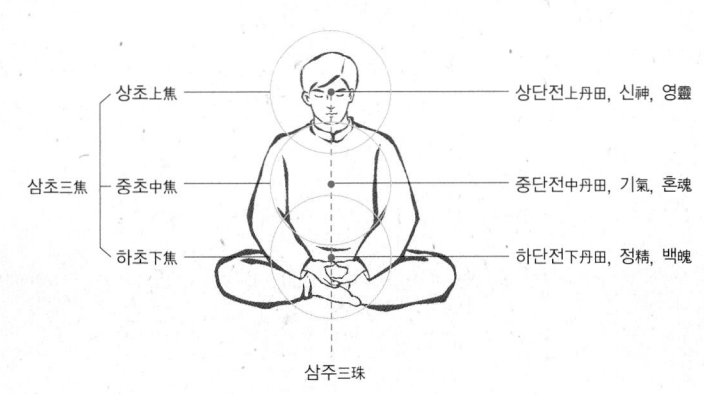

삼주三珠(소우주) = 3도계三道界(대우주)

∴ 3도계 = 삼변의 원리 본체
　　　　　천지인삼재天地人三才
　　　　　삼단전(상단전·중단전·하단전)
　　　　　삼위일체(성부·성자·성신)
　　　　　삼초(상초·중초·하초)

써 정신적 갈등을 겪게 되는 경우가 종종 있다. 이로 인하여 수련에 크고 작은 장애를 받는 도학자들이 많음을 상기해 볼 때 보다 정확하게 정기신의 개념들을 알아 두어야 한다.

1 — 정・精

우주의 정기精氣 중 정精은 수水에 해당된다. 즉 우주의 정은 수이며 수는 물의 근원자리다. 수는 태초에 태동한 것이므로 사람 또한 애초에 생겨날 때 생명력인 수가 필연적으로 필요했다. 그래서 하늘대우주에는 정의 모체인 천일천수天一天水, 즉 천정天精ㅣ천수天水이 있고, 소우주인 인간에게는 인일인수人一人水인 인정人精ㅣ인수人水이 있다. 즉 정은 태초 천지 만물의 수기水氣인 천일천수에서 비롯된 것으로, 이 천일천수가 인간의 몸으로 들어와 인일인수에 의한 정을 발생시킨다.

천일천수는 하늘의 기운이기 때문에 눈으로 감지할 수는 없으나 물과 같은 성향을 지니고 있다. 그리고 천일천수는 인간의 몸으로 들어와 음양으로 나누어지는데 그것이 음정陰精과 양정陽精이다. 음정과 양정을 오행의 수화水火로 설명하면 음정은 음수에 해당되는데 그 음수가 신장에 머물고 있기 때문에 신수腎水라 하고, 양정은 양화에 해당되는데 그 양화가 심장에 머물고 있기 때문에 심화心火라고 할 수 있다.

음정과 양정 중에서 음정은 음기를 발생시킨다. 음정에 의하여 발생하는 음기는 호흡을 통해 일어나는 것이다. 호흡 자체는 뜨거운 것에 속하는데 이 뜨거운 불기운[火]이 호흡을 타고 들어가서 음정을 끓게 한다. 물이 끓으면 수증기가 생기듯이 음정 또한 끓어 음기를 발생시킨다. 이것이 음정에 의하여 발생된 음기다.

반면 양정은 혈액순환에 의한 양기를 발생시킨다. 혈액이 혈관을 돌아 순환함으로써 온몸을 따뜻하게 해주듯이, 우리 몸의 피가 돌면 열[열기]이 생기는데 이것이 바로 양정에 의해 발생된 양기다. 즉 음정이 호흡에 의해 끓어 기로 화하는 것은 인정人精 중 음정에 의한 음기수水고, 양정이 혈액을 통해 혈맥을 순환할 때 발생하는 기는 인정 중 양정에 의한 양기화火다.

하늘대우주의 천일천수인 천정天精은 음양陰陽이 하나로 통일되어 존재하는 수기水氣ㅣ천수天水인데, 인간의 인일인수인 인정人精은 음정과 양정으로 분열되어 완벽한 기를 이루지 못하고 있다. 그러나 이렇게 분열되어 있는 인간 몸속의 불완전한 정의 상태를 석문호흡을 통하여 완성의 기로 만들 수 있다. 즉 석문의 태극조화작용으로 음정과 양정에서 발생한 두 음양의 기

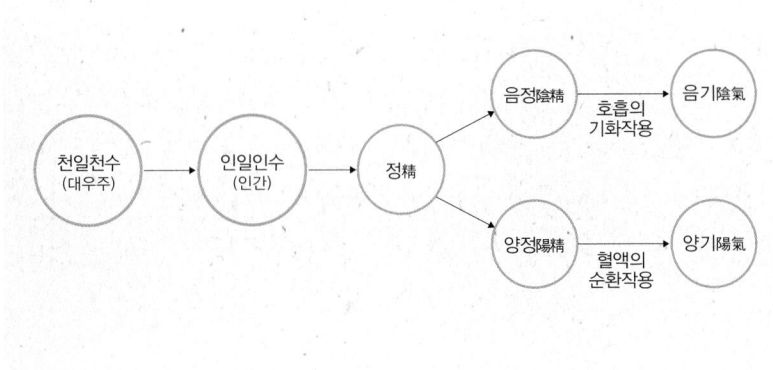

를 하나로 조화시켜 통일완성의 진기를 만드는 것이 바로 석문호흡이다.

　이상에서 서술한 정의 개념을 다시 한 번 정리해 보면, 만물의 모체인 하늘대우주에 천일천수가 있듯이 소우주인 인간에게도 보이지 않는 하나의 생명력이 있는데 그것이 인일인수인 인정人精이다. 이 보이지 않는 천일천수, 즉 하늘대우주의 정이 인간의 몸으로 들어와 물질화되면 정액精液이 되는 것이다. 단전호흡을 하는 사람이 기초 단계에서 정액이 많아져 몽정을 하게 되는 것은 우주의 정이 호흡을 통하여 많아졌다는 뜻이다.

2 ── 기·氣

우주의 모든 천지 만물은 기氣로 되어 있다. 모든 사물에는 다 기가 내재되어 있다는 이야기다. 기에 관한 모든 것들을 정리하자면 그 내용이 워낙 방대하므로, 본서에서는 그중에서도 특히 선도 수련을 하는 데 기본적으로 꼭 이해되어야 할 부분만 간략히 다루고자 한다.

　앞서 우리는 양정이 혈액을 통해 혈맥을 순환할 때 발생하는 기양기와 호흡을 함으로써 음정이 끓을 때 발생하는 기음기가 있음을 알아보았다. 그리고 이 정에서 발생된 두 음양의 기를 토대로 천지 대자연의 기가 상합하면서 통일완성의 기가 석문에서 만들어지는데, 그것이 바로 진기眞氣다. 즉 태극운동의 조화로써 만들어지는 진기가 진정한 통일완성의 기인 것이다. 정에서 발생되는 음기와 양기, 그리고 천지 대자연의 기, 이 세 가지를 일

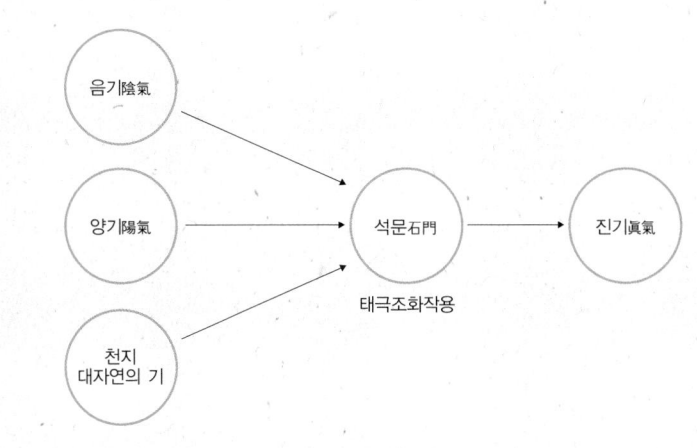

반적으로 '기'라고 일컫는다.

   이러한 기는 모든 천지 만물에 존재해 있으나 각기 저마다의 특성이 다르다. 즉 살아 있는 생명체의 기운 중에서도 움직이지는 않으나 스스로 생장활동을 계속하는 초목이 가지고 있는 기운과 동물이 가지고 있는 기운, 인간이 가지고 있는 기운이 다를 뿐 아니라, 생명력이 없는 광물질 중에도 각기 다른 성질의 기운들이 내재해 있는 것이다. 이 기들을 크게 나누면 생기生氣와 사기邪氣, 死氣로 분류할 수 있는데, 살아 있는 기와 생명력이 없는 죽어 있는 기를 일컬음이다. 선도 수련을 통하게 되면 이러한 여러 가지 기들을 운용할 수 있다.

   선도 수련의 목적은 석문호흡을 통하여 대우주의 조화로운 생명의 기운을 얻음으로써 신인神人에 이름에 있다. 인체 속에 내재해 있는 기는 석문호흡을 함으로써 극도로 강해질 수 있다. 인체 내의 기가 극강해지면 그 탁월한 기는 전 경락을 유통하게 되는데, 이렇게 전 경락이 뚫리게 되면 생명력의 바탕인 정이 튼튼해지므로 육신의 건강이 좋아지게 된다. 뿐만 아니라 석문호흡을 하여 기가 온몸을 통하게 되면 바로 그 기에 의하여 여러 가지 놀라운 능력을 발휘하게 되고, 그로 인하여 독특한 현상들도 경험하게 되는데, 이는 바로 모든 만물 속에 기가 내재되어 있기 때문이다.

기를 운용할 능력을 체득한다는 것 자체가 무어라고 형용할 수 없는 신비로운 힘을 소유하는 것인데, 그것은 바로 석문호흡을 통하여 이루어지는 것이다. 이러한 선도 수련을 거듭하여 기의 깊이가 깊어지다 보면 종국에는 신인합일의 길에 이르게 된다.

3 — 신·神

우리는 이미 앞에서 정이 승화되어 기가 된다는 사실을 알았다. 이 승화된 기가 더욱 깊어지면 무엇이 되는가. 기가 제자리를 잡아 안정이 되면 신神에 이르게 된다. 모든 물질은 이 신이 있음으로 해서 존재한다.

사람 역시 신이 화하여 변한 일종의 신의 아들인 셈이다. 그래서 인간이 수도를 하면 자신의 근본인 신으로 돌아갈 수 있다. "무릇 하늘에서 사람을 낸다"라는 옛말이 있는데 이것은 신(하늘)이 사람으로 되는 순리를 말하는 것이다. 따라서 하늘에서 사람을 낸 이치를 역순으로 거슬러 올라가게 되면 사람이 신이 되는 것이다. 선도의 정기신 중에서 신 → 기 → 정의 순서를 밟으면 신이 사람이 되고, 정 → 기 → 신으로 역순하면 사람이 곧 신이 된다는 이치다. 이것은 동학의 "천즉인天卽人이요, 인즉천人卽天이라"는 말과 그 맥락을 같이 한다.

결과적으로 '신이 머무른다' 또는 '신에 이른다'라는 말은 신인합일을 이야기하는 것이며, 신인합일은 바로 정 → 기 → 신의 과정을 통해서 이루어지는 것이다.

그렇다면 신이란 무엇인가? 간략히 요약하자면, 대우주에서 어느 한 개체가 창조될 때의 최초 생명의 빛이 바로 신이다. 즉 인간은 수많은 영靈과 육肉을 거쳐 오늘에 이르고 있지만, 그 영육靈肉들로 변하기 전의 근원

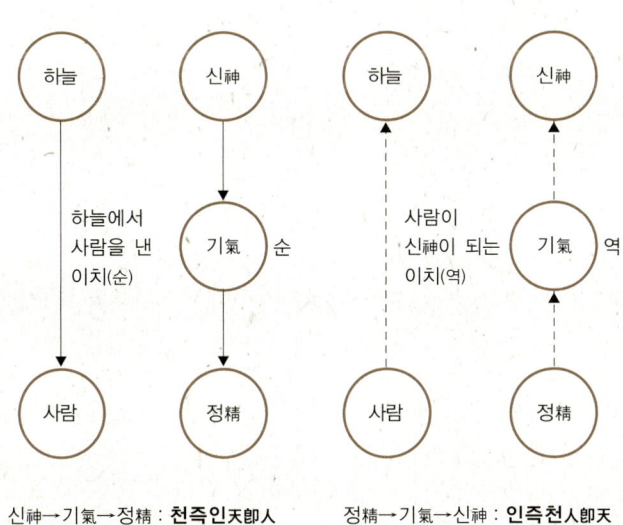

정기신의 원리

이 신인 것이다. 이 신이 인간으로 화할 때 우주의 정기를 가지고 오게 되는데, 도라고 하는 것은 이러한 인간의 근본자리인 신에 이르는 것을 일컫는다.

근본자리神로 갈 수 있는 관문은 바로 석문호흡이다. 인간은 석문호흡을 통해서 자신의 근본자리로 갈 수 있다. 석문호흡은 정을 기로 승화시키고 전신혈맥을 유통시켜 기를 더욱 밝고 맑게 하여 태초의 기운과 합일되게 한다. 이렇게 태초의 기운과 합일이 되면 영육이 분리되어, 지금까지 반복적으로 살아온 수많은 영靈들의 과정을 순식간에 역으로 거치면서, 근본의 자리인 신에 도달하게 되는 것이다. 이 과정 중에 우리는 전생이나 수많은 인연들을 만날 수 있고, 또한 영들의 본체도 알게 되는 신비로운 여행道을 하게 된다.

이러한 신비롭고 놀라운 여행을 거치게 되면 내가 어디에서 근원적으로 탄생하여 어느 곳을 거쳐 어떻게 왔고, 또한 어디로 가야 하며 어느 곳으로 가게 되는지를 확연히 알게 된다. 한편, 현재의 육신으로 도를 닦는 과정을 크게 보면 그것은 사실상 아주 일순간임을 느끼게 된다. 영적인 차원에서 볼 때 사람은 수천, 수만 년 전의 시작과 끝이 없는 시공이 초월된 곳에서부터 이미 도를 닦아 오고 있는 것이다. 도를 닦는다는 것은 수천, 수만 년 전에 처음 태어났던 곳으로 돌아가기 위한 역과정의 수련이다. 정 → 기 → 신의 역과정을 통하여 원래 태어났던 태초의 자리로 가서 본래 근본 마음의 참뜻을 깨닫는 것이 바로 선도 수련의 궁극적 목표인 것이다. 부처님이 말씀하신 마음자리나 예수님의 하늘나라, 그 외 여러 성자들께서 지칭한 원시반본의 의미들은 모두가 근본자리로 돌아간다는 뜻에서 상통한다.

4 ─ 영靈·혼魂·백魄

정기신과 비교되는 개념으로 영靈·혼魂·백魄을 꼽을 수 있는데, 하나의 영靈은 세 개의 혼魂과 일곱 개의 백魄을 거느리고 있다. 이름하여 '일령一靈·삼혼三魂·칠백七魄'이 그것이다. 영혼백은 신기정과 같다고 보면 된다. 즉 일령·삼혼·칠백은 일신一神·삼기三氣·칠정七精인 셈이다. 구체적으로 하나하나 정리해 가면서 살펴보자.

우선 칠백이란 인간의 칠정을 말하는데, 이목구비의 일곱 개 구멍에 혼백이 출입한다고 해서 칠백이라고 한다. 이는 정을 다스리는 곳은 하단전이란 의미가 된다. 한편 삼혼이란 삼기를 말하며 삼기에는 천기天氣, 인기人氣, 지기地氣가 있다. 혼은 선도의 삼보 중 기와 같아서 기를 다스리는 중단전에 존재하므로, 따라서 혼을 다스리는 곳은 중단전이란 의미가 된다.

일령은 일신을 말한다. 영은 신과 같아 신이 머무는 상단전에 있다.

한편, 신이 사람으로 올 때는 우주의 정기를 받아오게 되는데, 바로 이 정기가 인체 내의 생명의 원동력을 이루게 된다. 역으로 파악하자면, 정이 발전하여 기가 되고 기는 승화되어 신에 이르게 된다는 이야기다. 즉 신이라는 대전제 속에 기가 포함되어 있고 기의 테두리 안에 정이 있다는 이야

삼원일체三元一體 | 삼위일체三位一體

삼단전三丹田	삼재三才	삼보三寶	영혼백靈魂魄	삼초三焦
상단전上丹田	천天	신神	영靈	상초上焦
중단전中丹田	인人	기氣	혼魂	중초中焦
하단전下丹田	지地	정精	백魄	하초下焦

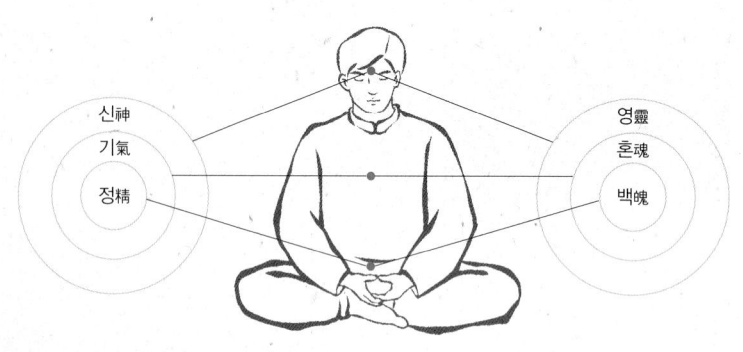

정기신과 영혼백의 구조

기다. 영혼백 역시 이와 같아서 혼과 백은 영의 존재에 의해서 부수적으로 따르게 되는 것들이다. 신이 사람으로 올 때 정기를 타고 오듯이 영 또한 혼백을 타고 오는 것이다.

그러면 사람이 죽었을 때 영혼백은 어떻게 되는 것일까? 사람의 육신과 같이 썩어져 없어지고 말 것인가, 아니면 9천 상공을 날아다니게 되는가, 도대체 어떻게 되는 것인가라는 의문은 선도 수련에 대단히 중요한 관건이 된다. 인간의 사후에 영은, 또 혼백은 어디로 가게 되는 것인가?

우선 칠백은 칠정이요, 칠정은 칠공七孔 | 이목구비의 일곱 개 구멍에 머무르며, 사람이 죽게 되면 칠백은 육신과 함께 땅 속으로 들어가 지기와 합일하여 흩어진다.

삼혼은 삼기요, 삼기는 뼈와 살 그리고 육장육부에 머무르며, 사람이 죽게 되면 삼혼은 하늘로 올라가 천기와 합일하여 흩어진다.

일령은 사람이 죽게 되면 일신─神의 자리인 천상계로 돌아가 우주의 순리에 귀의한다.

따라서 혼백魂魄, 기정氣精은 죽음의 마지막까지 육신의 모든 부분을 흩어지게 하는 중요한 기능을 다함으로써 원시반본하여 근원적인 무극으로 돌아가게 되는 것이다.

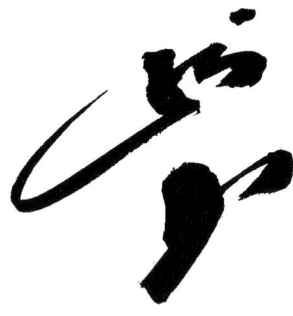

세상에 큰 뜻을 펼치니 꼭 알 자만 알게 되느니라

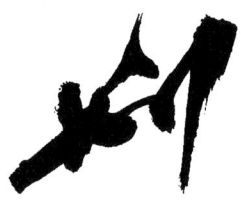

하늘신명의 참모습도 곧 알게 되리라

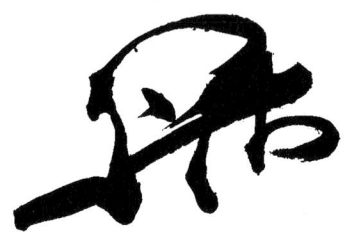

또한 신명과 사람이 다르지 않음도 알게 되리라

石門道法

인간이 신神이 되는 완성도법을 통해
자신의 근본자리를 찾아가다

홀로 누워 와식을 하니
새벽이슬과 통하고
차를 마시며 좌법을 하니
어느덧 석양이 지네.
스스로 몸을 일으켜 행공을 하니
천지간이 조화를 이룬다.

3장

석문호흡

석문호흡 石門呼吸

1 — 단전丹田이란 무엇인가

심신이 허약한 사람에게 단전호흡을 권하는 경우가 종종 있다. 원인을 알 수 없는 정신질환자로부터 단순한 비만에 이르기까지, 혹은 현대의 임상병리학적 차원에서마저 속수무책인 사람들에게 마치 만병통치약쯤의 처방으로 이해되고 있는 단전호흡의 신비! 과연 그것은 영원한 베일 속에 가려져 언제까지고 밝혀지지 않는 불가사의인가.

단전호흡이란 무엇인가? 어떻게 호흡하는 것을 단전호흡이라 하고, 그것은 우리들의 삶과 선도 수련에 어떤 의미와 의의가 있으며, 단전호흡으로 인한 구체적인 득과 실은 무엇인가? 본 장은 이런 의문으로부터 출발하여 하나하나 의구심을 풀어 나가도록 한다.

단전호흡은 크게 두 가지 차원으로 구분하여 이해될 수 있다. 하나는 신체의 건강에 주안점을 두는 육체적 차원이고, 또 다른 하나는 마음의 깨달음에 주안점을 두는 정신적 차원이다. 육체적 건강 차원에서의 단전호흡은 사실상 많은 사람들을 여러 종류의 질병으로부터 구해 준다. 즉 심신 허약자 및 성인병과 각종 현대병에 시달리며 고통 받고 있는 사람들에게 활력과 심신의 건강을 되찾아 준다. 물론 정확한 지도하에 수련법을 착실하게 준수해야 한다는 전제가 뒤따른다. 이를 따르지 않고 혼자 수련할 경우, 여러 가지 잘못된 방법론에 기인한 폐단이 따를 수 있다는 사실을 염두에 둘 필요가 있다.

한편 이런 육체적 수련의 차원을 뛰어넘어 정신적 깨달음을 추구하는 단전호흡은 수련자에게 여러 가지 크고 작은 시련과 함께 공부환경을 주게 되는데, 그 과정이 끝나면 자아가 완성되고 견성, 깨달음, 득도, 도통의 즐거움을 누리게 된다.

단전호흡은 이와 같이 육체적 건강을 획득하는 차원과 정신적 깨달음에 의한 득도를 통하여 신인합일을 이루게 된다는 양면적 차원이 있다. 그러나 이 둘은 상반된 개념이라기보다는 동전의 앞뒤처럼 늘 함께 공존하는 표리관계로 이해되어야 한다. 육체의 건강 없이 정신의 건강을 기대하기 힘들듯이, 정신의 건강 없이는 육체적 건강도 있을 수 없다. 수련자가 열심히 단전호흡을 거듭하여 수련에 박차를 가하게 되면 수련 정도에 따라 정신적인 깨우침을 얻게 되는데, 이런 정신적 깨우침을 얻게 되면 부수적으로 건강도 좋아지게 되는 것이다. 이것은 바로 선도의 수행법 자체가 우선적으로 건강의 완성을 추구하여 이룩한 연후에, 정신적 깨달음으로 몰입해 들어가는 순서를 밟게 되기 때문이다. 정신과 육체는 하나일 수밖에 없다. 예를 들어 기분이 나쁘면 소화가 안 된다든지 몸이 아픈 환자는 얼굴이 일그러져 있으며 정신적으로도 편안하지 못한 상태임을 우리는 항상 보아 오고 있지 않는가. 환자에게 수술을 가할 때 마취는 왜 필요한가? 그것은 육체와 정신이 하나이기 때문이다.

육체와 정신은 마치 음양과 같아서 단전호흡을 하게 되면 육체의 건강을 얻음과 동시에 정신적인 편안함도 얻게 된다. 단전호흡을 하면 정신이 맑아진다. 우리는 이미 우주 삼라만상과 천지 만물이 기로 구성되어 있음을 앞 장에서 알아본 바 있는데, 단전호흡은 바로 이 기를 운용하기 때문에 육체와 정신이 동시에 고루 충실해지고 밝고 맑아지며 편안해지는 것이다. 앞 장의 「정」, 「기」, 「신」편에서도 이미 피력하였듯이 육체는 바로 신(마음)이 머물고 있는 집이다. 단전호흡이란 호흡을 통하여 육체의 건강을 이루고 심신의 안정을 도모하는 것이다. 나아가 내면에 잠재되어 있는 무궁한 힘을 일깨우고, 인간의 한계를 뛰어넘어 신의 세계에 다다라 신인합일을 이룩하여 인즉천(人卽天)의 경지에 오른 후 깨닫지 못한 많은 사람들을 깨달음의 길로 이끌어 주는 지로사(指路士)의 역할을 하는 데 그 의의가 있는 것이다.

단전이란 무엇을 이름이며 선도와 단학 등에서의 호흡법을 왜 단전호흡이라 부르는지 그 어원부터 접근해 보자.

단(丹: 구슬), 전(田: 밭)에서 단이란 '구슬'을 의미하고, 전이란 그 형상에 의할 것 같으면 '미닫이 문'을 의미한다. 그래서 '단전'이란, 미닫이문을 열면 그 안에 구슬이 있다는 뜻이다. 또는 '밭 전(田)'을 달리 의역하여, 농사에서의 밭은 부엌에서의 솥(鼎)과 같은 역할을 하므로 '솥 안에 구슬이 생긴다'라고 해석하기도 하는데, 궁극적으로 보면 '문을 열면 구슬이 있다'와 '솥 안에 구슬이 생긴다'라는 말은 같은 뜻의 이야기다. 다만 그 체험 과정에서 어떠한 느낌을 받았느냐에 따라 미묘한 해석의 차이를 불러일으키게 되지만 그러한 차이는 오히려 강한 일치감의 표현들이라고 보아야 한다.

여기에서 중요한 것은 구슬이다. 이미 본질적으로 내면에 존재하고 있는 구슬, 원천적인 조화의 힘을 가지고 있는 구슬을 말한다. 단(丹)! 이 구슬을 다른 말로 여의주라고도 하는데, 이는 우리의 몸 삼단전에 각각 하나씩 존재한다. 즉 우리 인간의 몸에 삼단전이 있고 세 개의 구슬, 삼주三珠가 있다는 이야기다.

2 — 석문石門과 삼단전三丹田

삼단전三丹田은 하단전, 중단전, 상단전을 일컫는다. 경혈학적 측면에서 볼 때, 십이경락十二經絡과 기경팔맥奇經八脈 중에는 임맥任脈이라는 매우 중요한 선이 있는데, 이 선은 우리 몸의 정중앙에 위치하며 경혈수는 전 24혈 우주 운행 수리 12의 음양합수이다. 지면 사정이나 본서 주제의 일관성을 고려하여 한방적 차원에 관한 고찰은 다른 기회를 이용하여 피력하기로 하고, 여기서는 삼단전을 이해하기 위해서 24경혈이 있는 임맥에 대해 어느 정도 상세히 알아 둘 필요가 있다. 따라서 그림에 자세히 그 위치와 각 경혈마다의 명칭을 소개한다.

그림을 보면, 우리의 몸 정중앙에 한의학적 차원에서의 중요한 선이 있는데, 이 선상에 회음會陰으로부터 승장承漿에 이르기까지 24개의 경혈이 있고, 그중에서 하단전은 석문石門, 중단전은 옥당玉堂에 자리 잡고 있다. 상단전은 승장承漿보다 훨씬 위인 앞이마의 인당印堂에 자리하고 있는데 인당은 임맥이 아니고 독맥督脈에 속한다. 이 하·중·상 단전을 하나씩 자세히 살펴보기로 하자.

우선 하단전은 삼단전 중 가장 아래에 위치하는데, 경혈로 볼 때는 관원關元과 기해氣海 사이의 석문이 바로 그 자리다. 하단전은 삼단전의 뿌리에 해당되는데, 정을 생성하고 변화시키는 역할을 한다. 삼단전인 상·중·하 단전에 있는 세 개의 구슬을 찾기 위해서는 반드시 이 하단전에 있는 구슬, 즉 정주精珠를 먼저 찾아야 한다. 다시 말하자면, 상단전의 신주神珠,

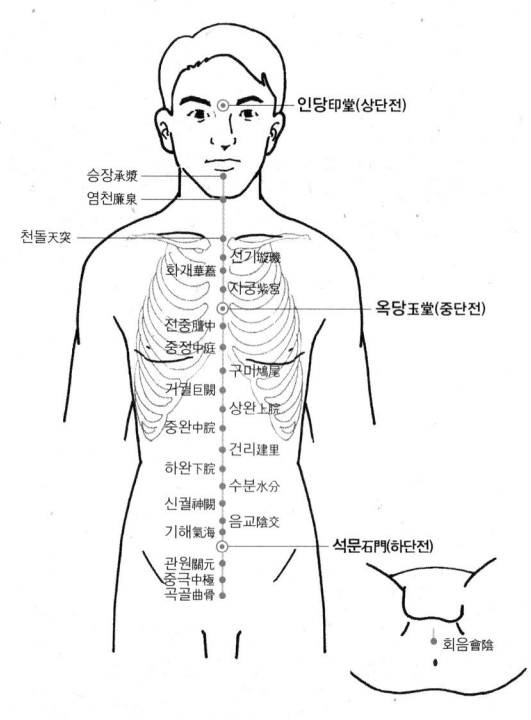

삼단전의 위치

중단전의 기주氣珠, 하단전의 정주를 찾는 문이 바로 하단전의 석문에 있다는 이야기다. 이 정주를 찾지 않고서는 기주와 신주를 찾을 수 없다. 왜냐하면 하단전의 정주를 찾아야 중단전의 기주를 찾을 수 있는 문이 열리고, 중단전의 기주를 찾아야 상단전의 신주를 찾을 수 있는 문이 열리기 때문이다. 따라서 하단전의 정주를 찾지 못하면 중단전의 문은 결코 열릴 수가 없다. 하단전의 정주는 참으로 중요한 구슬이다.

하단전의 석문! 문자 그대로 굳게 닫힌 돌문을 호흡으로 힘차게 열자. 그곳에 정주하주下珠가 있다. 그림의 경혈 위치를 활용하여 다시 한 번 짚어 보면, 석문은 기해를 위로 하고 관원을 아래로 하여 그 중심에 자리 잡고 있는데, 기해는 음이고 관원은 양이다. 이 음양을 조화시키는 태극의 자리

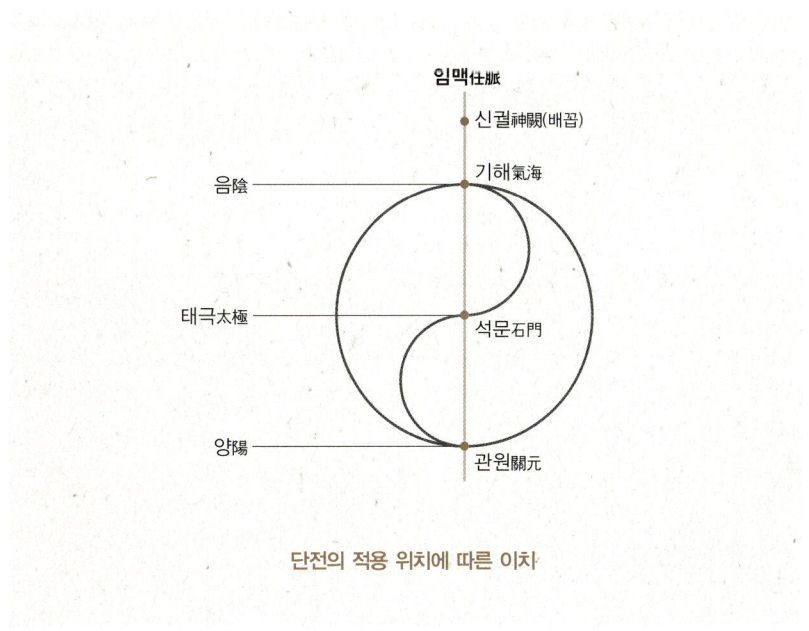

단전의 적용 위치에 따른 이치

에 바로 석문이 있는 것이다.

석문호흡은 음기해과 양관원의 조화를 추구하는 태극석문에 변화를 이루게 하여, 우리 몸 내면에 잠재되어 있는 무궁한 힘을 일깨움으로써 우주의 기운과 교류를 도모하고 나[我]와 우주와의 합일을 이루게 하는 것이다. 그리하여 천지자연과 두루 통하게 되면 천지의 정기가 바로 나의 기氣가 되는 것이다. 본서「2부 태공」편에서 자세히 설명하겠지만, 현재 우주는 선천 시대를 지나 후천으로 접어들었다. 후천 시대에는 필연적으로 '후천 인간 개벽의 도문道門'을 열어야 하는데 그 문이 하단전 석문인 것이다. 하단전의 수련에 집중적으로 정진하다 보면 어느덧 자연스럽게 하단전이 안정되면서 중단전이 열린다.

중단전은 어디에 위치하는가. 역시 경혈학적으로 말하자면 임맥의 옥당혈에 중단전이 있다. 실제로 만져 보면, 우리의 양 가슴에 젖꼭지유두가 있는데, 이 양 젖꼭지를 횡으로 연결하여 임맥과 만나는 지점에 전중혈膻中穴이 있다. 이 전중혈에서 위로 한 치 육 푼[一寸 六分]이 되는 지점에 옥당이 있는데 이 자리가 바로 중단전이다.

중단전이 열린 후 계속 수련에 정진하면 자연 중단전도 안정이 되는데, 중단전이 안정되면 천지 만물과 나의 마음이 합일된다. 이러한 차원으로 올라가게 되면 오욕칠정五慾七情, 五慾七情을 다스리고 자연과 더불어 초연하게 된다. 그리하여 중단전이 안정되면 상단전을 찾을 수 있는 문이 열리게 되는 것이다. 열린다는 것은 안정된다는 뜻을 내포하고 있다. 즉 새로운 열림은 그 전前 과정이 안정된다는 것을 의미한다.

경혈학적으로, 상단전은 독맥의 인당혈에 위치한다. 인당혈은 양 눈썹 사이의 정중간이다. 상단전은 중단전이 안정됨으로써 찾을 수 있다. 상단전이 하는 일은 깨달음에 이르는 데 있다. 깨닫는다[覺]는 것은 자연과 우주의 이치를 안다는 것인데, 이것은 필연적으로 상단전이 닦여야만 가능하다. 뿐만 아니라 상단전이 닦이면 범인들이 볼 수 없는 세계, 보이지 않는 세계를 능히 보게 된다. 즉 영혼이라든지, 귀신이라든지, 천상계 등의 정신세계를 볼 수 있다는 이야기다.

이와 같이 하단전에서 중단전, 중단전에서 상단전으로 세 단전[三丹田]이 안정되고 닦여서 세 개의 여의주 삼주三珠를 얻게 되면 대우주와 소우주[我]가 하나가 되고 우아일체와 신인합일의 경지에 오르게 된다.

이렇게 삼단전을 닦아 삼주를 얻게 되면, 선도에서 말하는 양신陽神이 생기게 된다. 양신이 생기면 두정을 열고 머리 위로 출신出神시킨다. 출신을 시킬 때 처음에는 작으나, 수련할 때마다 거듭하여 출신시키다 보면 양신은 점점 성장하여 결국 수련자의 육신만큼이나 커지게 된다. 양신이 일정 크기만큼 성장했을 때 하늘을 보면 흰 빛을 발견하게 되는데, 흰 빛이 보이는 즉시 양신을 타고 그 빛 속으로 들어가게 된다. 바로 이것이「천상의 법리」편에서 말하는 2천도계二天道界다. 이는 선도 수련이 1천도계一天道界를 뛰어넘어 바로 2천도계에 들어감을 뜻하는 것이다 1부 4장 참조.

다시 한 번 강조하자면 삼단전으로 들어가는 문은 하단전이다. 흔히 하단전을 기해나 관원으로 잡아 수련하는 사람이 있다. 혹은 막연히 배꼽 밑 세 치[三寸] 또는 5cm 등으로 설명되는 경우가 종종 있다. 안타까운 일이다. 기해는 음이다. 그러므로 기해를 단전으로 잡아 수련하면 수련이 지나치게 부드럽고 약하며 음적이 된다. 반면 관원은 양이므로, 관원을 단전으로 잡아 수련하면 수련이 힘 위주가 되므로 강하고 양적이 된다. 기해와 관원, 이 두 자리는 음과 양의 자리이며 이 두 음양의 자리를 조화시키는 태극의

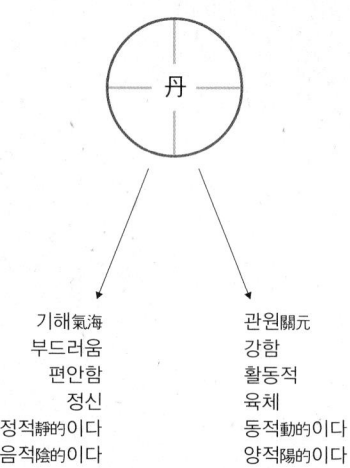

기해와 관원이 가지고 있는 특성인 정신과 육체, 나아가 보이지 않는 무한한 기운을 동시에 얻기 위해서는 태극운동이 일어나는 조화의 자리인 석문石門으로 수련하여야만 가능하다.

자리가 바로 석문이라는 경혈인 것이다.

　석문단전은 인류와 나를 구원하는 문이다. 호흡으로 굳게 닫혀 있는 돌문석문石門을 열어서 끊임없는 정진으로 기운을 통하게 되면 마침내 신인합일하여 9천3도계를 보게 된다. 9천3도계를 봄으로써 스스로를 구하게 되는 것이니 이것이 바로 구원의 문, 석문이다. 남녀노소 구분 없이 누구나가 이 돌문인 석문단전을 열어 진정한 참 나[我]를 찾아야 한다. 이제 진정 자신을 알고 스스로를 구원하고자 하는 사람은 수없는 세월 동안 닫혀 있던 돌문의 먼지를 털어내고 그 문을 열어 소우주의 길을 걸어야 한다. 비록 그 길이 고적하고 멀더라도…….

3 — 호흡법 呼吸法

옛 침구서들을 살펴보면 어느 서적이건 간에 석문혈石門穴은 금구, 금침혈로 나와 있다. 이는 침이나 뜸을 떠서는 안 된다는 이야기다. 호흡 이외 여타의 어떠한 것으로도 충격을 주어서는 안 된다는 말인데 왜일까? 그 이유가 바로 석문호흡에 있다. 즉 호흡만이 돌문을 열 수 있다는 뜻이다. 침이나 뜸으로는 열리지 않고 오직 호흡에 의한 기氣만이 석문을 열리게 한다. 석문을 열기 위한 호흡은 어떻게 하는 호흡인가?

호흡을 하기 전에 우선 알아 두어야 할 것은 단전이 먼저 그곳에 자리를 잡아야 한다는 사실이다. 단전은 마치 그릇과 같은 것. 호흡에 의해 들어오는 기를 물이라고 한다면 단전은 그것을 받아 고이게 하는 그릇이다. 물이 끊임없이 들어와도 그릇이 없으면 기는 모이지 않는다. 이렇게 해서는 수련에 진전이 없다. 수련이 이루어지려면 기가 모여야 하는데 그 기를 모아 두는 그릇을 단전이라고 생각하면 된다. 따라서 반드시 우선적으로 단전이 자리를 잡아야 한다. 단전이 자리를 잡고 있어야 호흡에 의하여 들어오는 기가 곧장 쌓여 축기가 되고 수련에 진전을 본다.

이제 호흡법을 알아보자. 가장 중요한 것은 조식에 있다. 숨을 오랫동안 참는다거나 인위적으로 멈추는 것은 좋지 않다. 항상 자연스럽게 숨 쉬는 것이 중요하다. 무엇이든 인위적으로 하면 폐해가 크다. 그러므로 자연의 호흡, 즉 자연조식법을 추구해야 한다.

호흡은 기본적으로 들이쉬는 숨(吸)과 내쉬는 숨(呼)을 합한 말이다. 숨을 들이쉴 때는 가늘고 길고 깊게 들이마시고, 내쉴 때도 마신 만큼 가늘고 길고 깊게 내쉰다. 또 숨을 들이쉴 때는 공기를 물이라고 생각하여 들이쉬면 도움이 된다. 코로 들어온 공기, 즉 물이 식도를 타고 내려가 가슴을 지나 위장으로 내려가고, 배꼽 아래 단전인 석문까지 흘러내려간다는 느낌을 가진다. 즉 코로 들어온 공기가 물 흐르듯 임맥을 타고 흘러내려 석문에 뚝뚝 떨어져 고이는 느낌으로 하라는 뜻이다.

이렇게 호흡을 하게 되면 석문단전에 기가 모이게 되고 서서히 석문이 열린다. 석문에 의식 집중이 잘될수록 기는 잘 모이게 되는데, 기가 모인 만큼 석문은 빨리 열린다. 결국 석문의 자리를 인식하는 것과 의식을 집중하는 것 그리고 호흡을 통해 기를 모으는 것은 석문을 열기 위한 기본적인 힘이다.

석문단전에 기가 모여 쌓이는 것을 축기(蓄氣)라고 하는데, 이렇게 기가 모이게 되면 여러 가지 자각 현상이 생긴다. 즉 수련자 스스로가 기가 모이고 있다는 사실을 느끼게 된다는 것이다. 그 느낌은 어떠한 것들이고 자각 현상은 어떻게 나타나는가? 수련자에 따라 각기 다양하지만 일반적으로 나타나는 현상들을 몇 가지 소개하면 다음과 같다.

우선, 단전이 떨리는 경우가 있다. 혹은 수련 중에 땀이 상식 이상으로 많이 나오는 경우도 있다. 혹은 몸 구석구석을 바늘로 찌르듯 아픈 경우도 있고, 평소에 지병으로 앓고 있던 질병이 낫거나 호전되는 경우도 있다. 몸이 가볍고 기분이 좋아지는 경우도 있고, 단전이 자리 잡을 때 단전이 뜨거워지는 경우도 있고, 몸이 더워졌다가 차가워졌다가 하는 경우도 있으며 몸이 주변의 기운에 대하여 압력을 느끼는 경우도 있다. 이러한 현상들을 느낌으로써 스스로의 단전에 기가 모이는 상태를 자각할 수 있는 것이다. 그 외 일반적인 현상으로 정이 많이 배출되는 경우가 있다. 이것은 단전에 모인 기운이 완벽히 기로 변화하지 못하고 정으로 변화한 상태에서 몸 밖으로 나오기 때문이다. 즉 정을 기로 변화시켜 운기를 해야 하는데, 운기를 미처 하지 못한 상태에서 기가 다시 정으로 변화하게 되는 경우로서 이때 변화한 정은 수련자가 꿈을 꾸거나 잠을 잘 때 몽정 등을 통하여 정액의 상태로 몸 밖으로 빠져나오는 것이다.

몽정의 현상은 한마디로 호흡을 통하여 들어온 하늘의 수기가 정으로 변화하여 점점 쌓이게 됨으로써 일어나는 현상이다. 이는 축기 단계에서 나타나는 현상으로, 정→기→신으로 발전하는 과정 중에 정이 기로 변화하지 못하고 몽정으로 빠져나오는 것이다. 이때는 호흡의 시간을 늘려 호흡 수련의 강도를 높여야 하는데 항문을 조이고 수축한 상태에서 호흡을 하면 도움이 된다. 예를 들어 평소에 5초 정도의 호흡으로 수련을 하였다면, 호흡을 10초 정도로 늘려 호흡하는 것이다. 그렇게 되면 미약한 기와 정은 단숨에 뜨거운 열기로 화하게 되고, 이 뜨거운 열기는 단전에 있는 여의주의 조화로 인하여 완벽한 기로 변하게 된다.

|4|

수련 단계

석문호흡은 석문의 태극조화작용으로

하단전 여의주인 정주精珠에 내재된

궁극의 조화력造化力을 일깨워 완성의 진기를 만든다.

이를 통해 몸과 마음, 정신의 통합된 힘인

정기신력精氣神力을 일으킴으로써

자신의 근본자리[原神]를 찾아

신인합일神人合一의 경지에 이르게 한다.

수련 단계

단계		의의
1	와식臥息	석문에 단전丹田자리를 잡다
2	좌식坐息	석문단전에 기氣를 모으다
3	대맥운기帶脈運氣	몸의 음양陰陽을 조화시키다
4	소주천小周天	몸 안의 소우주小宇宙가 눈을 뜨다
5	온양溫養	몸 안에 진기眞氣의 소생처를 만들다
6	대주천大周天	천지인의 기운과 조화를 이루다
7	일월성법日月星法	해, 달, 별과 하나 되다
8	귀일법歸一法	대우주 삼라만상과 일체화되다
9	풍수법風水法	천지 만물의 감정을 읽다
10	선인법仙人法	사람의 마음을 알아보다
11	전신주천全身周天	전신이 단전화丹田化되다
12	채약採藥	진기眞氣의 구슬을 만들다
13	기화신氣化神	전신이 진기화眞氣化되다
14	양신陽神	자신의 도체道體를 찾다

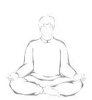 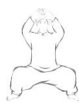 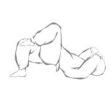 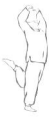 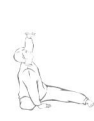 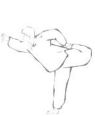 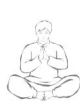

와식

석문에 단전丹田자리를 잡다

와식 臥息

석문호흡은 와식臥息을 첫 단계로 한다.

와식은 단전의 중심을 석문에 정확히 자리 잡게 하고, 석문을 중심으로 부드러운 아랫배 호흡을 만들어 가는 데 의의가 있다. 호흡을 통하여 정을 기와 신으로 승화시키려면 반드시 단전이 제자리를 잡아야 한다. 만일 단전이 자리 잡지 못한 상태에서 기가 유입되면 기운은 몸 안을 떠돌게 된다. 이렇게 되면 수련의 진척이 없을 뿐더러 여러 가지 부작용이 나타난다. 대표적인 예가 상기上氣와 접신接神이다. 따라서 본격적인 수련의 기초이자 핵심은 석문을 중심으로 단전을 정확히 자리 잡게 하는 데 있다.

와식을 하려면 먼저 편하게 누워야 한다. 이때 몸과 마음은 최대한 편안하게 해야 한다. 양발은 어깨너비로 넓혀 편안한 상태로 두고, 눈은 감은 채로 하늘을 응시하는 가벼운 기분을 유지한다. 이상이 와식의 기본자세다.

와식 기본자세를 취한 후 수련자는 반드시 석문 자리를 취혈取穴하는 과정을 거쳐야 한다. 석문을 중심으로 하여 자리 잡은 단전이 진기를 생성하는 곳이자 축기하는 곳이기 때문이다. 만약 단전이 석문에 정확히 자리 잡지 않으면 진기가 생성되지 않는다. 석문은 진기를 생성할 수 있는 유일무이한 자리다. 석문의 취혈은 쉽지 않다. 따라서 먼저 공부가 된 지로사의 도움을 받는 것이 가장 안전한 방법이다. 모든 일에는 첫걸음이 중요하다. 자칫 석문 자리를 잘못 잡으면 그 이후의 모든 공부가 허사가 될 수 있으므로 수련자는 이를 명심하고 또 명심해야 한다.

석문 자리를 취혈한 후, 한쪽 손의 손가락 하나로 석문 자리를 살며시 짚는다. 그리고 나머지 한 손은 손바닥을 가볍게 편 상태에서 명치 부위의 윗배에 올려놓는다. 이렇게 하면 윗배에 올린 손은 호흡 수련 시 윗배가 나오는 것을 감지하여 호흡이 원활하게 아랫배까지 내려오도록 도와주고, 석문을 짚고 있는 손가락은 석문단전에 의식을 집중하는 데 도움을 주게 된다. 물론 윗배가 나오지 않고 아랫배 호흡이 잘되는 사람의 경우, 윗배에 올린 손을 내려놓아도 무방하다.

이렇게 와식 자세가 갖추어지면 심호흡을 한두 번 크게 하여 호흡을 안정시키고 마음속으로 '천지간의 기운을 호흡을 통해서 하단전 석문에 모은다'라고 되뇐다. 이것이 와식 수련의 심법心法이다. 수련의 목적과 방향을 설정하는 심법은 간절한 마음을 담아 짧고 강하게 걸어 주는 것이 좋다. 심법을 3회 정도 되뇐 후, 석문단전에 의식을 집중하면서 본격적인 호흡 수련에 들어간다. 앞서도 말했듯이, 숨을 들이쉴 때는 가늘고, 길고, 깊게 들이쉬고, 내쉴 때도 마신 만큼 가늘고, 길고, 깊게 내쉬는 것을 원칙으로 한다.

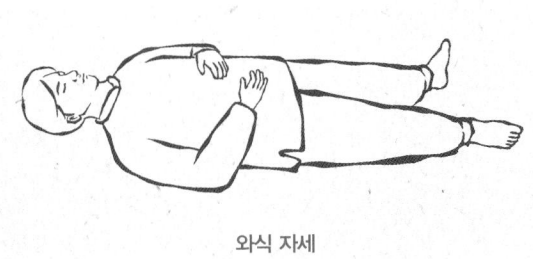

와식 자세

처음에는 5 : 5의 비율로 들숨과 날숨을 동등하게 하지만 호흡이 익숙해지면 차츰 6 : 4 정도로 들숨의 길이를 조금씩 늘려 가도록 한다. 초보자는 4~5초의 호흡이라도 가능한 한 부드럽고 일정하게 해야 한다. 즉 자연스럽게 숨을 쉰다는 말이다. 자연스럽다는 뜻은 호흡이 저절로 되는 듯한 느낌으로 하라는 것이다.

또 하나 유념할 것은 호흡이 석문을 중심으로 이루어져야 한다는 점이다. 석문을 중심으로 하는 호흡이란 하단전 석문이 가장 먼저 움직이고, 가장 먼저 정점에 이르는 호흡을 말한다. 자연스러운 호흡을 한다고 하여 평상시와 다를 바 없이 얕은 호흡을 하면 수련의 진전을 보기 어렵다. 그러한 호흡은 자연스러운 호흡이 아니다. 현대인들은 대부분 흉식호흡을 한다. 스트레스와 긴장 때문에 호흡 본연의 깊이와 편안함을 잃어 가슴으로 숨을 쉬게 되는 것이다. 이에 비해 석문을 중심으로 하는 호흡은 호흡과 의식이 석문단전까지 내려가는 호흡이다. 아랫배가 원활하게 올라오는 깊은 호흡을 해 주면 단전에 의식을 집중하기 쉬워지고, 집중이 잘될수록 단전에 쌓이는 기운 또한 많아져 단전이 안정적으로 자리를 잡게 된다. 사실 이러한 호흡이 단시간에 되는 것은 아니다. 끊임없는 반복 연습을 통해서 자연스럽고 편안한 호흡을 익힐 수 있다. 와식 수련을 통하여 단전자리를 잡고 아랫배 호흡을 익힌 수련자는 다음 단계로 넘어가더라도 아랫배 호흡을 틈틈이 연습하여 항시 자연스러운 아랫배 호흡이 유지될 수 있도록 해야 한다.

다시금 강조하거니와 모든 일에는 첫 시작이 중요하다. 정확한 석문의 취혈과 심법의 운용, 안정된 호흡, 석문단전의 집중, 그리고 심신의 이완 및 수련 자세는 향후 진행될 모든 수련의 기본이 되므로 결코 가벼이 여겨서는 안 된다. 수련자는 빨리 이루려는 조급함을 버리고 꾸준한 정성과 노력을 들여 와식 수련에 임해야 할 것이다.

끝으로 호흡을 시작하는 이들이 알아 두어야 할 것이 있다. 그것은 바로 가늘고, 길고, 깊은 호흡에 대한 이해다. 가늘고, 길고, 깊은 호흡에는 수련의 방법을 넘어서는 깊은 뜻이 담겨 있다.

첫째, '가늘게'는 호흡을 천천히 조심스럽게 하라는 뜻이다. 이 말은 호흡뿐만 아니라 수련에 있어서도 욕심을 버리라는 중요한 의미를 담고 있다. 욕심을 버리라 함은 빨리 이루기 위해 머리로 계산하지 말라는 뜻이다. 욕속부달欲速不達, 빨리 이루고자 하면 결국 이르지 못한다. 결국 천천히 조심스럽게 하라는 것에는 빨리 이루고자 하는 욕심 때문에 어두운 길에 들어섬을 경계하라는 뜻이 들어 있다.

둘째, '길게'라는 말 속에는 '집중하라'는 뜻과 오랜 시간 동안 '인내해야 한다'는 뜻이 담겨 있다. 호흡이 길면 집중이 잘되고, 짧으면 집중이 잘되지 않는 것은 어찌 보면 당연하다. 그러나 여기에는 그 이면에 참뜻이 있다. 즉 수련을 꾸준히 오래하라는 뜻이 그것이다. 천하의 도 공부가 쉽다면 짧게 해도 가능하겠지만, 구한 만큼 어려움이 따르는 것이 도 공부이므로 오래 인내하며 끈기를 가지고 수련에 임해야 하는 것이다. 길게 하는 호흡의 처음과 끝에는 빛이 있고, 그 빛 속에 자신의 최초의 삶과 사후의 시간이 존재한다. 따라서 한 호흡에도 그 귀함을 인식하고 수련을 하면 가늠하기 어려운 큰 힘을 얻게 된다.

셋째, '깊게'의 의미는 의수단전意守丹田, 즉 모든 의식을 단전에 집중하라는 것이다. 의식을 단전에 두려면 의식이 끊어지지 않아야 한다. 그렇게 하기 위해서는 호흡을 깊게 해야 한다. '깊게'의 참뜻은 의식을 단전에 두어 단전으로 생각하고, 단전으로 말하며, 단전으로 행동하여, 단전이 모든 일의 원동력이 되도록 하라는 의미다. 또한 흔들리지 않는 발도심發道心을 가지라는 의미다. 다시 말해 '초발심이 항상심이 되도록 하라'는 뜻이 담겨 있다. 뿌리 깊은 나무가 매서운 비바람에 견디며 태풍에도 뽑히지 않듯이, 도를 구하는 수련자는 '깊게'의 의미를 새겨 어떠한 어려움이 있더라도 처음 세운 발도심이 흔들리지 않도록 해야 한다.

좌식

석문단전에 기氣를 모으다

• 좌식 坐息 •

석문을 중심으로 단전이 안정적으로 자리 잡게 되면 좌식坐息 수련에 들어간다. 좌식 수련은 기를 단전에 모아 단전자리를 더욱 안정시키고, 다음 과정인 운기를 준비하는 데 의의가 있다.

일단 단전이 자리 잡히면 앉아서 수련을 한다. 초심자가 몸을 이완시키고 아랫배 호흡을 하기에는 와식이 좋으나 누워 있는 자세는 몸이 바닥에 닿는 면이 많아져 집중을 하기에는 비효율적이다. 또한 좌식 자세를 취하면 수련자의 몸이 전체적으로 삼각형을 이루는데, 이때 공간의 현묘한 작용이 일어나 기운의 밀도가 높아지고 축기되는 양 또한 증가한다. 따라서 의식 집중과 축기에는 좌식 자세가 적합하다.

좌식은 앉아서 하는 자세다. 양 다리는 평좌가 좋다. 어느 쪽 다리가 앞으로 가든 상관 없다. 이런 상태에서 엉덩이를 살짝 뒤로 빼고 허리를 곧게 편 후 머리를 쭉 뽑아 올린다. 이때 턱은 들리지 않을 정도로 가볍게 끌어당겨 코와 배꼽 밑의 단전을 일치시킨다. 가슴은 활짝 펴되 어깨는 경직되지 않도록 긴장을 풀어야 한다. 그 다음 왼손을 위로, 오른손은 아래로 겹치게 한 후 두 손의 엄지손가락을 가볍게 맞닿게 하여 둥근 원 모양을 만든 후 단전 앞에 가볍게 올려놓는다. 이것이 좌식의 기본자세다. 이렇게 자세가 갖추어지면 호흡 수련에 들어간다. 심법과 호흡은 와식 수련과 동일하다. '천지간의 기운을 호흡을 통하여 하단전 석문에 모은다'라는 심법을 3회 가량 되뇐 후에 석문단전에 의식을 집중하고 자연스럽게 호흡을 하면 된다.

이때 수련자는 반드시 신체의 긴장 정도를 살펴야 한다. 와식을 통하여 어느 정도 호흡에 익숙해졌다고 하나, 누워서 수련하던 것과 달리 좌식 자세를 처음 취하게 되면 몸이 필요 이상으로 긴장할 수 있기 때문이다. 그렇기 때문에 본격적인 호흡 수련에 들어가기 전에 체조와 행공을 통하여 온 몸의 관절과 근육을 부드럽게 풀어 주는 과정이 반드시 필요하다. 또한 수련자는 스스로의 마음을 돌아볼 줄 알아야 한다. 선수심 후운기先修心 後運氣라, 평상시 자발적인 수심修心을 통해 마음을 넓힌 자는 수련 또한 수월해진다. 따라서 수련자는 스스로를 성찰하여 도법道法이 자연스럽게 자신의 몸과 마음, 정신에 내려앉도록 해야 하는 것이다.

이렇게 안정된 상태에서 수련을 꾸준히 하면 기운이 모여 단전은 점차 안정되고 충만해진다. 수련이 여기까지 이르면 수련자 스스로 평상시와 다

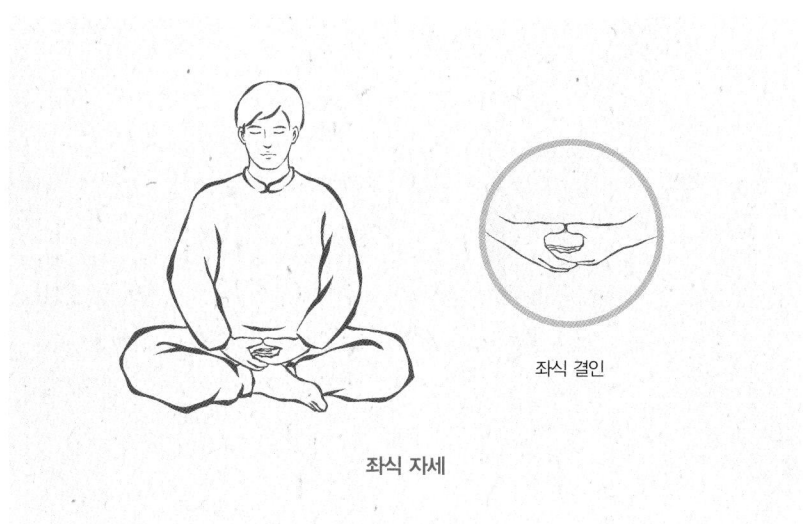

좌식 자세   좌식 결인

른 여러 가지 감각을 느끼게 되는데 이를 기감(氣感)이라 한다. 수련자에 따라 그 느낌이 다양하지만, 일반적으로 단전 부위에 무게감이나 통증, 혹은 한열감이나 이물감 등이 나타난다. 때로는 이러한 기감이 신체 전반에 나타나기도 한다. 또 수련 도중에 깊이 잠들거나 잡념이 평소보다 심해지고, 일상생활에서 건망증이 생기기도 한다. 이러한 현상은 대체로 단전이 정확히 자리 잡은 상태에서 확장되거나, 신체의 기혈이 풀리고 기운에 의해 심신이 정화되는 과정에서 오는 것이다. 따라서 수련자는 이러한 현상을 자연스럽게 받아들일 필요가 있다. 때로는 이러한 정화 현상들이 신체의 구체적인 증상으로 나타나는 경우가 있는데 이것을 명현(暝眩)이라고 한다. 명현은 특정한 기감을 일으키는 것에 그치지 않고 예전에 아팠던 신체 부위나 마음의 상처가 하나의 구체적인 증상으로 드러나는 것으로 일종의 호전 반응이라 할 수 있다. 명현은 좀 더 수련에 집중함으로써 수월하게 넘어갈 수도 있지만 그 반응이 심한 경우에는 공부가 깊이 된 선배들이나 의학 지식을 가지고 있는 분들에게 조언이나 도움을 받는 것이 좋다.

끝으로 좌식 축기 과정에 든 수련자는 보다 효율적인 수련과 집중을 위해 반드시 '내관반청(內觀返聽)'의 참뜻을 알아둘 필요가 있다. 내관이란 관법(觀法)이고, 반청이란 청법(聽法)이다. 즉 내관은 수련자가 눈을 어디에 둘 것인가를 말하는 것이고, 반청은 귀를 어디에 둘 것인가를 말하는 것이다.

내관의 의미는 기의 조절에 있다. 눈을 위로 향하면 기도 위로 올라가고, 눈을 옆으로 향하면 기도 옆으로 이동한다. 그래서 눈을 아래로 향하여 단전에 두면 기가 단전에 머문다. 반청의 의미는 정신 집중에 있다. 귀(聽覺)를 몸 밖에 두면 의식도 몸 밖으로 움직이고, 귀를 몸 안에 두면 의식도 몸 안에 머무른다. 그래서 반청법을 모르면 정신 집중을 제대로 못하여 완전한 의수단전意守丹田이 되지 않는다. 의수단전은 의식을 항시 단전에 두는 것을 말한다. 단전에 의식을 둔다고 하면 막연함이 있으니, 의수단전에 내관반청을 겸하게 되면 집중의 묘리를 터득하기가 좀 더 수월해진다. 물론 '의수단전'과 '내관반청'이 말처럼 쉬운 것은 아니다. 이것은 의식과 무의식을 모두 조절하는 원천적인 힘이므로 오랜 호흡 수련을 통해서만 터득할 수 있다.

대맥운기

몸의 음양 陰陽 을 조화시키다

• **대맥운기** 帶脈運氣 •

지금까지 우리는 하단전에 기를 모으는 일이 결국은 석문호흡을 통하여 가능하다는 사실을 알았다. 석문호흡을 하면 하단전에 기가 축적되는데 이를 축기라고 했다. 축기란 마치 솥에 물을 넣어 차곡차곡 고이게 하는 것과 같은 것인데, 앞에서 이와 같이 기를 고이게 하기 위한 방법에 대해 여러 가지 내용들을 소개했다.

자, 그러면 축기는 왜 필요한 것인가? 무엇을 하기 위해서 축기를 해야 했는가? 본「대맥운기」편은 이와 같은 질문으로 시작된다. 즉 모인 기를 우리 몸의 여러 곳으로 돌려보냄으로써 기의 움직임과 운동을 통하여 우리 몸의 막혀 있는 곳 기의 길을 두루 뚫어야 하는데, 어떻게 하면 우리 몸의 여러 곳에 기를 보낼 수가 있으며, 또 기를 보내어 여러 막힌 곳을 뚫어서 무엇을 하고자 하는 것인가?

기를 모으는 것을 축기라고 한다면, 모인 기를 움직이는 것을 운기라고 한다. 운기에는 일정한 방법과 순서가 있는데, 첫 번째 관문이 바로 대맥이다. 대맥운기를 시작하기에 앞서 먼저 대맥에 대한 개략적인 이해가 필요하다. 한방적 차원에서의 대맥이라는 용어는 서양 의학의 관점으로 볼 때, 명확한 정의를 내리기가 쉽지 않다. 대맥은 엑스레이나 레이저 및 그 어떤 객관적인 방법으로도 감지해 내기 어렵기 때문이다. 다만 대맥운기를 성공적으로 끝내고 소주천이나 그 이상의 운기를 경험한 사람만이 대맥의 실체를 알 수 있을 뿐이다. 그래서 미흡하나마 한방의 경락론을 다시 한 번 간략하게 거론하자면, 한방에서는 수기계통手技系統의 치료 즉 침, 뜸, 지압 등에 활용하는 피부나 근육의 반응점을 경혈經穴이라 하고 이 반응점을 연결한 경로를 경락經絡이라 한다. 특히 수기계통 치료의 질병관에 의하면 인체에는 이른바 육장육부가 있고, 이 장부의 기능이 서로 조화를 이루면 건강하지만 조화를 이루지 못하면 병에 걸려 여러 가지 증세가 나타난다고 한다. 이 장부의 기능을 조절하는 순환계가 바로 경락이라고 할 수 있는데, 경락은 몸의 내외를 흐르며 에너지 순환 통로 역할을 한다. 보다 구체적으로 살펴보면 장부에는 육장육부가 있으므로 경락에도 이것에 대응하여 각각 장부의 이름이 붙은 12정경이 있으며 이 밖에도 기경 8맥이 있다. 기경 8맥 중 특히 몸의 전면 중앙과 배면 중앙을 지나가는 2경을 합쳐 14경이라 하고 이 경락의 군데군데에 에너지가 모이며 고이기 쉬운 곳이 있다. 이곳이 바로 경혈이다. 이 경락의 경혈을 찾아 에너지가 고이거나 멎는 것을 풀어 주면 경락의 흐름도 좋아지고 장부의 기능도 올바르게 조화를 이루게 된다.

현대 의학에서 이러한 고대 동양의 장부 경락론을 전적으로 받아들이기에는 다소 무리가 있을 것으로 보이나, 현대 의학의 임상적 결과에서는 이미 이러한 경락론이 입증되고 있다. 즉 몸의 조직이나 내장에 이상이 있으면 그와 직접 관련이 있는 경락선의 피부나 근육에 점, 덩어리, 줄 모양의 통증, 결림, 응어리, 냉증이나 달아오름 등이 나타난다는 것이 여러 실험들을 통해서 보고되고 있다고 한다. 이 현상은 마치 몸에 띠를 감은 것과 같이 고리와 마디 모양으로 나타나며 이 띠를 따라서 특히 반응이 강한 점이 나타난다는 사실이다. 더욱 자세히 들어가게 되면 오히려 본서의 주제가 흐트러지므로 이 정도로 해두고 다른 기회를 이용하여 피력하고자 한다.

이처럼 경락론적인 차원에서 이해하고자 할 때 대맥은 다소나마 설명이 가능해진다. 대맥은 배꼽을 주위로 해서 허리를 한 바퀴 도는 띠처럼, 마치 허리띠를 매는 위치 정도에 둥글게 형성되어 있는 맥을 말한다. 일반적으로 동양 의학에서 대맥이라고 하면 이곳 한 군데를 일컫는다. 그러나 실제 대맥은 경락론에서 이야기하는 허리뿐만이 아니고 가슴 주위를 한 바퀴 도는 것, 이마 주위를 한 바퀴 도는 것 등 두 가지의 띠가 더 있다. 즉 대맥은 선도의 삼단전에 각각 하나씩 있으며, 각 단전을 중심으로 우리의 몸 둘레를 둥글게 고리띠처럼 연결하고 있는 것이다.

　　이런 사실은 대맥운기 다음으로 소개되는 소주천 운기 단계에서 느끼게 되는데, 나중에 도안道眼이 열리게 되면 이 정도의 사실은 스스로 직접

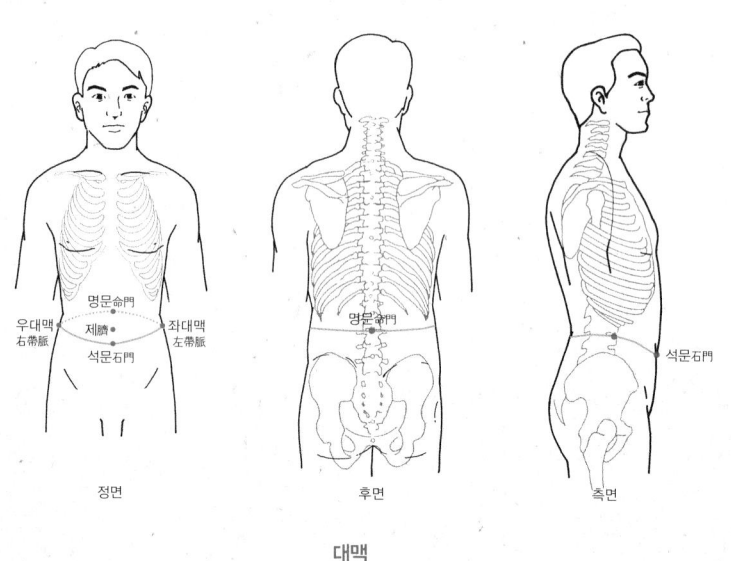

대맥

투시해 봄으로써 그 실체를 쉽게 확인할 수 있다.

이상 세 개의 대맥을 우리는 각각 하주대맥下周帶脈, 중주대맥中周帶脈, 상주대맥上周帶脈이라 부른다. 하주대맥은 석문혈과 연결된 대맥을 말하고, 중주대맥은 중단전인 옥당혈에 연결된 대맥을 말하며, 상주대맥은 상단전인 인당혈에 연결된 대맥을 말한다.

선도 수련에서 운기는 하주대맥부터 시작된다. 하주대맥은 우리 몸을 음과 양으로 나누는 경계선이다. 우주 천지일월의 음양이 서로 상생·상극하여 천지자연의 바탕이 되듯이, 인간의 몸 또한 소우주로서 상하좌우의 음양 구성이 서로 다른데 여기서 상하의 음양을 연결시키는 띠가 하주대맥인 것이다. 즉 하주대맥은 우리의 몸 상하음양을 연결, 조화시키는 중심이요, 만남의 지점이다.

인간의 몸속 기에는 진기와 생기가 있다. 즉 진기는 무의식의 기이고, 생기는 의식의 기이다. 인간의 신체는 나이를 먹을수록 하주대맥의 기혈 소통이 원활하지 못하여 점진적으로 조금씩 하주대맥이 막히게 되는데, 이렇게 되면 진기의 소통은 막히게 되고 생기만 통하게 되어 결국은 진기가 끊어지게 된다. 진기가 끊어짐에 따라 영력이 약해져서 도통신인이 될 수 없을 뿐 아니라, 외적 생명력만 유지한 채 살다가 진기가 완전히 막히게 됨으로써 빠른 노쇠현상을 일으켜 한 줌 흙으로 돌아가는 것이다. 존귀한 생명의 근본도 알지 못한 채 자연으로 다시 되돌아가는 것이다. 그러므로 상체와 하체의 '음양의 기'를 순조롭게 유통시켜 기혈 유통 두 기를 화합하게 한다는 것은 대단히 중요하다. 하주대맥운기의 의의가 바로 여기에 있다.

하주대맥을 운기하는 방법은 이론적 측면에서 볼 때 아주 간단하다. 단전호흡을 통하여 기가 충만해지면 축기 하주대맥을 운기한다는 마음으로 수련하면 된다. 이렇게 수련하면 축기된 무의식의 기운인 진기는 드디어 대맥을 타고 흘러가게 되는 것이다. 이렇게 기를 운기하다 보면 일순간에 하주대맥이 유통되는 것이 아니고 몇 군데 막힌 곳을 만나게 되는데 이곳을 규規라고 부른다. 이 규를 뚫는 것이 중요하다.

수련자에 따라 대맥의 통로가 막혀 있는 정도는 다양한 차이가 나지만 보통 어느 정도 대맥운기 과정에서 규가 막힌 것을 경험하게 된다. 하주대맥운기 때 가장 많이 막히는 곳은 왼쪽 족소양담경足少陽膽經의 대맥혈 부근이다. 그리고 하주대맥과 독맥이 만나는 지점인 명문혈 부분도 잘 막히는 곳이고, 하단전석문혈의 오른쪽 옆인 족양명위경足陽明胃經의 대거혈 부분 역시 잘 막히는 곳에 속한다. 수련자들을 보면 왼쪽 대맥혈에서 대부분 많이 막히고, 오른쪽 대거혈 부분이 막혔을 때 가장 뚫기 어렵다고들 한다.

여기에서 유념할 것은 선도 수련의 본래 목적이 생기 차원에 있는 것이 아니라 그것을 뛰어넘은 진기 차원에 있다는 사실이다. 진기란 사람이 본시 도계에 있을 때부터 가지고 있는 도광신력을 말하며, 이 도광신력은 사람이 육신으로 와 있는 현재의 순간에도 도계와 연결되어 있는 것이다. 원래의 진기는 사람이 세상에 육신을 가지고 나오면서 생기로 화한다. 생기란 사람이 육신을 가지고 존재할 때 생명을 관장하는 육장육부 등 모든 기관과 조직들에 영양을 충만케 하여 여러 가지 보호하는 역할을 한다. 사람의 생기는 끊임없이 경락을 순환하게 되며 그리하여 생명이 유지된다. 사람이 깊은 수련을 통하여 도광신력의 진기를 단전으로 생성해서 대맥과 임독맥, 십이경락, 기경팔맥을 모두 유통시키면 온몸의 경락은 진기로 가득 차게 된다. 이것이 도통의 길이요, 인즉신이며 천인天人의 길이다. 그러나 진기와 생기를 어떻게 구별한다는 말인가.

진기와 생기는 빛으로 구성되어 있다. 따라서 직접 투시할 수 있는 능력이 없다면 감지해 내기가 결코 쉽지 않다. 진기와 생기는 본시 하나에서 나왔기 때문에 느낌과 감각, 한열감 등에서 유사한 면이 있다. 그러므로 진기와 생기를 구별하는 방법은 직접 투시해 보는 것이 가장 확실하다. 그렇다면 우리 몸속을 어떻게 투시해 본다는 말인가. 이는 불가능한 일만은 아니다. 신을 이루면 투시할 수 있다. 투시란 무엇인가. 직접 우리 몸속으로 들어가 들여다보는 것 아닌가. 신을 이루게 되면 몸속이 문제이랴. 과거와 미래, 지구의 바깥과 미세한 세균의 내부 어디라도 아무런 거리낌이 없다. 그러나 이런 경지가 쉽게 이루어지는 것은 아니다. 세상의 수도자들 중에서 많은 이들이 스스로 소주천의 경지에 올랐다고 이야기하는데, 실제 소주천을 이룬 사람은 극히 드물다. 이렇듯 수도자들이 스스로 소주천을 이루었다고 착각하는 이유는 바로 진기와 생기의 느낌과 감각이 비슷하기 때문이다.

그래서 소주천도 위의 사례와 같이 착각으로 이루어진 가통假通이 있고, 진정한 진통眞通이 있다. 가통은 생기로 통한 것을 말하고, 진통은 진기로 통한 것을 말한다. 수도자는 안이하게 수도할 것이 아니라 모든 것을 바쳐 일념으로 정진해야 한다. 그래야 진기를 얻고 양신을 이루어 도계입천을 하고 10천도계十天道界까지 이를 수 있다. 일반적인 운기 방법에만 의지하여 느긋하게 운기하면 건강을 얻을 수는 있으나 양신은 절대로 이룰 수 없다. 특히 수도자들 중에 생기는 얻었지만 진기를 얻지 못했거나 생기를 진기로 오인하여 스스로 진기를 잃어버린 이들은 건강만을 목표로 생기를 얻는 정도의 수련에 만족하지 말고 더욱 열심히 정진해야 할 것이다. 생기에 의한 건강보다는 진기에 의한 건강이 더 좋다는 것은 말할 나위도 없거니와, 오욕칠정에 따른 희로애락의 반복된 일상을 넘어 오직 하나인 진리의 도에 들

어가 천인天人|신인神人이 되어 하늘의 섭리에 따른 삶을 사는 것이 하늘로부터 받은 소명이요, 사람으로 내려온 목적이기 때문이다. 기왕에 시작하는 공부, 끝까지 정진하여 천인이 되어야 할 것 아니겠는가.

혼자 공부하는 수련자가 처음 대맥운기에서 진기를 얻지 못하고 생기를 진기로 착각하여 스스로 속은 상태로 수련이 진행되면, 첫발을 잘못 디딘 불운으로 인하여 참으로 벗어나기 힘들며 기연이 없는 이상 평생 헛공부를 하게 되는 만큼 살피고 살펴 유념해야 할 것이다.

수련자가 생기와 진기의 조짐을 구별하는 간단한 방법을 몇 가지 소개하면 다음과 같다. 우선 하주대맥운기 수련 중에 축기된 기가 왼쪽 대맥혈을 지나 대맥과 독맥이 만나는 명문혈을 통과하여 오른쪽 대맥혈로 흘러가거나, 막힌 곳이 있더라도 이를 뚫고 지나갈 때 기가 독맥을 타고 올라가지 않으면 이는 진기로 볼 수 있다. 그리고 하주대맥 전체가 갑자기 뜨거워지는 일이 있는데, 이때의 뜨거움이 마치 둥근 고리처럼 허리에 둘러쳐진 놀라운 느낌으로 다가올 때 이 역시 진기일 가능성이 높다. 반대로, 기가 흘러가다가 명문혈에서 독맥을 타고 올라간다거나, 명문에서 막혔을 때 강한 호흡을 하여 뚫으려고 하는데, 이때 기가 독맥쪽으로 올라가는 것은 모두가 생기다. 이런 징후가 조금이라도 나타난다면 그것은 생기인 것이다. 즉 의식에 의해서 생겨난 기는 생기이고, 무의식에서 생겨난 기는 진기다.

지금까지 하주대맥운기에 관해 여러 가지를 다양한 각도에서 서술했는데, 구체적인 방법을 다시 한 번 정리하자면 다음과 같다. 우선 철저히 무의식을 사용해야 한다. 의식을 사용하면 앞서 서술한 대로 진기가 이루어지려다가도 생기로 변하고 만다. 무의식을 사용하는 방법의 우선은 하주대맥을 의식하지 않는 일이다. 오직 마음속으로 '하주대맥을 운기한다'라는 목적만 가지고 하단전에 계속 축기만 하면 된다. 이렇게 하단전에만 의식을 두고 계속 축기를 하게 되면, 수련 전부터 가지고 있던 목적, 즉 '하주대맥을 운기한다'라는 마음이 곧 심법이 되고, 그동안 축적되었던 단전의 기가 이 심법에 의하여 하단전에서 하주대맥으로 흘러가게 된다.

이렇게 무의식의 기가 하주대맥을 타고 흘러가다가 막힌 규가 있게 되면 멈추게 된다. 그러나 축기되고 넘쳐 생성된 기는 계속 몰려오므로 막힌 규의 지점에서는 압력감, 떨림, 뜨거운 발열감 등을 느끼게 된다. 이때 호흡을 길고 강하게 하면 막힌 규가 뚫리면서 기는 다시 계속 흘러가게 된다. 어떠한 운기든지 막힌 곳이 있으면 이와 같이 길고 강한 호흡을 통해 뚫을 수 있다. 하주대맥이 완전히 유통되면 매일매일 시간 나는 대로 운기시켜서 하주대맥을 일주하는 데 2분 내로 될 때까지 수련을 계속한다. 2분 이내에 하주대맥 일주가 이루어질 정도가 되면 그 다음 수련인 소주천 운기로 들어간다.

소주천

몸 안의 소우주小宇宙가 눈을 뜨다

• 소주천 小周天 •

대맥이 유통되고 나면 그 다음의 운기는 소주천小周天이다. 소주천이란 대맥운기 다음으로 운기하는 것으로 임맥과 독맥을 서로 통하게 하는 이른바 임독 유통을 말한다. 다시 설명하자면, 소주천이란 단전에 모인 기를 항문 쪽으로 내리고, 다시 뒤로 돌려서 등골에 있는 독맥까지 올린 다음 머리 위의 백회를 지나 몸의 앞면 정중선正中線에 있는 임맥으로 끌어내려 다시 단전으로 돌아가게 하는 수행을 말한다. 이를테면, 몸을 앞뒤로 크게 원을 그린 상태로 기를 돌려 앞면의 임맥과 뒷면의 독맥을 유통시키는 일이다. 대맥 유통이 횡적 유통이라면 소주천은 일종의 종적 유통이라고 보면 된다.

　소주천의 운기 방법은 하주대맥의 운기 방법과 같다. 그러므로 소주천 운기 역시 하단전에 그 근본을 두고, 축기하는 과정에서 심법으로 기를 운기시키면 된다. 마치 저수지에 물이 가득 차 넘치면, 넘친 물이 수로를 타고 흘러가듯이 단전이라는 솥에 계속 축기하면 결국 모인 기는 솥을 넘쳐 나오게 되며 넘쳐 나온 기는 심법에 이끌려 일정한 방향으로 흘러가게 되는 것이다. 따라서 소주천을 하려면 소주천 통로인 임맥과 독맥을 미리 알아두고 임독맥을 유통한다는 심법으로 목표를 뚜렷이 세워 축기에 전념하면 된다. 그리하면 마침내 축기된 기는 단전이라는 솥을 넘쳐 나오게 되고, 임독 유통이라는 심법에 이끌려 임맥과 독맥을 타고 돌아 유통되는 것이다.

　소주천 운기 때 하단전에서 기가 맨 먼저 흘러가는 곳은 회음혈이다. 회음혈은 성기와 항문 사이에 있는 곳으로, 이곳은 뚫기가 조금 어렵다. 그러나 더욱 어려운 곳은 항문을 지나서 뒷부분에 위치한 미려다. 왜냐하면 하단전에서 회음까지 가는 도중에 성기가 기의 방향을 혼란시키게 되고, 회음에서 미려까지 가는 도중에 항문이 기의 방향을 교란시키기 때문이다. 즉 성기에서 절반 이상의 기가 쉽게 누출되어 버리는데, 그러면 기의 힘이 약해지므로 뚫기가 어려운 것이다. 항문에서도 기가 누출되는 경우가 많아 기의 힘이 약해지고, 그러다 보면 막혔던 규를 뚫는 힘도 저하되어 소주천이 어려울 수밖에 없다. 그러므로 소주천을 성공적으로 완성하기 위해서는 성기나 항문으로 기가 새어나가지 못하도록 하는 것이 중요하다. 이때 성기를 수축_{의념}하고, 항문을 조이면서 호흡을 해주게 되면 도움이 된다.

규란 무엇인가? 우리 몸의 임맥과 독맥의 길을 대나무 관 속의 구멍에 비유한다면 그 구멍 속에 중간 중간 막혀 있는 얇은 막 같은 것이 있는데, 이것을 일컬어 규가 막혔다고 하는 것이다. 경우에 따라서는 모든 규가 막힌 사람이 있는가 하면 어느 일부분만 막힌 사람도 있다. 또 사람에 따라 막힌 부분도 다르고, 막혔을 때 오는 현상 또한 조금씩 차이가 있지만 그것이 그리 중요한 것은 아니다. 요는 막힌 규를 뚫는 방법이 문제라 하겠다. 규가 막히면 기는 더 이상 나아가지 못하고 멈추게 된다. 수련하는 사람에게 이것은 하나의 난관이다. 막힌 규에 신경을 쓰다 보면 의식이 규에 집중되고 따라서 지금까지 무의식에 의하여 생성된 진기가 생기로 되돌아가는 헛공부가 된다. 하지만 이것도 별로 실망할 필요가 없는 것이, 일단 진기가 한 번 통한 곳은 다시 시도하면 어렵지 않게 운기가 되기 때문이다. 명심해야 할 것은 일단 규가 막힌 것이 감지된다 하더라도 신경 쓰지 말고 계속 축기만 하면 된다는 사실이다. 즉 막힌 규를 뚫는 길은 오직 한 가지, 축기뿐이다. 규가 막히더라도 계속 축기하면 진기는 단전에서 생성되어 막힌

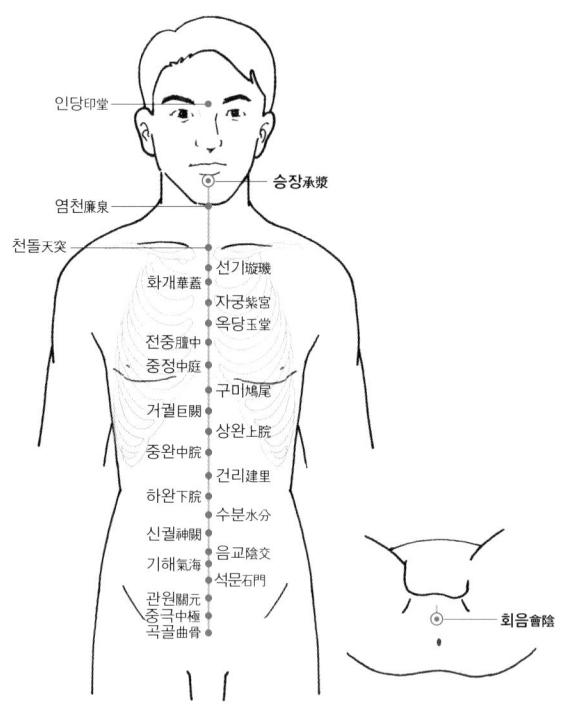

임맥 任脈 | 24혈

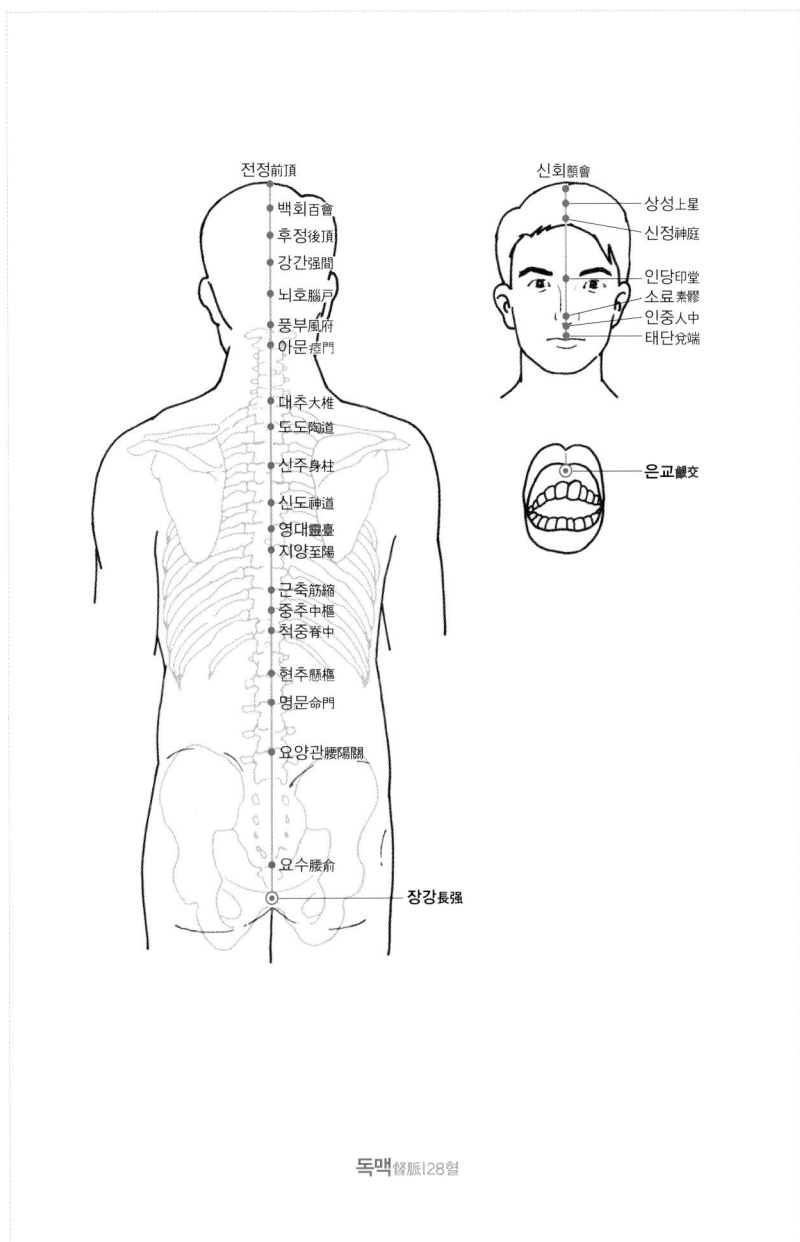

독맥督脈 | 28혈

규까지 흘러가 힘차게 뚫고, 뚫는 순간 여러 가지 압력과 열기, 내진을 느끼게 되면서 다시 다음의 규로 전진하여 나아가게 되는 것이다.

규 중에 일반적으로 가장 많이 막히는 곳은 대추혈大椎血이다. 열이면 여덟은 이곳에서 막힌다. 일단 이곳이 막히게 되면 좀처럼 뚫기가 어렵다. 대추혈을 뚫으려면 아주 극강한 진기의 힘이 필요하다. 호흡을 길고 강하게 하면 진기의 강기를 얻을 수 있다. 대추혈을 뚫는 힘이 약하면 대단히 곤란한 일이 생긴다. 예를 들어, 물이 잘 흘러가다가 바위에 막혀 물길이 두 갈래로 영원히 나눠지듯이, 대추혈을 뚫는 힘이 약하면 대추를 중심으로 진기는 왼쪽과 오른쪽으로 갈라져, 왼쪽 어깨와 오른쪽 어깨에서 시작하여 각각 어깨와 팔과 손의 순으로 흘러가서 결국 소주천과는 영영 멀어지고 마는 것이다. 따라서 대추혈을 뚫는 것은 대단히 중요한 고비다.

대추혈을 뚫는 과정에서의 어려움을 한 가지 더 이야기해 볼까 한다. 이것도 공통적으로 겪는 어려움인데, 하단전에 축기를 계속하므로 소주천을 위한 운기가 계속되다가 대추혈에서 막히게 되자 오히려 하단전에 반작용이 생겨 압력감을 느끼게 되고, 또 그 압력이 하단전을 거쳐 역으로 중단전까지 치밀어 올라오는 경우다. 이것을 처음 겪는 사람은 더러 두려움을 느끼게 된다. 이런 경우 어떤 수련자는 겁이 나서 수련을 중지하거나 소주천을 생략한 채 다른 방법을 사용하게 되는데 그러면 안 된다. 이런 경우들 때문에 소주천을 이룬 사람을 보기가 참으로 어려운 것이다. 소주천을 이루려는 사람은 모든 두려움을 버리고 용맹정진할 필요가 있다. 알지 못하는 기의 압력이 중단전으로 치밀어오르면 그것이야말로 공부가 진행되어 가는 과정이라고 생각하면 되는 것이다 대추혈이 뚫리기 위한 강한 진동이니까. 이럴 때일수록 더욱 강하게 하단전에 기를 모아서 대추혈을 뚫기 위한 수련에 박차를 가해야 한다.

　대추혈에서의 규가 심하게 막힌 사람은 진기가 대추혈을 밀어 올릴 때의 압력이 강하다. 많이 막혀 있는 사람의 경우 진기가 대추를 밀어 올리는 압력의 느낌은 마치 망치로 머리를 쳐올리는 것과 같다. 머리를 몸에서 분리시키려는 것과 같은 강한 기의 용솟음을 느끼게 한다. 이때는 강한 내진에 의하여 외진도 경험하게 된다. 이때의 외진은 좌우로의 강렬한 외진과 상하로의 강렬한 외진이다. 물론 좌우의 진동을 먼저 느끼는 경우도 있고 상하의 진동을 먼저 느끼는 사람도 있는데, 어쨌든 두 가지 진동을 모두 다 경험하게 된다. 다시 말하자면, 상하좌우의 열십자 모양의 강렬한 진동을 느끼게 된다는 것이다. 이 진동이 끝나는 순간 규가 열린다. 이때 규가 열리는 느낌을 굳이 표현하는 것은 참으로 어려운 일이나 이를테면 뻐근함, 묵직함, 전기에 감전되는 듯한 짜릿함, 훈훈한 느낌 등이 교차하는 강력하고도 찰나적인 일순간의 느낌이라고 할 수 있다. 이와 동시에 진기는 단숨에 니환궁 백회까지 올라오게 된다.

　다른 경우도 마찬가지이지만 대추혈이 뚫리고 나서도 계속 주의를 해야 할 점은 의식을 사용해서는 안 된다는 사실이다. 즉 올라오는 기의 느낌에 신경을 쓰면 안 된다는 것이다. 만일 신경을 쓰게 되면 의식이 따라가게 되고 마침내 진기는 끊어지고 생기가 일어나게 된다. 그러므로 올라오는 기의 느낌에는 신경을 쓰지 말고 그저 느끼기만 하면 된다. 이때 신경은 하단전에 두어 계속 축기에만 전념해야 한다. 진기가 대추혈을 뚫어 머리 위로 올라올 때까지 축기를 계속하면 이번에는 이 진기가 샘물 같은 차가운 기운으로 화하여 머리를 시원하게 적셔 준다.

　수련이 여기까지 오게 되면 대부분의 사람들이 온양溫養을 하게 되는데 온양을 해서는 안 된다. 아직 소주천이 끝나지 않았기 때문이다. 온양은 소주천이 완전히 이루어지고 난 연후에 하는 것이다. 따라서 오로지 필요한 것은 하단전의 계속적인 축기다. 축기를 계속하면 진기는 니환에서 열기가 식어서 앞이마로 내려오게 된다. 앞이마로 내려온 진기가 상단전인 인당印堂에 이르면 인당을 중심으로 둘레에 둥근 기운과 압력이 느껴진다. 여기까지 수련이 된 사람은 누구나가 이런 인당 둘레의 둥근 압력감을 느끼게 되는데 그것은 바로 상단전 여의주인 상주가 있기 때문이다. 이렇게 상단전의 인당을 지나 코로 운기되어 흘러내려오면 코에서도 기를 세게 느끼게 된다. 코를 지나면 윗입술, 즉 인중으로 내려온다. 윗입술로 기가 내려왔을 때는 반드시 혀끝을 입천장에 붙이고 있어야 한다. 그리하면 기는 순조롭게 턱까지 흘러내린다.

　턱에서 중단전옥당혈까지는 상당한 수련이 필요하다. 특히 목 부분은 기의 움직임을 좀처럼 감지하기 어려울 뿐 아니라 웬만큼 기가 강하지 않고는 뚫기가 어렵다. 하지만 이곳 역시 수련에 박차를 가하여 용맹정진으로 수련하면 중단전까지 운기시킬 수 있다. 중단전에서 하단전까지 내려가는 과정은 수련자에 따라 다소 차이가 있다. 서서히 내려가는 사람도 있고 빠르게 내려가는 사람도 있다. 이 과정에서 임맥에 약간의 통증을 느끼는 사람도 있고 전혀 아픈 감각을 느끼지 못하는 사람도 있다. 이때 임맥을 보다 수월하게 유통시킬 수 있는 방법이 있다. 그것은 소주천을 이룬 사람의 도움을 받는 것이다. 소주천을 이룬 사람과 함께 수련하게 되면 그 사람의 소주천기小周天氣와 감응하여 소주천을 하는 데에 있어 도움을 받을 수 있다. 소주천이 된 사람과 안 된 사람의 기력 차이는 실로 엄청나다. 물론 소주천을 이루고 난 연후에야 그 굉장한 차이를 실감할 수 있다.

이미 전술한 바 있지만, 소주천이란 하단전에서 출발한 기가 모든 규를 뚫고 임맥과 독맥을 유통하여 하단전, 중단전, 상단전을 하나로 연결시키는 것을 말한다. 소주천을 이루는 순간, 즉 중단전에서 하단전으로 기가 이르는 순간 하단전에는 둥근 기가 잡히며 훈훈해지는 느낌을 받는다.

소주천을 이루고 나면 소주천을 이루는 과정에서 막혀 있던 규가 모두 뚫렸으므로, 별 힘을 들이지 않고 몇 번이고 쉽게 다시 기를 유통시킬 수 있다. 계속 기를 돌리기만 하면 운기 되는 것이다. 상·중·하 단전에 하나씩 있는 삼주 세 개의 여의주 도 소주천을 이루는 순간 한 겹씩 닦여져 빛을 발하게 되고, 스스로도 이 구슬의 존재를 희미하게나마 느껴볼 수 있다.

소주천을 이루고 나면 이제 뚫린 소주천을 따라 기를 돌려야 한다. 이렇게 기를 한 바퀴 돌리는 것을 일주 一周 라고 하는데, 처음 소주천을 이룬 뒤에는 보통 일주하는 데 걸리는 시간이 약 30~40분 정도 소요된다. 물론 경우에 따라 약간씩 달라서 어떤 날은 이보다 빠른 시간 안에 일주하기도 하고 또 어떤 날은 더욱 오랜 시간을 소요하면서 일주하기도 한다.

소주천이 유통되고 난 뒤 처음에는, 일주하는 데에 시간이 많이 소요되므로 보통 하루에 일주하는 것이 상례다. 그러나 수련의 횟수를 거듭할수록 소요되는 시간이 점점 줄어들어 나중에는 10분 정도만 수련해도 거뜬히 일주를 하게 되는데, 이때는 하루에 삼주 三周 까지 횟수를 늘리는 것이 이상적이다. 나아가 일주하는 데에 5분가량 소요되는 정도로 수련에 진척이 생기면 하루에 십주 十周 라도 어렵지 않게 수련하게 되고, 더욱 횟수가 거듭됨에 따라 일주하는 데 소요되는 시간이 상당히 줄어들게 된다. 일주하는 데 소요되는 시간이 2분이 넘지 않으면 비로소 온양을 할 수 있다 「온양」편 참조.

소주천 운기를 일주하는 데 2분을 넘지 않는 경지까지 오르기 위해 수련을 하려면 상당히 여러 번의 일주를 거듭해야 한다. 그리고 이렇게 여러 차례 일주를 반복하다 보면 삼주三珠가 자연스럽게 닦이면서 독특한 나름대로의 빛을 발하게 된다.

소주천을 이루게 되면 보통 사람들이 감지하지 못하는 것들을 느끼게 되고 여러 독특한 경험들을 하게 되는데, 특히 영화를 보듯 여러 상들을 만나게 되는 경우가 있다. 이때 보이는 것들은 잡념에서 오는 상이 아니면 천상계도계에서 오는 시험이다. 수련자 본인은 그것이 천상에서 오는 시험인지 잡념에서 오는 상인지 구별하기가 쉽지 않다. 시험은 자신보다 약한 경지의 것은 오지 않기 때문이다. 따라서 먼저 공부가 된 선배의 도움이 없이는 절대 시험에 들어서는 안 된다. 만약 시험에 빠져들게 되면 자신도 모르게 스스로 헤어나지 못하게 된다. 이럴 경우 기인을 만나지 못하면 평생 수도를 하여도 헤어나오기 어려우므로 명심 또 명심할 일이다.

마지막으로 한 가지 덧붙이자면, 소주천을 이룬 사람이 온양까지 이루게 되면 평소에 운기하지 않더라도 소주천 스스로 하루에 육주六周를 하게 되어 있다. 즉 자동적으로 매시마다 일주씩 여섯 번을 운기하게 되어 있다는 사실이다. 다시 말하여 자축시子丑時 23시 30분~3시 30분에 한 번 돌고, 인묘시寅卯時 3시 30분~7시 30분에 한 번 돌고, 진사시辰巳時 7시 30분~11시 30분에 한 번 돌고, 오미시午未時 11시 30분~15시 30분에 한 번 돌고, 신유시申酉時 15시 30분~19시 30분에 한 번 돌고, 술해시戌亥時 19시 30분~23시 30분에 한 번을 각 일주씩 돌아 모두 육주를 하게 되는 것이다.

온양

몸 안에 진기眞氣의 소생처를 만들다

· 온양 溫養 ·

지금까지 호흡을 통한 대맥운기와 소주천의 수련법에 관해서 알아보았다. 그리고 수련을 통하여 겪게 되는 여러 차원의 상승 과정도 비교적 소상하게 피력해 왔다. 여기서 다시 한 번 강조해 둘 것은 대맥운기와 소주천 수련의 전 과정이 호흡을 통해서 이루어진다는 사실이다.

호흡 그 자체는 양화陽火다. 뜨거운 불기운인 것이다. 진기 중에 화火가 많으므로 바로 이 화의 힘으로 막힌 규들을 뚫어 왔던 것이다. 대맥운기나 소주천 수련이 그 자체로서 대단한 성과임에도 불구하고 결코 완성된 경지가 아닌 이유가 여기에 있다. 다시 말하면 지금까지의 수련은 양화의 수련이었다는 사실이다. 굳이 음양 조화의 필요성을 나열하지 않더라도 세상 만물은 음과 양이 서로 만나 상생·상극의 조화를 이루어야 한다는 사실, 이것은 동양 역리학의 기본이다. 그런데 대맥운기와 소주천의 본질은 양화였다. 이제 보다 완성된 경지를 향하여 조화를 추구해야 한다. 지금까지 진기 중에 절대 부족했던 음수를 생성시켜 양화와 합일시켜야 한다. 이 과정을 온양이라고 한다. 지금까지의 호흡을 통하여 생성된 진기의 비중에서 양화가 강했다면, 진기 중에 음수가 강한 온양을 통하여 음양 조화를 이루어야 한다는 이야기다.

온양을 하려면 소주천과 마찬가지로 우선 심법을 걸어야 한다. 온양의 심법은 '진기를 끌어올려 머릿속 끝에 있는 니환궁 백회에 모은다'라는 것이다. 무의식을 사용하여 하단전에서 독맥을 타고 니환궁 백회로 끊임없이

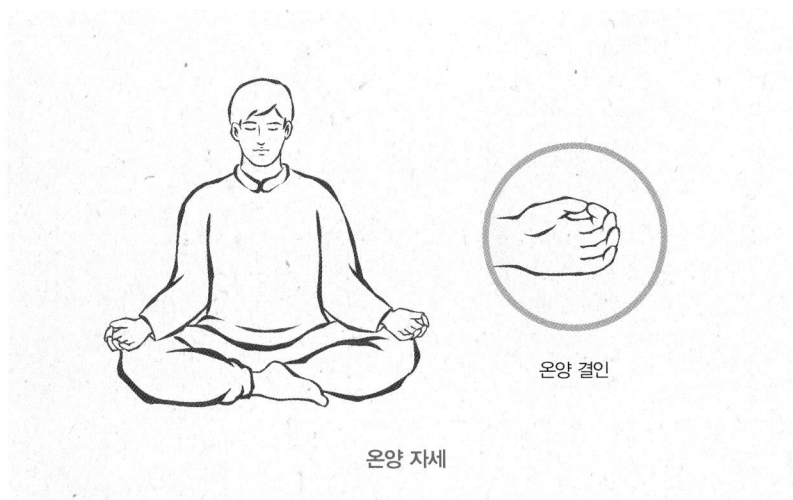

온양 결인

온양 자세

진기를 올려 보내야 한다. 이때 올려 보낸 진기는 니환궁 백회를 넘어가지 않도록 유념해야 한다. 만일 이곳을 넘게 되면 온양이 되지 않는다.

온양을 하게 되면 그동안의 진화眞火의 기는 니환궁에서 진수眞水의 기를 만나 아주 시원한 기운으로 바뀌게 되고, 머리끝에서 아래쪽으로 서서히 적셔 내려오는 것과 같은 느낌을 얻게 된다.

여기서 계속 온양을 해 나가면 시원한 느낌이 점차 아래로 내려와 입이 있는 곳까지 다다르게 되고 입 안에는 단침이 계속 생기며 입 안과 코에는 시원하고 독특한 맑은 향기가 생긴다. 이때 생기는 단침은 삼킨다. 향기는 저절로 임맥을 통하여 뱃속과 하단전에 들어간다. 계속하여 수련에 박차를 가하면, 이제는 시원한 기운이 점점 내려와 목을 통과하고 중단전 대맥까지 내려오게 된다. 내려올 때는 일부분을 적셔 내려오는 것이 아니고 몸 전체를 단면으로 해서 위로부터 수평으로 적셔 내려온다.

이렇게 온양 기운이 계속 아래로 내려오다가 대부분 중단전 대맥에서 걸려 더 이상 내려가지 못하고 막히게 되는데, 이때 호흡 시간을 늘리고 수련의 강도를 높이면 온양 기운은 중단전 대맥을 뚫고 다시 계속 아래로 내려간다. 계속 내려가다 보면 또 하단전 대맥이나 무릎에서 막히는 경우가 많은데 그렇다 해도 계속 정진하여 온양 기운이 발가락 끝까지 내려갈 수 있도록 해야 한다. 발가락 중에는 엄지발가락이 제일 끝이다.

마침내 여기까지 이르러 엄지발가락 끝을 적시는 순간, 온양을 하던 머리끝의 니환에서 무엇인지 알 수 없는 물체, 마치 탁구공 같은, 그러나 그것보다는 조금 작은 둥근 물체가 상단전 인당으로 미끄러지듯이 '쭈르륵 툭'하고 떨어지는 것을 느낄 수 있다. 이것은 바로 온양을 통하여 합일된 수화水火의 진기가 상단전에 있는 상주로 들어가는 것이다. 이렇게 수화의 진기가 합일되어 인당으로 떨어지면 인당에서는 훈훈한 열기가 한동안 계속 탁구공 만하게 맴돌게 된다. 이 과정을 통하여 마침내 소주천인 임독이맥任督二脈이 진기의 소생처로 화하게 되는 것이다. 수화가 합일되어 진기의 소생처가 마련되는 것이다. 수련이 여기까지 오게 되면 대주천 수련으로 들어간다.

대주천

천지인의 기운과 조화를 이루다

• 대주천 大周天 •

지금까지 대맥운기나 소주천, 온양 등의 수련에서는 철저한 무의식을 강조해 왔다. 의식은 오로지 단전 축기에만 두고 심법을 통해 무의식으로 수련하라는 것이 지금까지의 수련 방법이었다.

그러나 이제 온양을 통하여 진기의 소생처가 마련되었으므로 대주천부터는 의식을 사용하여 운기를 한다. 대주천 운기부터는 의식을 사용하여도 임독이맥에서 항상 진기가 소생된다. 의식을 사용하지 않으면 진기를 어느 곳으로 보내야 할지 모르게 되어 오히려 수련이 불가능해진다.

대주천은 하늘의 천기와 땅의 지기가 천지간 공간의 기와 서로 통하여 인체를 흐르는 데 그 의의가 있다. 다시 말해서 인체의 백회(니환궁 백회)를 통하여 천기를 받아들이고, 용천을 통하여 지기를 받아들이며, 노궁을 통하여 공간의 기를 받아서 서로 통한다는 것이다. 그러므로 대주천 운기는 용천

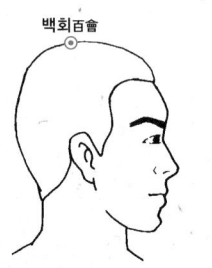
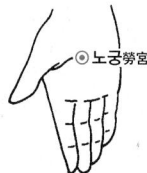
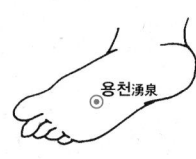

과 노궁과 백회를 통하여 기를 유통하는 것이다.

대주천 운기는 진기를 우선 하단전에서 회음으로 보내는 것부터 시작한다. 회음으로 보낸 진기는 회음에서 왼쪽 발바닥의 용천까지 다리 중앙을 통해서 보낸다. 이때 관절 부위인 무릎과 발목에서 기가 막혀 잘 흐르지 않는 경우가 있는데 호흡을 길고 강하게 하면서 의식을 막힌 부분에 집중적으로 두게 되면 뚫린다. 이 점이 소주천과는 다르므로 주의해야 한다. 이리하여 왼쪽 발 용천까지 진기가 다다르게 되면 회음에서 용천까지 흘러왔던 길을 다시 역으로 거슬러 올라와 회음까지 진기를 끌어올린다. 회음까지 끌어올린 다음 이번에는 회음에서 오른쪽 발 용천으로 진기를 보냈다가 다시 회음으로 끌어올리는데 왼발과 같은 방법으로 하면 된다. 이렇게 양쪽 발의 용천을 모두 흘러 유통하고 회음으로 되돌아오게 되면 곧바로 진기를 하단전으로 끌어올리고, 다시 하단전에서 중단전옥당혈으로 끌어올린다. 하단전에서 중단전으로 진기가 올라올 때는 대부분 뜨거운 열기를 수반하여 올라오게 되는데 경우에 따라서는 그저 따뜻한 느낌만 갖게 되는 사람도 있다. 진기가 일단 중단전 옥당까지 올라오면 곧바로 왼쪽 팔 중앙을 통해 손바닥의 노궁으로 기를 보내고, 노궁에 이르러서는 다시 중단전으로 진기를 회수한다. 왼쪽이 끝나면 같은 방법으로 오른팔로 보내 손바닥의 노궁까지 다다랐다가 중단전으로 회수한다. 이렇게 양쪽 노궁을 통하고 중단전에 진기가 회수되면, 곧바로 중단전에서 상단전인당으로 끌어올린다. 진기가 상단전에 이르게 되면 다시 백회로 보낸다.

이렇게 용천과 노궁, 백회를 통한 이후로는 계속 같은 방법으로 운기만 반복한다. 역시 소주천 때처럼 일주하는 데 2분이 넘지 않는 경지에까지 이르면, 이번에는 왼쪽 발 용천에서 다시 회음으로, 회음에서 오른쪽 발 용천

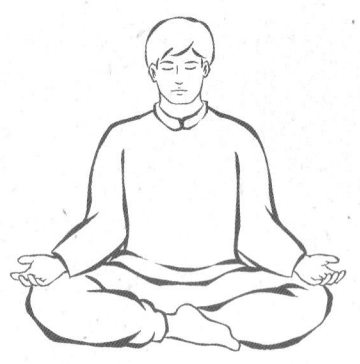

대주천 자세

으로 보냈던 기의 흐름을 한꺼번에 동시에 운기해 본다.

손의 노궁도 동시에 양쪽 노궁으로 운기한다. 즉 회음에서 양쪽 발 용천으로 동시에 진기를 보냈다가 동시에 회수하고, 중단전에서 양쪽 손 노궁으로 동시에 진기를 보냈다가 동시에 회수하라는 이야기다.

대주천이 된 사람은 신체적으로 여러 가지 신기한 경험을 하게 된다. 일을 해도 피로를 덜 느끼게 되고, 피로하다 하더라도 빨리 회복된다. 소주천 때보다 훨씬 더 몸이 가벼워지고 머리도 맑아진다. 그리고 대주천을 이루게 되면 삼주가 한층 더 닦여져 빛을 발하게 되는데 그 빛에 의하여 영이 맑아진다. 즉 영력이 커지게 된다. 대주천이 이루어져 영력이 커지면 여러 독특한 경험을 하게 된다. 가령 누가 옆에서 모르는 사람에 관한 이야기를 할 때 그 사람에 대한 궁금증을 갖는 순간 이미지가 떠오르는 경우가 있다. 뿐만 아니라 궁금하다는 생각을 갖게 되면 그에 대한 해답이 영감으로 와서 알게 되어 주위 사람들을 놀라게 하는 경우도 있다. 이것은 삼주가 조금씩 아주 여러 번 닦여 서서히 빛을 강하게 발하기 시작했기 때문이다. 즉 상단전이 조금 밝아졌다는 이야기다.

그러나 아직 양신을 이루지 못한 상태이고 기적인 차원에서 조금 정진된 것뿐이기 때문에, 영력에 의해서 어떠한 현상을 보게 된다든지 해답을 구하는 것이 늘 맞아떨어지지는 않는다. 아직 한계가 있는 것이다.

일월성법

해, 달, 별과 하나 되다

• 일월성법 日月星法 •

대주천을 이룬 수련자는 스스로의 심력을 통하여 대우주의 기운과 소통하고, 그 기운을 활용할 수 있는 능력을 갖추게 된다. 그래서 대주천이 끝나면 수련자의 심력과 내력이 외부 세계와 일체를 이루는 법수련에 들어간다.

법수련은 총 네 가지로 그 첫 단계가 일월성법日月星法이다. 일월성법은 대주천을 이룬 수련자가 하늘의 삼보三寶인 일월성日月星의 정기와 하나로 합일하여 심력과 내력을 키우고 정기신을 조화롭게 승화시키는 수련법이다. 즉 대주천을 통해 천기와 지기, 그리고 공간의 기운과 교류·공감·소통할 수 있게 된 수련자는 이제 천지 만물의 기운을 대표한다고 할 수 있는 해와 달, 그리고 뭇별들의 기운을 내부로 갈무리하여 수련자 자신의 기운과 일체화시켜야 하는데, 이것이 바로 일월성법 수련의 의의다.

일월성법은 일법日法과 월법月法, 그리고 성법星法으로 나누어진다. 즉 태양과 수련자의 기운이 하나 되는 것이 일법이요, 달과 수련자의 기운이 하나 되는 것이 월법이며, 별과 수련자의 기운이 하나 되는 것이 성법이다. 일월성법은 모두 입식立式으로 진행된다.

일법은 태양의 정기를 백회로 모은 후, 척추 정중앙을 통하여 끌어내려 대맥과 독맥이 교차하는 명문혈에 모으는 방법으로 수련한다. 일법의 심법은 '백회로 태양의 정기를 끌어 척추 중앙을 통해 명문에 모은다'이다. 즉 수련자는 백회로 태양의 정기를 끌어 모은 후 그 기운을 척추 정중앙을 통하여 명문에 모으면 된다.

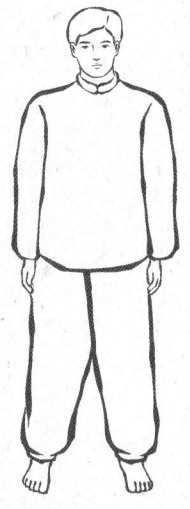

일월성법 자세

　이렇게 태양의 정기를 백회로 받아 명문에 계속 모으게 되면 이윽고 명문을 중심으로 모인 기운이 이전과는 한 차원 달리 수련자에게 충만한 느낌을 주게 된다. 이와 동시에 수련자의 몸과 마음, 정신에 현저한 변화가 오게 되는데, 이는 수련자의 기운이 태양과 합일하기 때문에 일어나는 현상이다. 합일이 완성되면 일법이 끝나게 된다.

　월법은 중단전 옥당에 모은 달의 정기를 임맥을 따라 회음에 축기하는 것으로 심법은 '중단전 옥당으로 달의 정기를 끌어 임맥을 통해 회음에 모은다'이다. 월법은 일법과는 달리 눈을 뜬 상태로 달을 직접 바라보고 수련을 하게 된다. 이때 달이 보여야만 수련이 되는 것으로 생각할 수 있는데 일월성법 수련은 일기에 관계없이 할 수 있다. 수련 경지가 대주천을 넘어서 일월성법에 이르게 되면 이미 시공간의 제약들로부터 어느 정도 벗어났을 만큼 충분히 강한 심력을 소유했기 때문이다. 다만 수련자의 시각적인 작용이 더해진다면 기운을 모으는 데 조금 더 효과적일 수 있기 때문에 주로 일법은 낮에 월법과 성법은 밤에 하는 것이다.

월법의 경우 수련 초 옥당에 기운이 모이게 되면 이전과 달리 가슴을 조이는 것과 같은 갑갑함이나 다양한 심적 변화를 동반한 답답함이 느껴지기도 한다. 이것은 중단전 옥당이 달의 정기를 받아들임으로써 생기는 현상으로 수련이 진척되면 차츰 편안하고 부드러운 느낌으로 안정된다. 이렇게 옥당으로 들어온 기운을 임맥을 통하여 회음에 모으다 보면 일법과는 또 다른 느낌의 충만감이 들게 되며 몸과 마음, 정신이 변화를 일으키게 된다. 이러한 변화는 수련자의 기운이 달과 합일하기 때문에 일어나는 현상이다. 합일이 완성되면 월법은 끝나게 된다.

성법은 '상단전 인당으로 별의 정기를 끌어 임맥을 통해 하단전 석문에 모은다'는 심법으로 수련에 임한다. 성법을 하다 보면 수련 초 인당에 갑갑한 느낌을 받는 경우도 있다. 이는 일순간 별의 정기가 강하게 집중되어 오는 현상으로 이에 개의치 말고 수련을 계속하면 인당의 기감이 자연스럽게 청량하고 맑은 느낌으로 바뀌게 된다. 수련이 더욱 깊어지면 마치 한줄기 시원한 물이 흐르듯 인당에서 임맥으로 별의 정기가 흘러내리는 것을 느낄 수 있다. 또한 계속해서 별의 정기를 석문단전에 모으면 나름의 독특한 충만감이 오게 된다. 이렇게 지속적인 수련을 통하여 기적, 심적 충만감을 갖게 되고 수련자의 기운이 별과 완전히 합일될 때 성법은 끝나게 된다.

일월성법 수련을 하다 보면 수련자마다 다양한 현상을 경험하게 된다.

수련 중에 일월성의 감정이 함께 끌려와 읽히는 경우도 있고, 때로는 일월성이 몹시 가까이 존재하며 하나의 생명체처럼 느껴지기도 한다. 이런 현상들은 수련자가 그만큼 일월성의 정기와 일체화되어 간다는 것을 의미한다.

이렇게 일월성과의 합일이 깊이 있게 진행되면 수련자 자신에게 여러 다양한 변화가 찾아오는데, 이럴수록 수련자는 일월성법이 주는 근원적인 변화와 충만감을 가질 수 있도록 더욱 깊이 수련에 정진해야 한다.

귀일법

대우주 삼라만상과 일체화되다

· **귀일법** 歸一法 ·

일월성법이 해, 달, 별과 합일하는 것이라면 귀일법은 대우주 삼라만상과 합일을 이루는 수련이다. 귀일歸一이란 모든 것이 하나로 돌아간다는 뜻으로 하늘의 해, 달, 별만이 아니라 대우주의 모든 기운을 선악과 귀천, 맑고 탁함의 구분 없이 극대한 것부터 극미한 것까지 모두 품어 대우주 그 자체와 합일함을 의미한다. 유형의 몸과 무형의 정신이 기라는 매개체를 통하여 서로 연결되어 있듯이, 기의 운용이 대우주 삼라만상에 미치게 되면 모든 대상과 기적인 합일을 통하여 일체화될 수 있다. 이러한 일체화를 통하여 인간의 마음은 대우주의 마음우주삼우宇宙心을 갖게 되어 분별심과 선입견을 떨쳐버리고 한 걸음 더 도심道心에 가까워지는 것이 귀일법이다.

귀일법은 '극대한 것에서 극미한 것까지 대우주의 모든 기운을 온몸으로 끌어 하단전 석문에 모은다'라는 심법을 걸고 수련에 임한다. 수련자는 기본적인 의식을 석문단전에 두되, 나머지 의식은 전신에 균일하게 퍼뜨려 온몸으로 기운을 끌어들인다. 수련 초기 전신으로 기운이 들어오기 시작하면서 피부가 부풀어 오르거나 피부의 일부가 허공처럼 변하는 느낌, 찌릿한 느낌, 몸의 피부로 엷게 파고드는 듯한 느낌, 피부가 가렵고 벌레가 기어가는 듯한 느낌 등등 다양한 기적 반응이 온다. 이런 여러 반응이 진행되면서 차츰 기운이 온몸을 통하여 몸 안으로 유입되는데 이때 피부의 모공이 강하게 열리면서 피부가 가렵거나 따끔한 느낌이 들고 평소에 문제가 있던 곳에 명현 현상이 나타나기도 한다. 기운이 피부를 통하여 점차 안정적으로 유입되기 시작하면 그렇게 유입된 기운은 점차 단전에 모이기 시작한다. 계속해서 수련에 박차를 가하면 단전을 채운 기운은 더 이상 그 안에 머무르지 않고 넘치기 시작한다. 단전에서 넘치기 시작한 기운은 점점 온 몸을 채우기 시작하여 마침내 피부막을 뚫고 천지간에 흘러넘치니, 이즈음 수련자는 자신의 몸이 사라지는 느낌을 받게 된다. 즉 피부로 들어온 천지대자연의 무한한 기운이 단전을 채우고, 단전을 채운 기운이 스스로의 몸을 채운 후 대우주에 가득 차게 되어 대우주 삼라만상과 합일하게 되는 것이다. 수련자가 이 정도 경지에 이르면 마치 스스로가 대우주를 품어 안은 듯한 현묘함에 들면서 귀일법이 주는 충만감을 얻게 된다.

  이렇게 현묘한 귀일의 충만감을 느끼며 대우주의 모든 기운과 하나가 될 때 드디어 귀일법을 이루게 되는데 귀일법을 이룬 수련자의 빛은 대기권을 뚫고 나갈 정도로 수련의 경지가 비약적으로 발전한다. 또한 귀일법을 이루는 과정에서 심적인 깨우침이 크게 일어나는 경우가 많다. 이는 수련자가 귀일법을 통하여 만법귀일萬法歸一의 이치에 한 걸음 더 다가섰기 때문에 일어나는 현상이다. 수련자는 귀일법을 통해 자신뿐만 아니라 주위의 모든 사람들, 그리고 세상 만물들까지 고유한 존재가치를 지닌 귀중한 존재임을 몸소 체득하게 되는 것이다. 물론 귀일법 이후에도 기의 차원을 뛰어넘는 근원적 차원에서의 합일 과정을 통해 더욱 궁극적인 일체감을 경험할 수 있다.

풍수법

천지 만물의 감정을 읽다

풍수법 風水法

수련자는 귀일법을 통하여 대우주와의 합일을 경험함으로써 큰 심력과 내력을 얻게 된다. 풍수법風水法은 이러한 심력과 내력을 좀 더 구체적으로 운용하는 법으로, 중단전 옥당을 통하여 기운을 끌어 천지 대자연의 감정을 읽는 수련이다. 이를 통해 수련자는 자연 만물에 대한 이해를 한층 더 깊이 할 수 있다.

수련자는 먼저 '대상물의 감정의 기운을 중단전 옥당으로 끌어 감정을 알아본다'라는 심법을 건다. 그리고 중단전 옥당을 통하여 대상물의 감정의 기운을 강하게 끌어들인다. 처음에는 감정 변화의 유동성이 적은 산을 끄는 것이 좋으며 이것이 익숙해지면 집터나 마을, 도시, 나라 등을 읽어 보고 그 이후에 강이나 바다 등의 기운을 끌어 본다. 이렇게 기운을 끌다 보면 원래 본인의 옥당에서 느껴지는 느낌과는 다른 기운의 느낌을 감지하게 된다. 처음에는 이렇게 기적인 감각만이 다르다고 느끼는 경우가 많다. 그러나 수련이 점차 진행될수록 그 느낌은 차츰차츰 구체화되어 어느 순간 마침내 하나의 감정으로 읽히기 시작한다. 물론 대상의 기운을 감정으로 읽어 내기까지는 수많은 시행착오가 따른다. 기운을 정확히 끌지 못했다든지 기운을 끌었다 하더라도 정확히 읽지 못하는 경우, 혹은 적당한 표현을 찾지 못하는 경우 등등의 예가 그러하다. 따라서 수련자는 이러한 시행착오를 줄이기 위해 처음에는 대상을 세밀하게 파고들기보다는 크게 대상의 기운이 밝은 감정인가, 어두운 감정인가를 구분해 보는 것이 좋다. 이것이 익숙해지면 점차 밝은 느낌은 왜 그런지, 좀 어두운 느낌의 기운이라면 왜 그런지를 구체적으로 느껴 보도록 한다. 이렇게 수련을 하다 보면 처음에는 시원하거나 뜨겁게, 혹은 아프거나 후련하게 느껴지던 기감이 점차 수련자 자신이 느끼듯 명확한 감정으로 다가온다. 대상의 감정이 북받치는 슬픈 감정이라면 수련자 자신도 눈물이 흐를 듯한 설움에 빠져들고, 반대로 잔잔하고 고즈넉한 기쁨의 감정 상태라면 중단전 옥당을 통하여 그러한 감정을 느끼게 되는 것이다.

이렇게 중단전 옥당으로 끌려오는 기운이 차츰 감정으로 읽혀지기 시작할 무렵, 수련자는 고정관념과 선입견의 틀을 주의하여야 한다. 고정관념과 선입견은 대상의 감정을 왜곡시키는 틀로 작용하는 바, 수련자 스스로의 심력과 내력을 통하여 마음의 중도中道를 유지할 수 있어야 비로소 대상의 감정을 맑은 거울에 비추듯 또렷이 읽어 낼 수 있다.

선인법

사람의 마음을 알아보다

• 선인법 仙人法 •

법수련 중 마지막은 사람의 마음을 읽는 과정으로 선인법仙人法이라 이른다. 선인법의 수련 방법은 풍수법과 같되 대상이 사람이다.

지금까지 수련자는 일월성법을 통하여 하늘의 삼보인 해와 달, 그리고 별의 성품性品을, 귀일법을 통하여 대우주의 성품을, 풍수법을 통하여 자연만물의 성품을 알고 하나 됨으로써 하늘의 마음도심道心에 한층 더 가까워졌다. 여기에 사람의 마음을 아우르는 것이 선인법이다. 결국 법수련은 대우주의 기운과 교류할 수 있는 심력과 기력을 통하여 외물外物과 하나 되고 교감함으로써, 수련자의 마음이 천지인을 아우를 수 있는 심상心相으로 승화되는 것이다.

선인법에 든 수련자는 고정관념과 선입견의 틀에서 자유로워져야 한다. 수련자가 비록 풍수법을 이룬 경지에 이르렀다 하나, 천지 만물의 감정을 읽는 것과 사람의 마음을 읽는 것은 근본적인 차이가 있다. 천지 만물에 비해 사람은 변화의 폭이 매우 크다는 점이 그것이다. 사람의 마음을 읽을 때 고정관념과 선입견이 미세하게라도 개입되면 마음은 크게 왜곡된다. 따라서 수련자는 고요한 심상으로 수련에 임하여 대상을 있는 그대로 볼 수 있어야 한다.

선인법 수련은 풍수법 수련보다 더욱 세밀하게 접근해야 한다. 사람의 마음은 천지 대자연이나 사물의 감정보다 더 복잡하기 때문이다. 따라서 수련자는 '대상자의 감정의 기운을 중단전 옥당으로 끌어 마음을 알아본다'라는 심법을 걸고 수련하되, 끌려오는 마음을 좀 더 깊이 있게 느껴보기 위해서는 충분한 시간적 여유를 가져야 한다. 사물에 비해 사람의 감정은 깊이에 따라 격차가 클 수 있기 때문이다. 이런 이유 때문에 처음 선인법 수련을 시작하는 수련자들 중 상당수는 당장에 느껴지는 마음을 그 사람의 본 감정으로 읽는 시행착오를 겪을 수 있다. 따라서 수련자는 감정이 느껴진다고 하여 바로 확신하지 말고 조금 더 깊이 있게 들어가 보아야 한다. 그렇게 하다 보면 갑자기 처음에 느껴지던 마음이 사라지고 전혀 다른 마음으로 바뀌는 경우가 있다. 사람의 마음은 겹겹이 쌓인 양파의 속 구조와 비슷해서 그 층이 다양하게 존재하기 때문이다. 흔히 사람들이 내 마음을 나도 모르겠다고 하는 경우가 있는데, 그것은 바로 이러한 인간의 마음 구조에 기인하는 것이다.

이러한 인간 마음의 특성을 감안할 때 선인법 수련은 심법을 좀 더 명확하고 구체적으로 걸어 주는 것이 좋다. 현재의 마음 상태를 읽고자 한다면 현재의 마음을, 좀 더 깊이 있는 내면의 마음을 읽고 싶다면 내면의 마음을 읽고자 하는 심법을 정확하게 걸어 주어야 한다는 것이다. 이런 방식으로 계속 수련의 깊이를 더하다 보면 다양하게 변화하는 심상들을 읽어 낼 수 있게 된다.

선인법은 이렇게 직접적으로 교류·공감·소통할 수 있는 인간을 대상으로 하는 수련법이므로 타인에 대한 배려를 갖추어야 함은 기본이요, 적어도 지상사의 순리와 우주의 섭리를 어느 정도 깨우친 상태에서 운용해야 한다. 만약 이러한 기본 자세를 염두에 두지 않고 사사로이 사용하게 된다면 자신을 포함한 주위의 환경에 좋지 않은 영향을 줄 수 있으므로 각별히 주의해야 한다. 이는 모든 도법이 그러하거니와 선인법 또한 단순한 술법이 아니라 우주의 근원적인 도광신력이 개입된 수련이기 때문이다.

수련자는 정심정도·공명정대·공평무사를 바탕으로 무심無心을 유지하면서, 어느 순간이라도 대상의 마음을 자유자재로 읽어 낼 수 있을 때까지 계속해서 수련에 정진해야 한다.

전신주천

전신이 단전화丹田化되다

· **전신주천** 全身周天 ·

법수련이 끝나면 전신주천 全身周天으로 들어간다. 전신주천은 몸 구석구석 어느 곳이든지 진기가 통하여 두루두루 막히지 않고 운기되는 경지를 말한다. 우리의 몸 중요 부분을 한방 의학에서는 12개의 경락 經絡과 8개의 맥 脈으로 분류하고 있는데, 전신주천은 이 12개의 경락과 8개의 맥을 두루 통하면 되는 것이다. 즉 전신주천은 경락주천 經絡周天 | 십이경락운기 十二經絡運氣과 팔맥주천 八脈周天을 이룸으로써 완성된다.

❶ **경락주천** 經絡周天

대주천을 이루게 되면 천지와 천지간의 모든 진기가 몸의 오혈 五穴, 즉 양손과 양 발과 머리 어디로부터라도 항상 통하여 교류하게 된다. 수련이 이쯤 되면 오혈을 통해 유입되는 진기는 반드시 단전이 아니더라도 한 곳에 끌어들여 집중시킬 수 있게 되며, 집중하는 그곳이 바로 단전화 丹田化된다. 따라서 대주천을 이룬 수련자는 몸의 어느 곳이든지 단전과 같은 역할을 하게 할 수 있다. 그러나 우리 몸 전 부분을 구석구석 세밀하게 진기로 유통하려면 경락주천을 해야 하고, 또 팔맥주천을 이루어야 한다.

경락주천을 하기 위해서는 먼저 각 경락의 종류와 위치를 알아야 한다. 각 경락의 위치는 그림의 경락도를 참조하기 바란다. 그런데 여기서 염두에 두어야 할 것은 각 경락마다 시작되는 경혈과 끝나는 경혈이 따로 있다는 것이다. 시작하는 경혈을 시혈 始穴, 끝나는 경혈을 종혈 終穴이라 하는데, 경락주천은 각 경락마다 시혈에 진기를 모아 종혈까지 의식을 사용하여 운기하면 된다. 각 경락의 순서와 시혈 및 종혈은 다음과 같다.

12경락의 시혈과 종혈

순서	경락명	시혈	종혈
1	수태음폐경手太陰肺經	중부中府	소상少商
2	수양명대장경手陽明大腸經	상양商陽	영향迎香
3	족양명위경足陽明胃經	승읍承泣	여태厲兌
4	족태음비경足太陰脾經	은백隱白	대포大包
5	수소음심경手少陰心經	극천極泉	소충少衝
6	수태양소장경手太陽小腸經	소택少澤	청궁聽宮
7	족태양방광경足太陽膀胱經	정명睛明	지음至陰
8	족소음신경足少陰腎經	용천湧泉	수부俞府
9	수궐음심포경手厥陰心包經	천지天池	중충中衝
10	수소양삼초경手少陽三焦經	관충關衝	사죽공絲竹空
11	족소양담경足少陽膽經	동자료瞳子髎	족규음足竅陰
12	족궐음간경足厥陰肝經	대돈大敦	기문期門

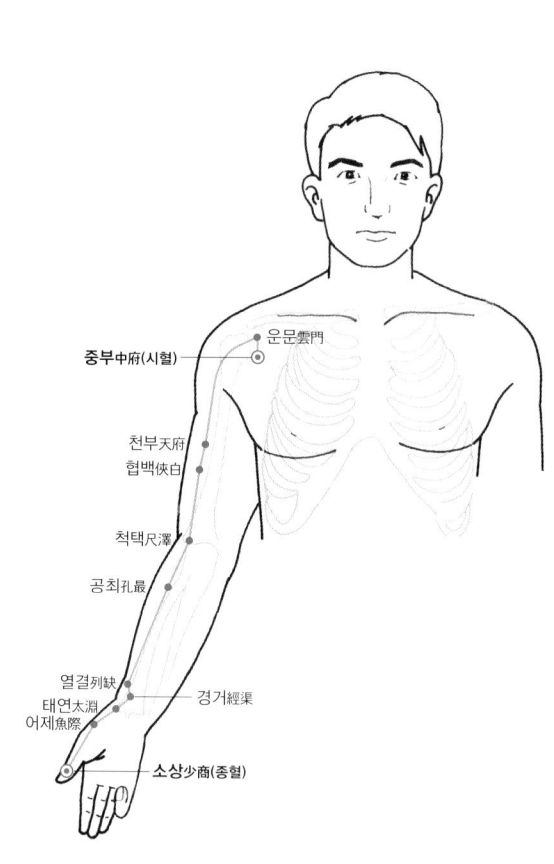

수태음폐경 手太陰肺經 11혈
중부 中府 → **소상** 少商

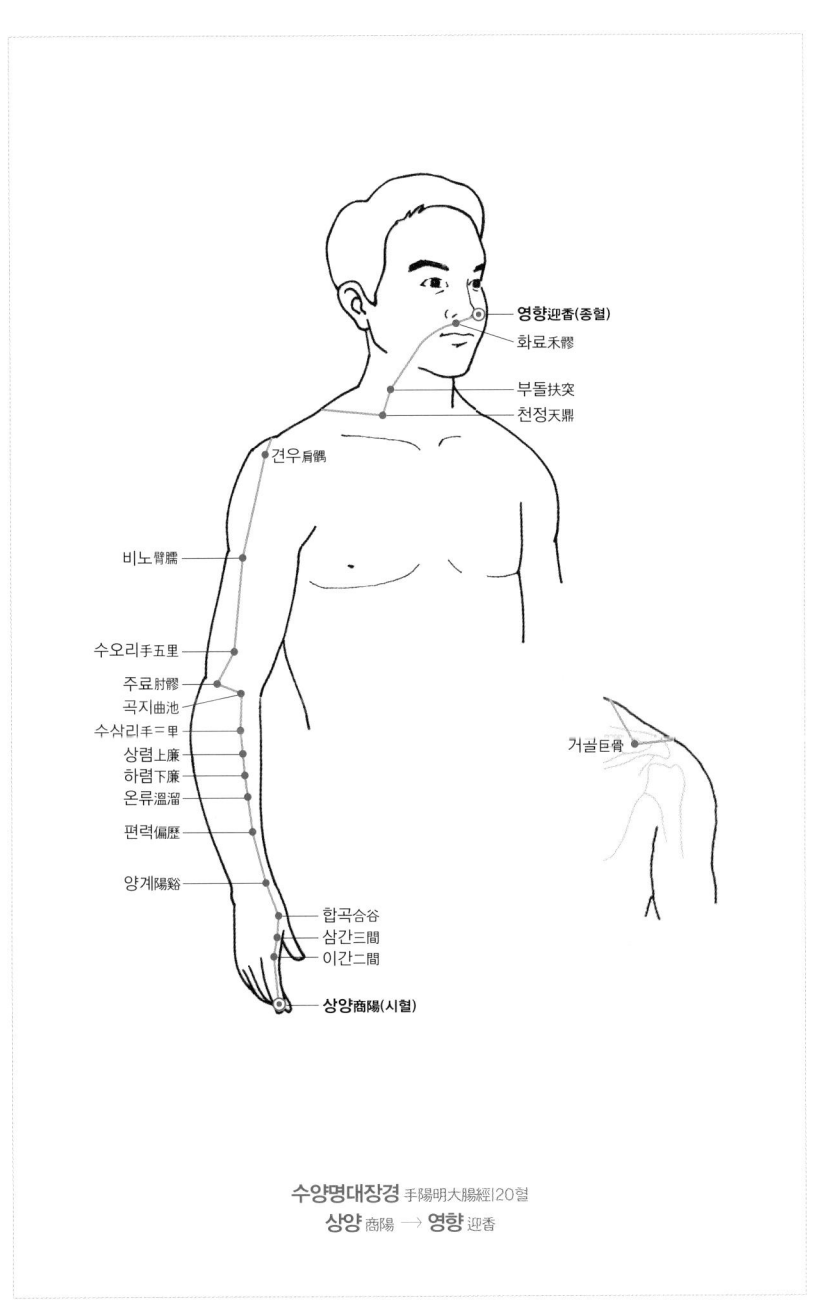

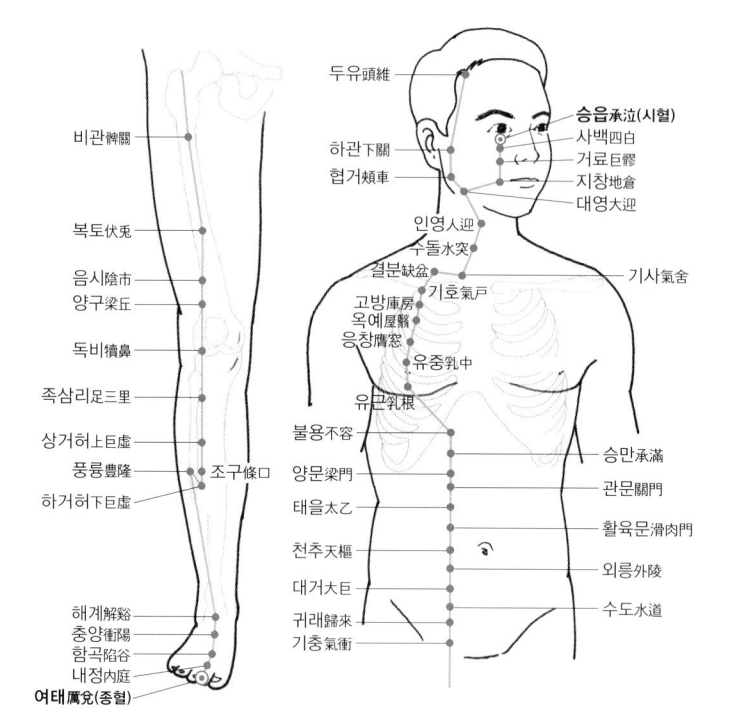

족양명위경 足陽明胃經 45혈
승읍 承泣 → **여태** 厲兌

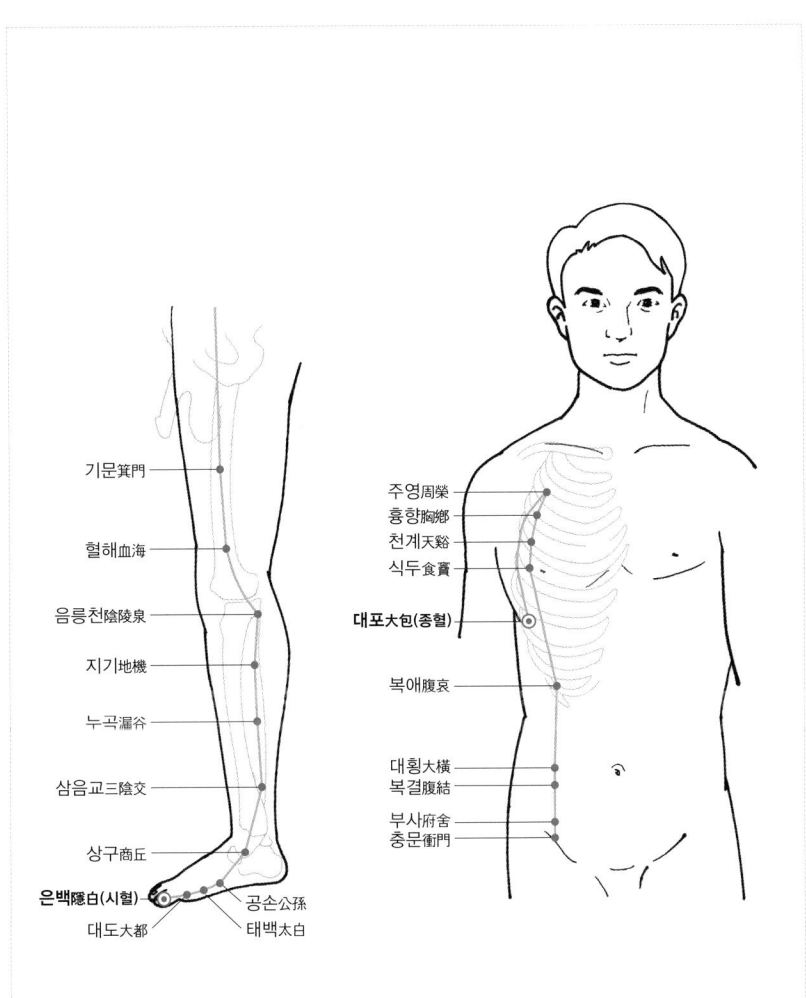

족태음비경 足太陰脾經 21혈
은백 隱白 → 대포 大包

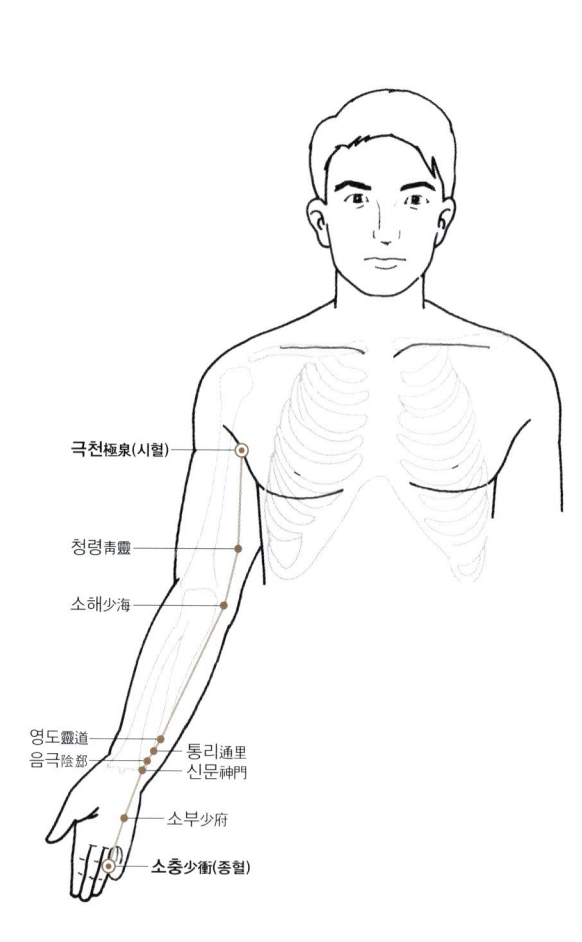

수소음심경 手少陰心經 9혈
극천 極泉 → **소충** 少衝

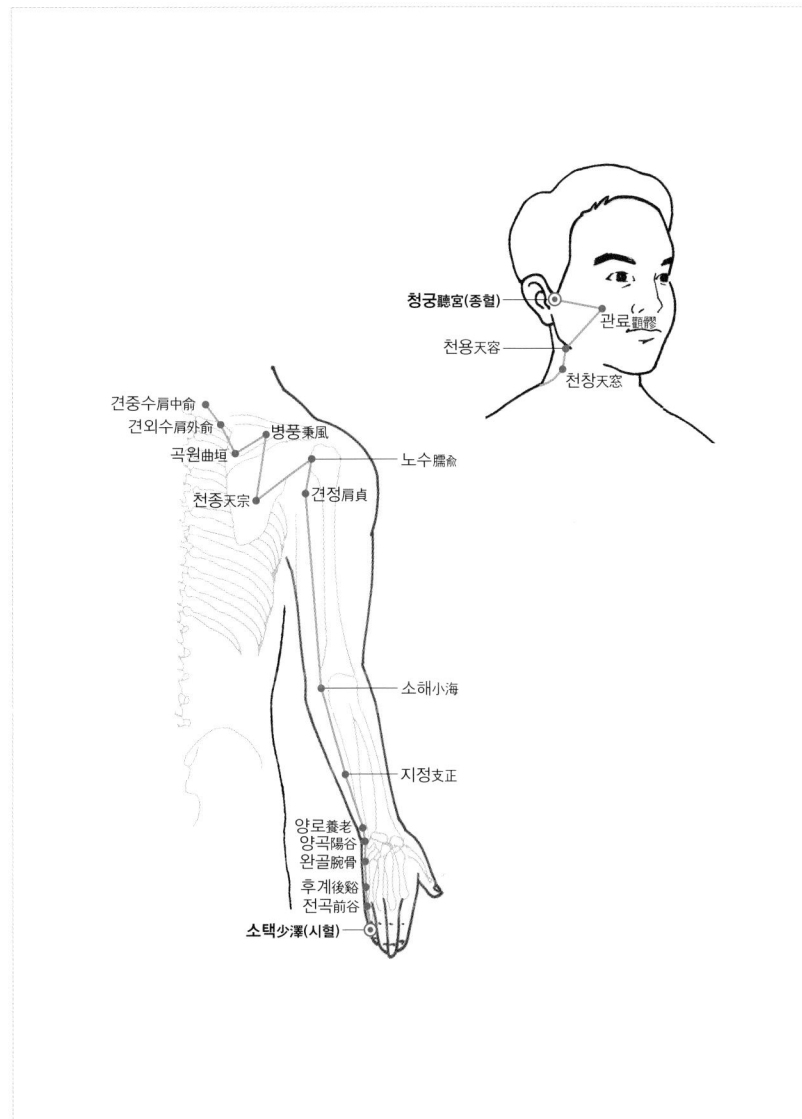

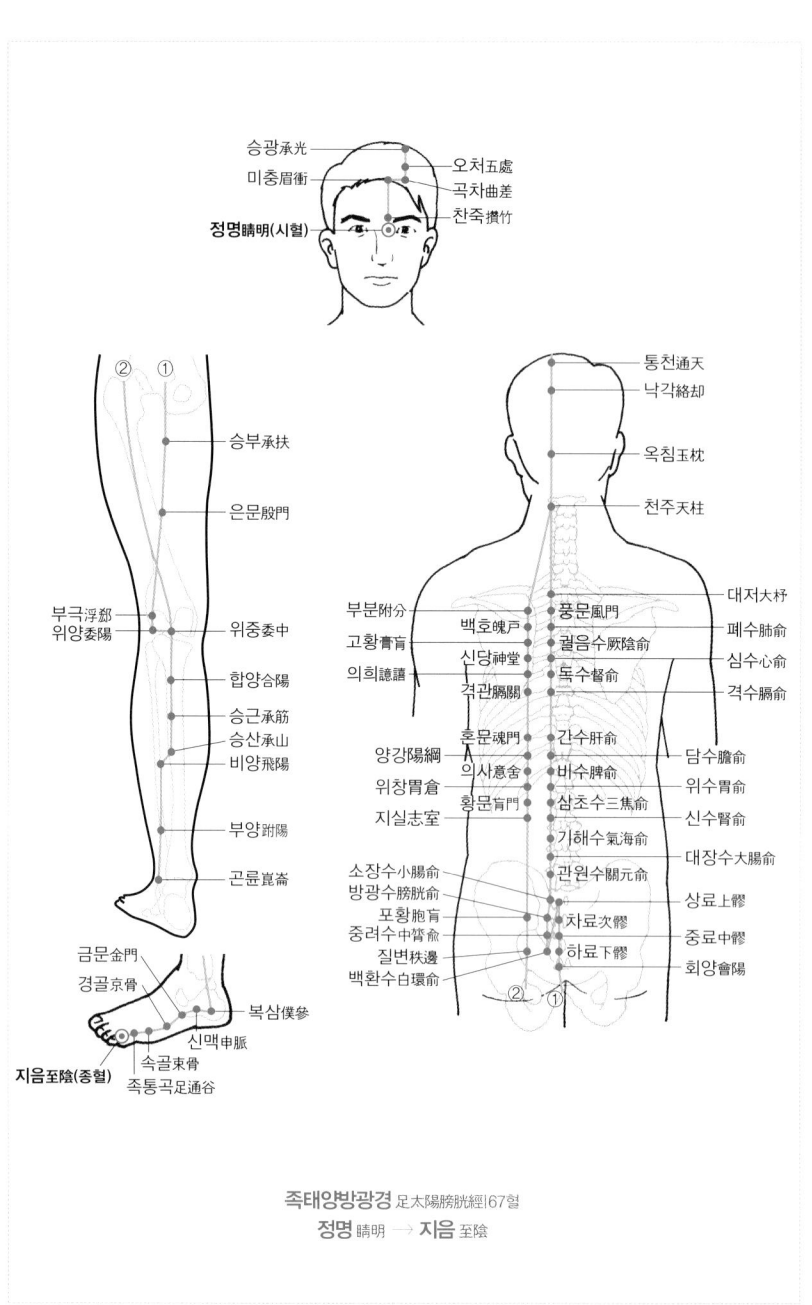

족태양방광경 足太陽膀胱經 67혈
정명 睛明 → **지음** 至陰

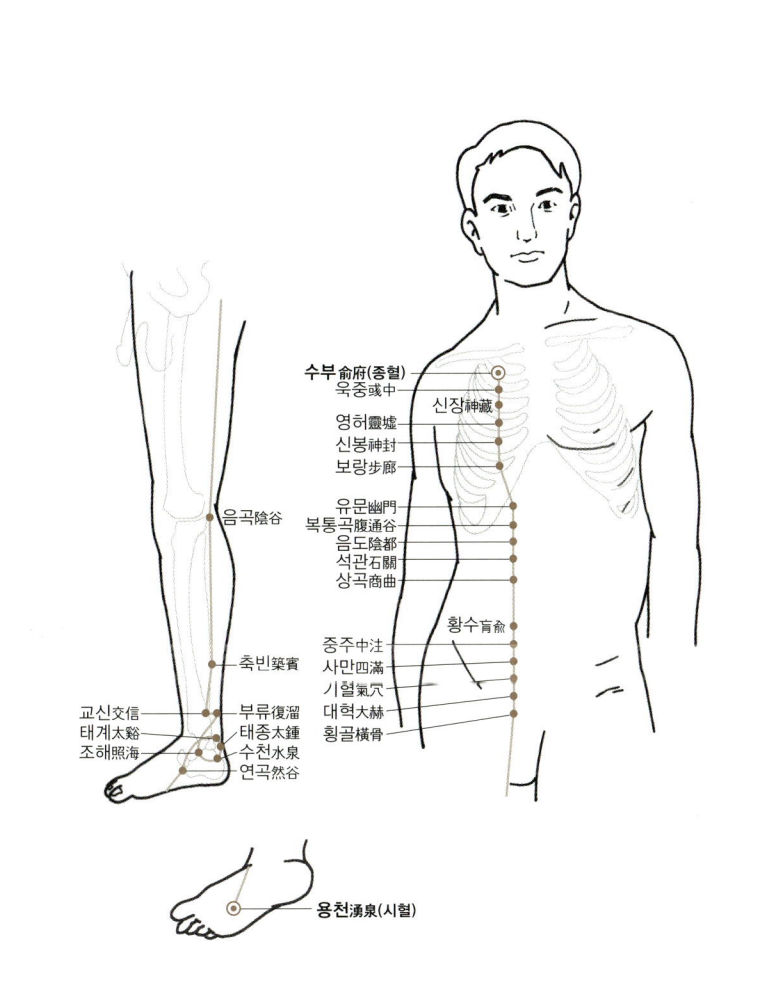

족소음신경 足少陰腎經 27혈
용천 湧泉 → 수부 俞府

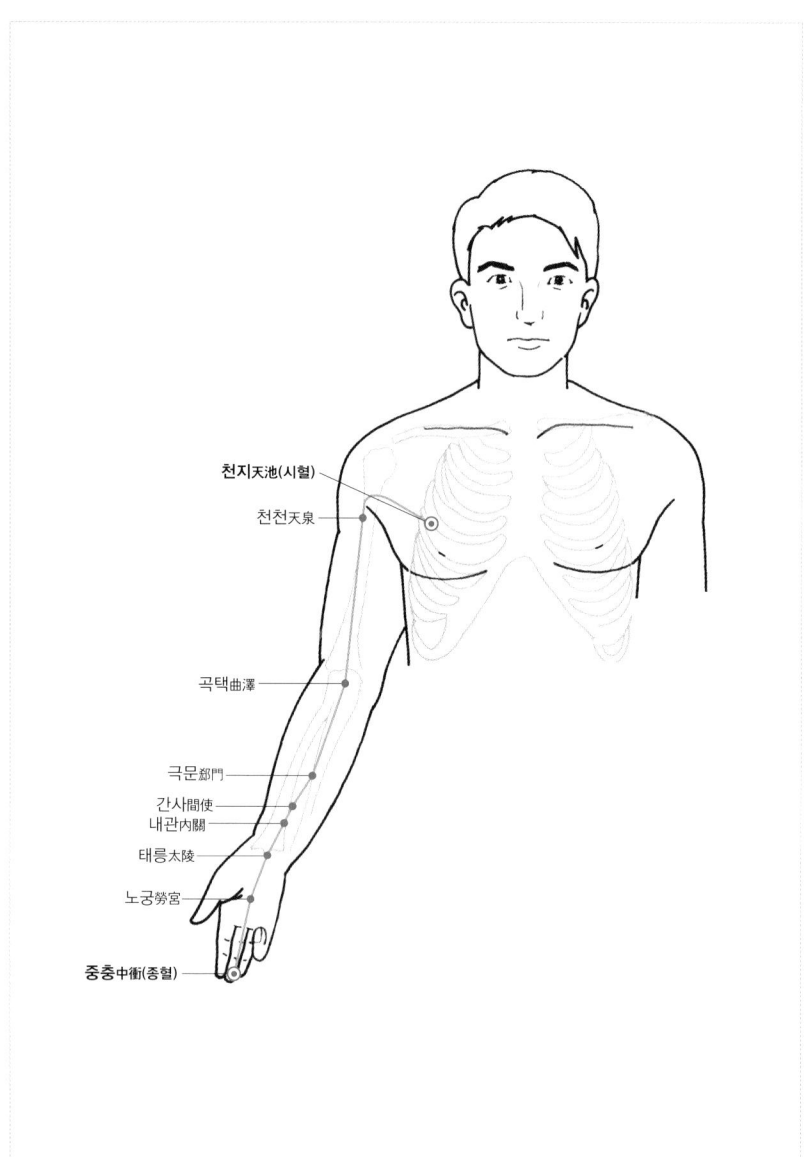

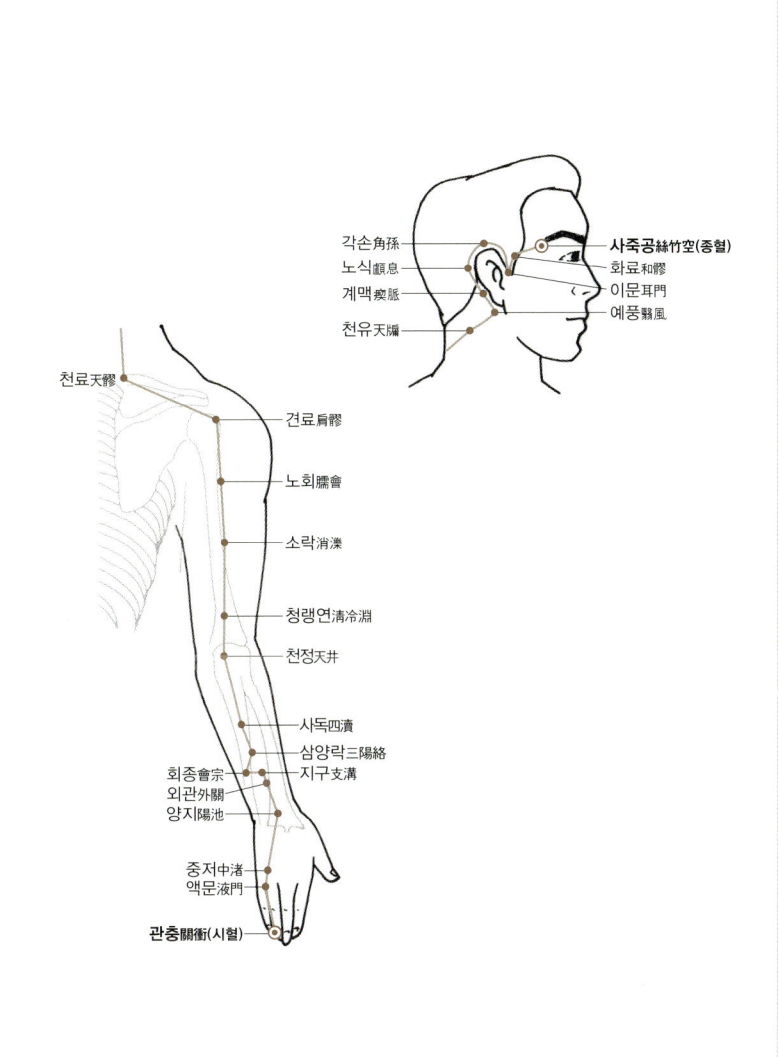

수소양삼초경 手少陽三焦經 23혈
관충 關衝 → **사죽공** 絲竹空

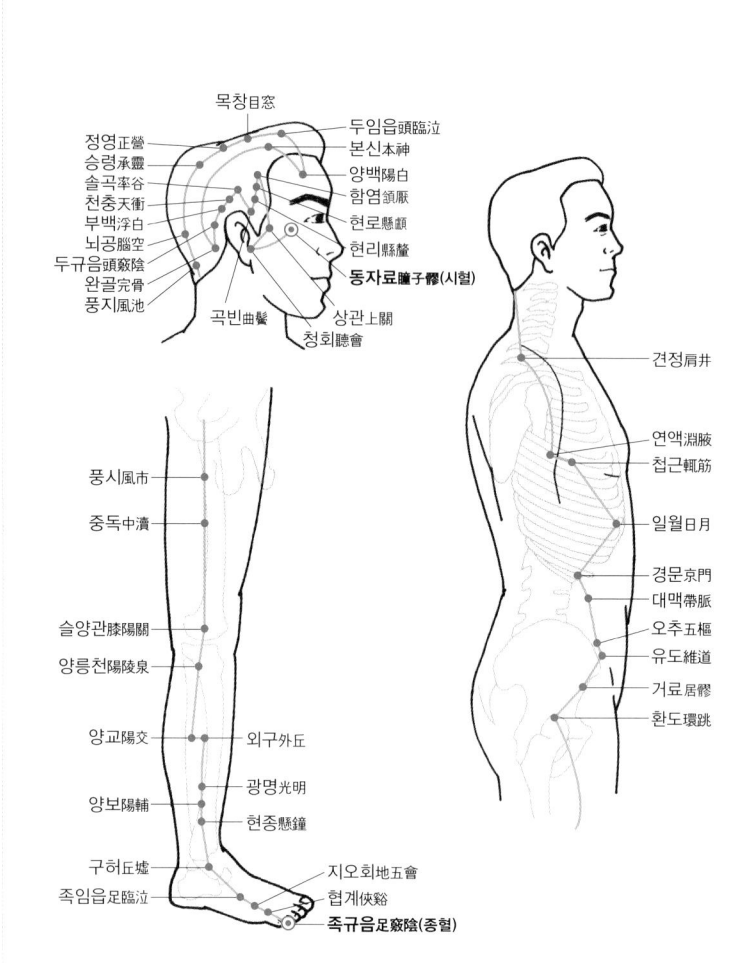

족소양담경 足少陽膽經 | 44혈
동자료 瞳子髎 → **족규음** 足竅陰

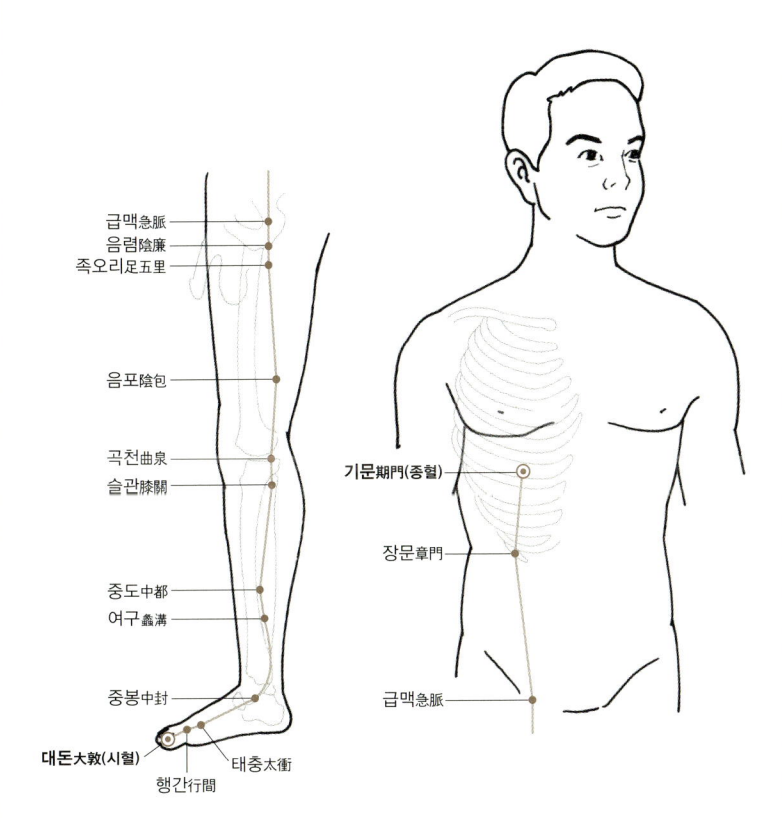

족궐음간경 足厥陰肝經 | 14혈
대돈 大敦 → 기문 期門

❷ **팔맥주천** 八脈周天

우리 몸의 기경팔맥은 여덟 가지가 있다. 그것은 바로 대맥帶脈, 임맥任脈, 독맥督脈, 양교맥陽蹻脈, 음교맥陰蹻脈, 양유맥陽維脈, 음유맥陰維脈, 충맥衝脈 등이다. 이 팔맥을 유통시키는 것을 팔맥주천이라 하는데, 이들 팔맥 중 이미 3맥대맥, 임맥, 독맥은 통하였으므로 나머지 5맥양교맥, 음교맥, 양유맥, 음유맥, 충맥만 유통시키면 된다. 팔맥주천의 운기법 역시 경락주천과 같다. 그림을 참조하여 아래의 순서대로 운기하면 된다.

5맥의 시혈과 종혈

순서	경락명	시혈	종혈
1	양교맥陽蹻脈	신맥申脈(방광경)	풍지風池(담경)
2	음교맥陰蹻脈	조해照海(신경)	정명睛明(방광경)
3	양유맥陽維脈	금문金門(방광경)	아문瘂門(독맥)
4	음유맥陰維脈	축빈築賓(신경)	염천廉泉(임맥)
5	충맥衝脈	공손公孫(비경)	공손公孫(비경)

이렇게 경락주천과 팔맥주천을 이루고 나면 우리 몸의 전신 어느 곳이든지 진기로 운기를 할 수 있게 된다.

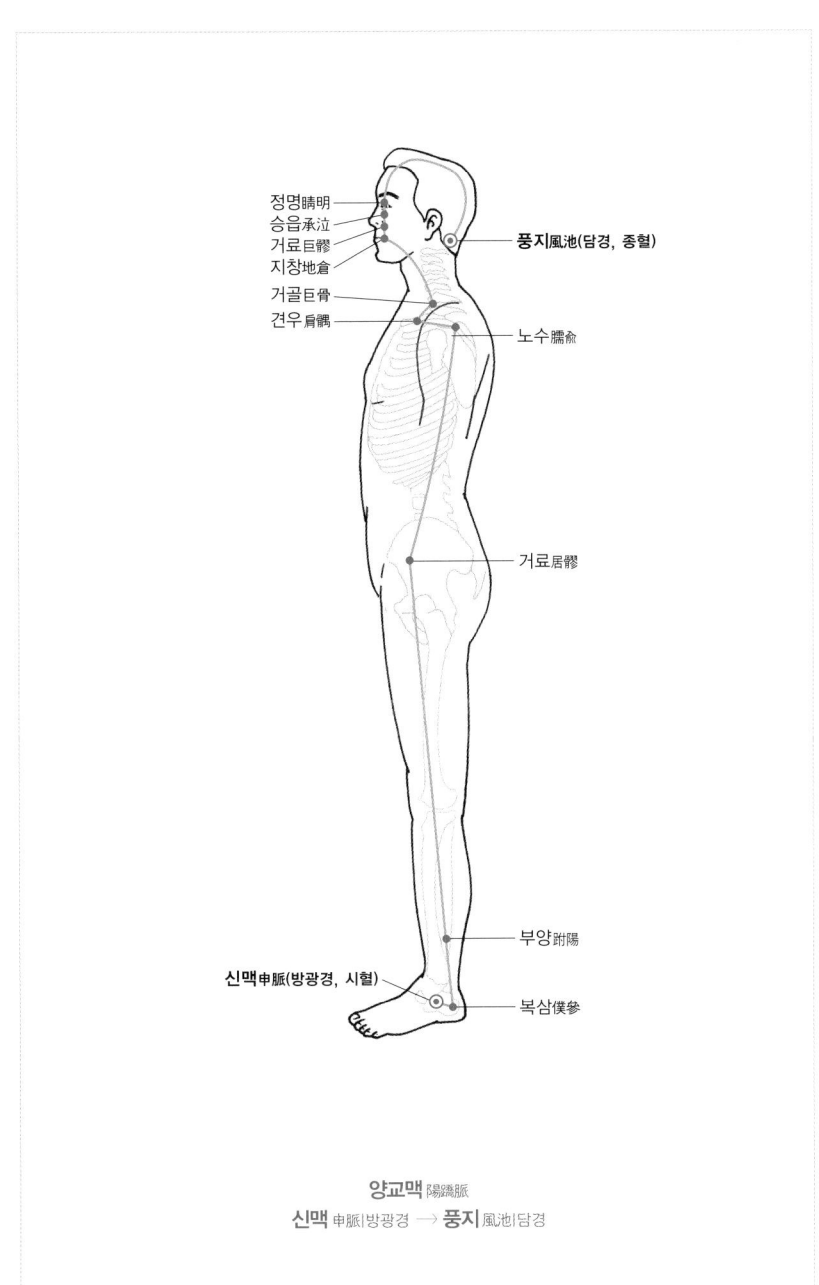

양교맥 陽蹻脈

신맥 申脈|방광경 → **풍지** 風池|담경

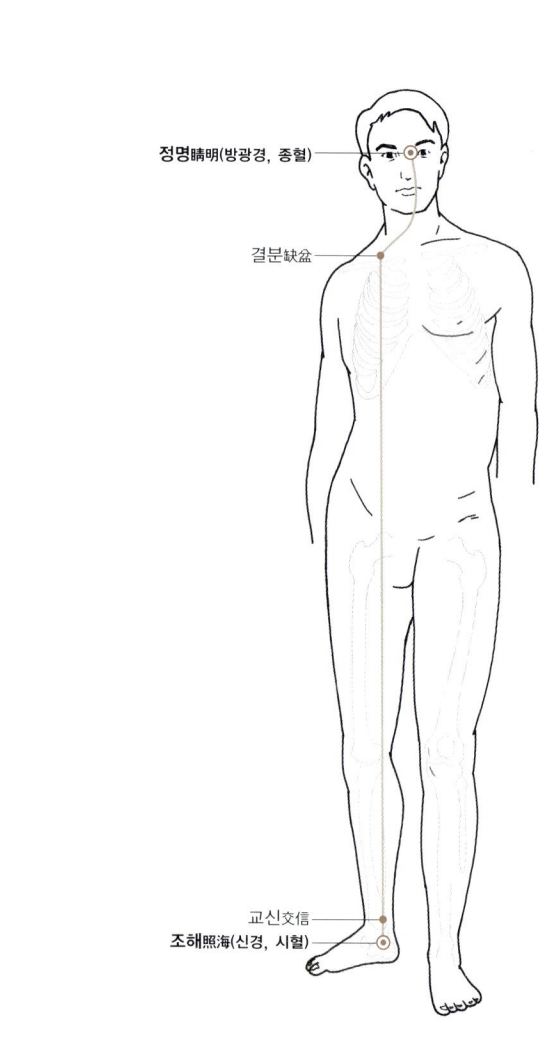

음교맥 陰蹻脈
조해 照海|신경 → **정명** 睛明|방광경

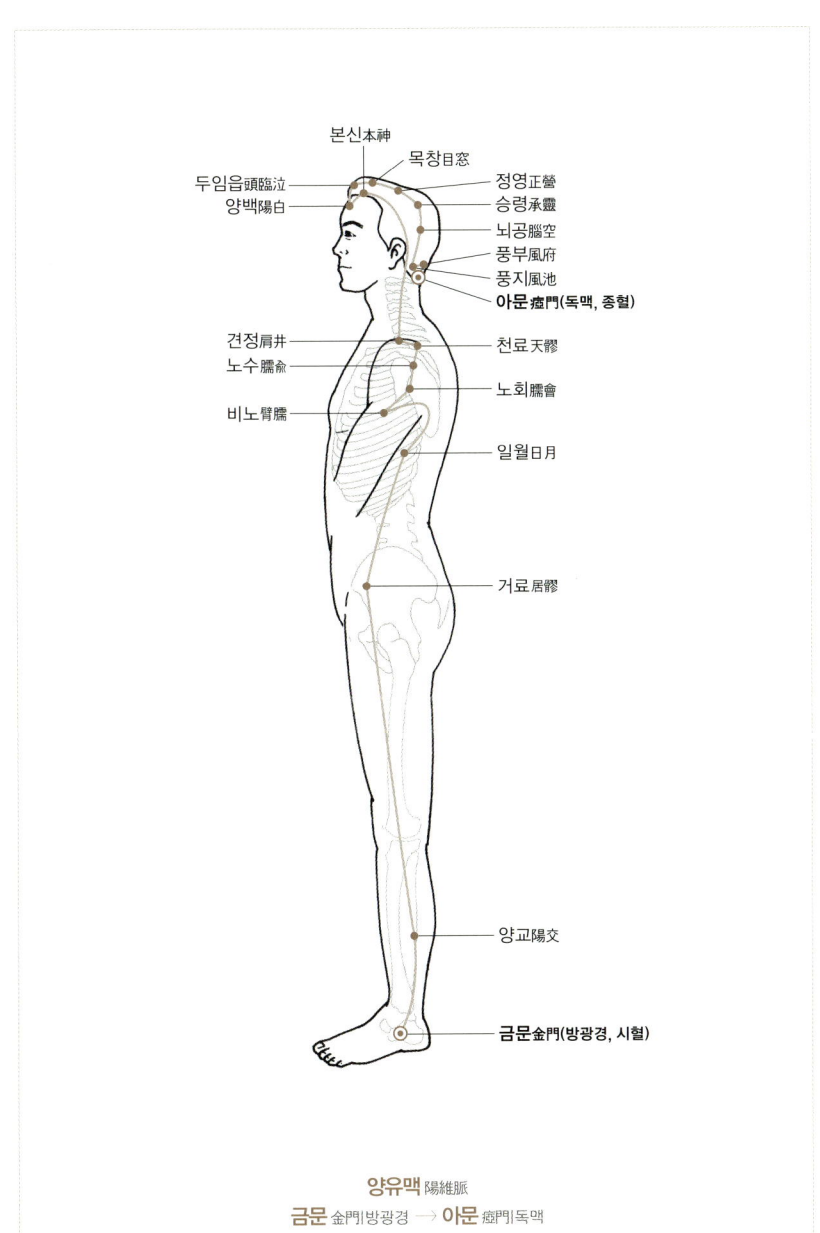

양유맥 陽維脈
금문 金門|방광경 → **아문** 瘂門|독맥

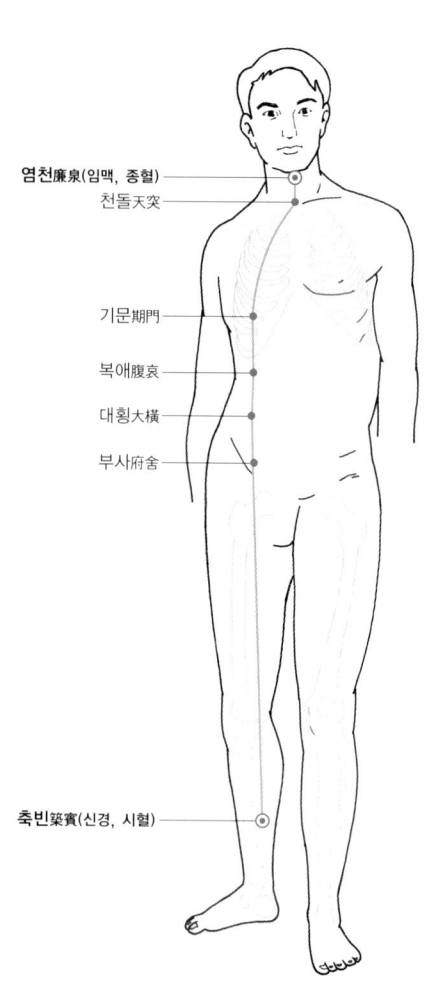

음유맥 陰維脈
축빈 築賓|신경 → **염천** 廉泉|임맥

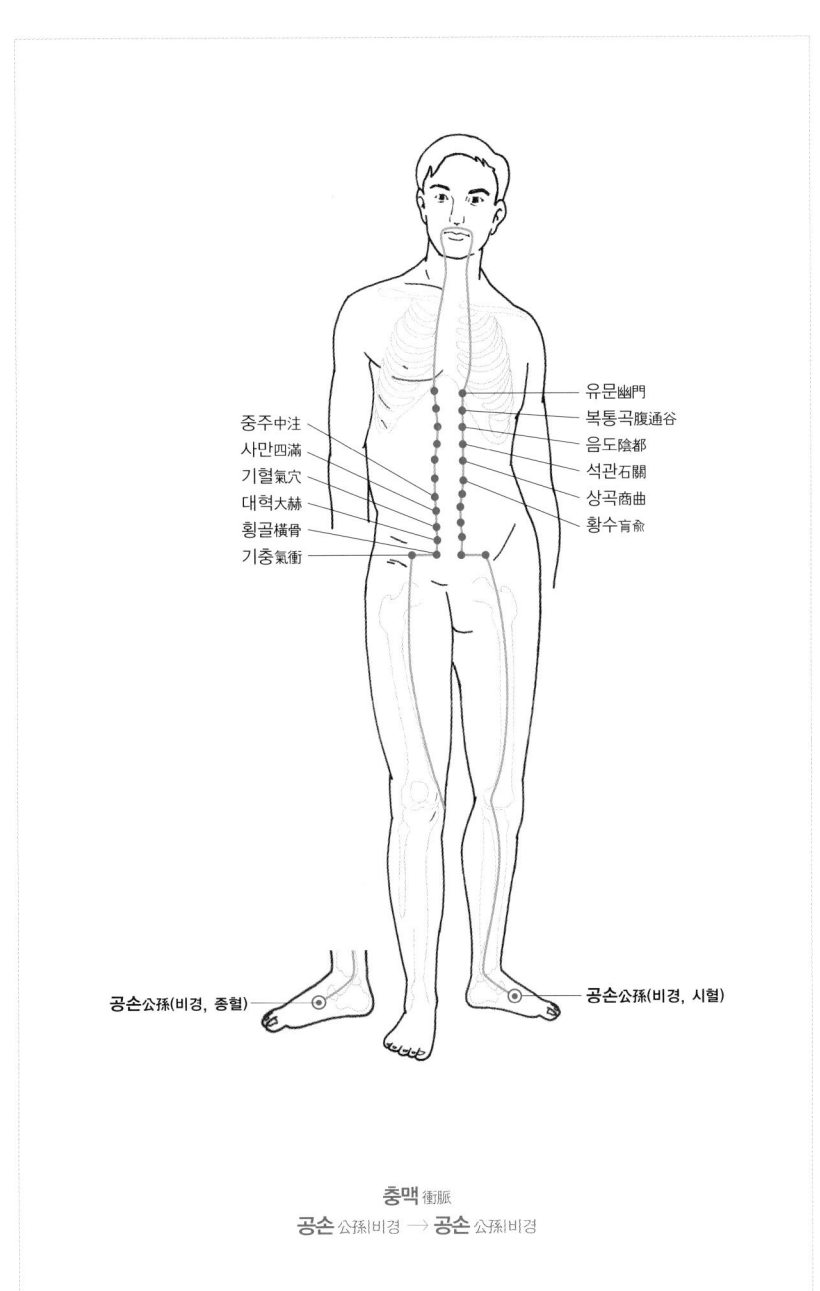

충맥 衝脈
공손 公孫비경 → 공손 公孫비경

채약

진기眞氣의 구슬을 만들다

· **채약**探藥 ·

채약探藥은 하늘의 기운이 온몸을 고루 흐를 때 이루어진다. 이제 전신주천이 끝났으므로 가히 몸 구석구석 어디든지 간에 진기가 통하는 경지에 이르렀다 할 만하다. 채약을 해도 되는 단계인 것이다. 채약이란 우리 몸속의 진기를 하늘의 찬 기운인 천냉수天冷水로 냉각하여 고체화한 작고 딱딱한 구슬을 말한다. 다시 말하자면, 우리 몸속의 진기를 움직이지 않게(흐르지 않게) 한 곳에 고정시킨 후 도계道界에 존재하는 천냉수를 받아 고정되어 있는 진기로 보내면 진기는 이 천냉수와 합일하여 고체화되는데 이 고체가 바로 채약이다. 즉 채약은 고체화된 진기인 것이다. 채약의 심법은 '천지간의 진기를 하주에 흩어지지 않게 고정시키고 백회로 천냉수를 받아 하주에 고정된 진기와 상합시켜 채약을 만든다'이다.

　채약을 만들기 위해서는 우선 의식을 하단전에 두어야 한다. 그리고 진기가 다른 곳으로 흩어지거나 흘러가지 못하도록 고정시켜 놓는다. 동시에 호흡으로 하늘의 천냉수를 이끌어 하단전에 고정시켜 놓은 진기로 보낸다. 천냉수와 하단전의 진기가 합일할 때까지 계속하여 천냉수를 진기로 보내면 하단전은 더욱 차갑게 변하고 딱딱하게 굳어지기 시작한다. 처음 굳어지기 시작할 때는 크지만 갈수록 점차 작아진다. 또 작아질수록 차고 딱딱한 느낌은 더욱 강해진다. 이렇게 하여 완전히 고체화되면 채약이 되는 것이다.

　처음 채약을 만들었을 때는 그 결정체가 아주 작다. 그러나 계속 이와 같은 수련을 거듭하다 보면 채약의 크기는 점점 커진다. 마치 양파의 껍질이 더해지듯이 그렇게 커져 간다. 이 채약을 실지로 몸속에서 움직여 보면運氣 그 느낌이 매우 껄끄러움을 알 수 있다. 결정체이기 때문이다. 이 채약을 운기할 때 느껴지는 느낌이 강렬하다는 말은, 달리 표현하면 진기의 힘이 강하다는 이야기다. 채약은 진기가 뭉쳐서 이루어진 것이다. 따라서 채약을 얻게 되면 전신주천을 이룬 경지보다 훨씬 더 기의 힘이 강해진다. 채약을 얻게 되면 이를 응용하여 여러 가지 많은 재주를 익힐 수가 있다. 스스로의 몸에 병이 생겼을 때 채약을 원하는 병처病處로 보내어 병을 치료하기도 한다. 다른 사람의 병을 치료할 때는 병처나 병과 관련된 혈 혹은 치료 부위 등에 장심掌心이나 손가락을 갖다 대어 채약을 보내 치료하기도 한다.

일반적으로 여러 선인들이나 기타 선도서에서는 채약을 공통적으로 비중 있게 다루어 오고 있다. 그러나 사실상 채약 과정은 그다지 중요한 대목이 아니다. 왜냐하면 채약보다도 더 중요한 것이 있기 때문이다. 그것은 바로 여의삼주如意三珠다. 수련의 경지가 깊어짐에 따라 여의주가 닦이고, 그 닦임에 따라 빛을 발하게 되며, 빛을 발함에 따라 여의주의 조화가 일어나게 되는데, 채약이 생겨난 것은 바로 이 여의주 조화의 일환일 뿐이다. 즉 채약은 여의주의 빛이 밝아짐에 의하여 이루어지는 것이다. 따라서 수련에 가장 비중 있는 초점은 바로 이 여의주의 빛을 밝히는 것이 되어야 한다. 나중에 삼주를 얻은 후에는 여의주의 조화로 다시 채약을 없앨 수도, 또는 생겨나게 할 수도 있다.

혹자는 이 채약을 구분하여 소약과 대약으로 나누는데, 별 의의가 없는 이야기다. 이는 채약의 빛을 눈으로 볼 수 있는 영안이 열린 사람이 그 빛의 크기에 따라 구분하는 것으로, 사람에 따라서는 영안이 일찍 열려 소주천이나 대주천에서 이미 여러 가지 빛을 보는 경우도 있고, 그렇지 못해서 채약 과정보다도 훨씬 더 뒤에 영안이 열리는 경우도 있다. 물론 수련이 좀 더 높은 경지에까지 이르게 되면 그때에는 이 빛을 봤는지 못 봤는지가 별로 중요하지 않다는 사실을 알게 될 것이다. 수련자는 이로 인한 여러 가지 분분한 이설에 흔들리지 말고 일념으로 정진해야 한다.

사실 인간의 몸은 빛으로 되어 있다. 채약에도 빛이 있음은 두 말 할 필요가 없다. 수련자가 대근기자大根氣者냐 소근기자小根氣者냐의 구별과는 상관없이 육체나 영의 기가 특히 맑은 사람은 영안이 일찍 열린다고 할 수 있다. 그래서 채약의 빛을 미리 본 사람이 생기는 것이다. 지금은 대소근기와 상관없이 노력한다면 누구나가 도를 통할 수 있는 시대이므로 여기에 전혀 개의할 필요가 없다. 따라서 수련자들은 대소근기에 신경을 쓰지 말고 수련에 일념으로 정진해야 한다.

도안道眼이라고 하는 것은 일반 사람들의 눈으로 볼 수 없는 것을 보는 능력을 일컬음이다. 그렇다고 해서 대주천이나 소주천도 이루지 못한 상태에서 개안開眼이 된 사람을 도안이라고 할 수는 없다. 이 점을 감안하여 양신을 이루어 출신出身하기 전에 보는 것을 영안이라 하고, 양신의 출신 이후에 보는 것을 도안이라고 지칭한다. 결론은 채약보다 더 중요한 과정이 남았다는 이야기다. 그것은 바로 기화신氣化神 이후의 양신이다.

기화신

전신이 진기화眞氣化되다

기화신 氣化神

기화신氣化神이란 온몸을 진기로 화하게 하는 것을 말한다. 수련자의 몸 그 자체가 진기가 되는 것이다. 즉 신즉기身卽氣를 말함이다. 우주 삼라만상의 모든 기운을 온몸으로 흡수하여 몸 자체가 진기화되는 경지에 이르는 것을 기화신이라 한다.

    기화신의 행공 동작은 한 가지밖에 없다. 그래서 이 동작의 이름을 기화신공氣化神功이라 칭한다.

    기화신은 채약 다음의 수련 과정이다. 채약을 이루지 못한 사람이 연공研功, 즉 기화신공을 아무리 열심히 수련해도 기화신을 이룰 수 없다. 단지 기적氣的 차원 내지 건강적 차원에서 어느 정도 효과를 얻어 낼 수는 있지만 그 이상을 기대할 수 없다. 그러나 채약을 이루어 낸 사람이 연공하게 되면 기화신을 이룰 수 있게 된다. 앞서 말한 바와 같이 기화신공은 오직 기화신을 이루는 데만 필요한 행공법이고, 기화신을 이루기 위해서는 반드시 이 방법을 사용해야 하는 기화신의 유일무이한 행공 동작이다.

    기화신공을 하면서 마음으로 '우주 삼라만상의 진기와 생기 등 모든 기운을 온몸으로 흡수한다'라는 심법을 건다. 온몸으로 기운을 계속 흡수하면서 수련을 하면 기화신이 이루어진다. 기화신이 되면 기즉신氣卽神, 신즉기神卽氣가 되어 신神이 밝아지게 된다. 이를 신명神明이라 한다. 신이 밝아지면 몸에 있는 삼주가 완전히 자리를 잡고 빛을 발하므로 수련에 무궁무진한 진전이 있게 된다.

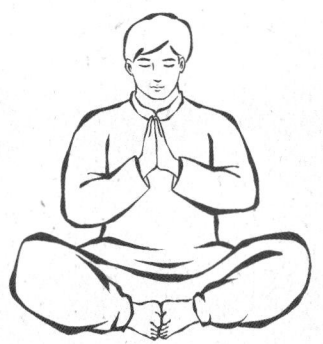

기화신공

　기화신을 이루면 몸 자체가 진기가 되므로 이제부터는 본격적으로 양신陽神 수련에 들어간다. 즉 수련자 스스로 자신을 구원하기 위한 진리의 문도문道門에 들어섰음을 의미한다. 수련에 더욱 박차를 가하여 정진해야 한다.

양신

자신의 도체道體를 찾다

• 양신陽神 •

앞에서 수련 단계를 한 차원씩 높여 가면서 여러 가지 과정을 살펴보았다. 그 수련의 마지막 단계가 양신陽神이다. 지금까지의 수련은 궁극적으로 양신을 이루기 위한 중간 과정이었던 것이다. 이제 수련자는 양신을 통하여 비로소 완벽한 신인합일의 경지로 들어가게 된다.

도계道界에 들어가고자 하는 사람은 반드시 양신을 이루어야 한다. 양신은 천지간과 도계를 넘나들 수 있는 도체道體이고 수련자의 분신이다. 양신이란 무엇이며 왜 필요한가에 대해서는 수련 과정을 설명하는 가운데 천천히 알아보기로 하고, 우선 알아 두어야 할 것은 무엇보다도 의식 집중이 중요하다는 사실이다.

양신을 이루는 수련을 하려면 하단전 여의주하주에 집중하듯이 하여 내면으로 몰입해 들어가야 한다. 이때 눈에 보이는 빛이라든지 여의주의 변화 등에는 정신이나 의식을 절대로 빼앗기지 말아야 한다. 즉 눈에 보이는 변화나 현상들에 대해서는 그저 자연의 경관을 관조하듯 바라보기만 하라는 것이다. 그렇지 않고 각각의 변화나 현상에 집착하여 의식을 빼앗기게 되면 도심道心이 흩어져 빛과 여의주가 보이지 않게 된다. 보려고 하면 보이지 않고, 보는 가운데 보이게 되는 이치를 설명하기란 참으로 어렵다. 여기에서 그러한 이치를 이해하지 못하고 헤매어 길을 잃어버리면 더욱 집착에 빠져 아예 보이지 않게 된다. 절대로 의식을 빼앗겨서는 안 된다는 이야기다.

만일 엉뚱한 집착에 빠져 아예 보이지 않게 되면 조금 전에 봤던 기억만이 남게 되어 '처음에는 보였는데 지금은 왜 갈수록 안 보이는가'라고 생각하게 되고, 수련에는 진전이 없게 되어 오히려 퇴보하는 것 같은 느낌에 안타까워지며 더욱더 심리적인 허상에만 집착하게 된다. 이렇게 집착하게 되면 자신도 모르게 억지로 보려고 하는 아집이 생기고, 그러면 그럴수록 더욱더 보이지 않게 된다. 오히려 잠재의식 속에 있는 선입견이나 과거의 기억, 즉 빛과 여의주를 봤던 기억들만이 표출되어 엉뚱한 환상을 좇게 된다.

뿐만 아니라 수련자는 이러한 환상을 두고 실제로 보이는 것으로 착각하는 마魔에 빠져 더 이상 공부를 할 수 없게 된다. 이렇게 되면 누가 곁에서 올바른 조언을 해 주어도 스스로 만들어 낸 관념에 의한 환상이 실제로 눈에 보이는 것처럼 느끼고 있기 때문에 좀처럼 빠져 나오기 어렵다.

그러므로 양신 수련은 스승이나 먼저 공부가 된 선배를 찾아서 길 안내를 받아 수련하는 것이 가장 확실하고 좋은 방법이다. 이전 단계 또한 마찬가지이지만 특히 양신 수련의 경우 혼자 무리하게 수련을 하다가 자신의 관념에 의한 마에 빠지게 되면 이루 표현하기 힘들 정도의 혼란스러움과 혼잡의 수렁에 빠져 시달리게 되니 신중하게 생각해야 한다.

수련자가 기화신을 이룬 이후부터 양신 수련은 시작되는데, 양신 수련의 방법은 다음과 같다.

우선 첫째로 의식을 사용해야 한다. 의식을 사용하여 '도광신력'을 받는데, 빛을 받는 곳은 천문天門이다. 양신 수련 이전에는 백회百會라고 하고 양신 수련 이후부터는 천문이라고 한다. 양신 수련 이전에는 진기眞氣를 받는 수준이기 때문에 백회라고 하지만 양신이 되면 빛, 즉 기본적인 개념의 수준이지만 도광신력을 원활하게 받을 수 있기 때문에 천문이라고 표현한다. 이렇게 천문에서 받은 빛을 다시 하단전 여의주로 보낸다. 다시 한 번 정리하면, 양신 수련은 의식을 사용하여 도광신력을 천문으로 받아 하단전의 여의주로 보낸다는 심법을 걸고 시작한다.

수련자가 수련을 통해 도광신력을 받게 되면 자신의 내면 공간 속에서 여의주를 찾고 보게 된다. 그리고 여의주도 도광신력을 받게 되면서 변화가 생긴다. 이때 앞서도 언급한 바 있듯이 눈앞에 보이는 변화나 현상에 의식을 빼앗겨서는 안 된다. 그저 관조하듯 바라보기만 해야 한다. 유념하고 유념할 일이다. 그럼에도 대부분의 수련자들은 여러 다양한 변화들에 의식을 빼앗기게 된다. 다시 한 번 강조하지만 이때 의식을 빼앗기게 되면 도광신력에 두었던 의식이 도광신력과 분리되면서 천문을 통해 들어오던 도광신력은 단절된다. 이렇게 되면 공부에 진전이 없다. 눈에 보이던 여의주의 조화도 점점 가리어져 보이지 않게 된다. 보이지 않으면 더욱 집착하게 되고 집착하면 더욱 보이지 않게 되는 악순환이 계속되어, 결국 관념에 의한 환상이 일어나 마에 빠지게 된다.

수련자는 이 점을 반드시 유념하여 수련 중에 의식이 도광신력에서 다른 곳으로 옮겨가지 않도록 각별히 정진해야 하고, 눈앞에 펼쳐지는 변화나 현상에 대해서는 관조하듯 바라보기만 해야 한다.

이렇게 바라보고만 있으면 도광신력은 천문을 통해 들어와 여의주에 닿게 되고, 도광신력이 여의주에 닿게 되면 여의주는 빛을 발하며 닦여져 수련이 더욱 깊어진다. 여의주가 닦이면서 빛을 발할 때는 다섯 가지의 오묘한 색깔 순서대로 변하다가 나중에는 다섯 색깔 모두가 어우러지는 빛을 발하게 된다. 다섯 색깔[五色]은 나름대로의 순서와 서열이 있다.

제일 높은 색은 황금색[黃]이다. 그 다음은 붉은색[赤], 그 다음은 푸른색[靑], 그 다음은 흰색[白], 그리고 서열상 제일 초보적인 빛은 검은색[黑]이다. 여의주가 닦임에 따라 여러 가지 색깔로 바뀌면서 빛을 발하게 되는데, 그 순서는 도계의 오색 서열에서 낮은 것부터 시작된다. 그러니까 여의주가 오색을 발하는 순서는 검은색에서 흰색으로, 흰색에서 푸른색으로, 푸른색에서 붉은색으로, 붉은색에서 황금색으로 변하는 것이다. 즉 흑[黑]→백[白]→청[靑]→적[赤]→황[黃]의 순서다. 물론 이러한 여의주의 변화는 수련자의 공부 정도와 안광眼光에 따라 달리 보일 수 있다. 즉 실제 수련과정에서는 여의주의 변화와 자신이 보는 것이 일치하지 않을 수 있다는 것이다.

도계에는 마지막 단계인 황금색보다 더 높은 서열의 빛이 있는데, 이 빛의 모양이나 색깔은 언어로 표현이 불가능하다. 굳이 표현하자면, 흰색과 황금색의 중간이라 할 수 있는데 빛이 아주 강렬하여 사람에 따라 흰색이라 할 수도 있겠고 황금색이라 할 수도 있겠으나 어느 쪽도 아니며 이 색깔을 이해하려면 오로지 수련을 통해 직접 보는 수밖에 없다. 한편, 도광신력 중에는 무색의 빛이 있는데, 이 빛은 여기에서 논할 종류의 것이 아니기 때문에 다른 기회를 통해 이야기하고자 한다.

아무튼 수련을 계속하다 보면 여의주가 여러 가지 색깔로 바뀌며 빛을 발하게 되고, 계속 더 정진하면 이 빛을 뚫고 여의주 안으로 들어가 그 속을 볼 수 있게 된다. 여의주 안으로 들어간 이후 수련을 계속하다 보면 어느 날 희미한 가운데 빛으로 이루어진 사람의 형상을 발견하게 되는데, 이 형상은 갈수록 뚜렷해져서 종국에는 수련자 자신의 모습으로 되어 있음을 보게 된다. 즉 수련자 자신이 여의주 속에 앉아 있는 모습을 보게 되는 것이다. 여의주 속에 있는 자신의 모습이 바로 양신이요, 빛으로 만들어진 도체다.

이렇게 여의주를 찾고 그 안으로 들어가 양신을 본 이후에는 양신과의 합일을 시도한다. 자신의 의식이 양신과 완전히 합일한 후에는 도광신력을 곧바로 양신으로 받는다. 그리하면 양신은 성장하여 드디어 출신을 할 수 있게 된다. 즉 양신이 빛의 힘으로 하단전 여의주하주를 뚫고 중단전 여의주중주로 올라가게 되는데, 하주에서 양신이 빛의 힘을 타고 올라가는 모습은 마치 연꽃 속에서 솟아오르는 것과 흡사하다. 하주에서 중주로 양신이 올라갈 때, 빛이 양신의 다리에 부딪혀 흩어지면서 마치 연꽃잎처럼 보이게 되는 것이다.

양신이 중단전 여의주중주에 올라가게 되면, 이번에는 도광신력을 중주에 있는 양신으로 받는다. 그러면 양신은 다시 상단전 여의주상주로 올라갈 수 있는 힘을 얻어 상주로 올라갈 수 있다. 이렇게 양신이 상단전까지 오르면 양신은 두정을 열고 몸 밖으로 나가야 하는데, 두정을 여는 데는 빛의 힘이 훨씬 더 많이 필요하다. 양신이 상주에 자리 잡게 되면 도광신력을 바로 상주의 양신으로 받아야 하고, 양신은 그 힘을 통해 두정을 열게 되며, 드디어 빛을 타고 머리 위로 나온다. 이를 출신出神이라고 한다.

양신이 두정을 열고 출신할 때에는 빛의 힘이 먼저 열고 나오며 뒤따라서 그 빛을 타고 양신이 나온다. 두정을 열고 나올 때의 빛의 모양은 두정을 중심으로 부채꼴 모양으로 활짝 펴지는 형상이며, 그 빛을 타고 나오는 양신의 크기는 수련자 자신의 주먹 크기만 하다. 이 주먹 크기만 한 양신은 출신하여 두정에서 약 20cm 정도 위에 떠 있게 되는데 이때 아래를 보면 수련자 자신육체의 모습이 보인다. 그리고 다시 의식을 양신에서 육체로 옮기면 이번에는 머리 위에 양신이 20cm 정도 위에 떠 있는 것을 볼 수 있다. 즉 이제 의식이 자유자재로 육체와 양신 사이를 오갈 수 있다는 이야기다.

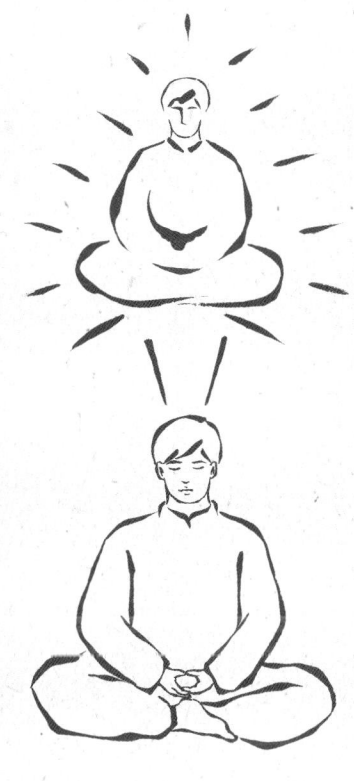

양신출신도

평범한 사람들에 비하면 이는 실로 놀라운 능력이 아닐 수 없다.

양신이 두정을 열고 나와 출신한 뒤로는 도광신력을 곧바로 머리 위의 양신으로 받는다. 그러면 주먹 크기만 한 양신이 빛의 힘으로 점점 성장하여 마침내 수련자 자신육체과 똑같은 크기가 된다. 이때도 양신과 육체와의 거리는 20cm 정도이다.

일단 양신과 육체의 크기가 같아지면 비로소 양신을 조금씩 움직이는 연습을 한다. 그러면 처음에는 양신이 몸 주위를 돌아다니다가 수련이 보다 깊어지면 방안을 돌아다닐 수 있게 된다. 양신이 어느 정도 다닐 수 있다는 것은 양신이 완전히 성장하여 움직일 수 있게 되었음을 뜻한다. 이때부터는 도계에 입천해야 한다. 만일 입천하지 않고 천지간을 돌아다니게 되면 천지간에 수없이 존재하는 잡신과 잡기가 물들게 되어 어렵게 얻어 낸 양신이 음신陰神으로 변해 버린다. 음신이 되면 양신의 밝은 황금빛이 점점 어둡게 되어 검은 빛으로 변하고, 나중에는 완전히 검게 되어 양신이 소멸된다. 이렇게 한 번 양신이 소멸되면 다시 양신을 하주에서 형성하여 탄생시켜야 하는데, 이때는 처음 양신을 형성할 때보다 정확히 3배가 더 힘들다. 그러므로 각별히 주의해야 한다.

도계입천은 양신이 완전히 성장하여 움직이게 되었을 때 한다. 먼저 육신과 양신 사이의 거리를 20cm 정도 유지하면서 움직이지 않고 도광신력을 바로 양신으로 받으면서 하늘을 본다. 이때에는 육신이 아니라 양신이 하늘을 보는 것이다. 도계에 들어가고자 하는 수련을 할 때는 의식이 양신에 있어야 하며 그 이후로는 의식을 항상 양신에 두어야 한다. 이렇게 양신을 통하여 하늘을 계속 보면 어느 순간 하늘에서 희고 큰 둥근 빛이 나타나는데, 이때 주저하지 말고 양신을 타고 빛 속으로 들어가야 한다. 그 빛 속에는 2천도계二天道界가 있다. 2천도계에 들어가면 드디어 도계에 입천한 것이 된다. 그 다음 단계의 세계는 「4장 천상의 법리」 편에서 알아보기로 한다.

| 5 |

수련 단계별 행공

행공行功, 공功을 행行하다.

하나하나의 동작에 하늘의 빛이 이어져
몸과 마음, 정신이 조화를 이루니
자신의 빛정기신이 밝아진다.

공을 행함은 자신의 빛을 밝히는 것이다.
빛을 밝힘에 어려움이 따르나
어려움이 스스로를 밝히고 천지를 밝게 한다.

수련 단계별 행공

단계		행공	
1	와식 臥息	북선법 北仙法	
2	좌식 坐息	도각법 道覺法	
3	대맥운기 帶脈運氣	일월법 日月法	
4	소주천 小周天	화진법 火盡法	
5	온양 溫養	세선법 世仙法	
6	대주천 大周天	진은법 眞恩法	회건정심법 回健正心法
7	일월성법 日月星法	원하법 原下法	
8	귀일법 歸一法	원하법 原下法	
9	풍수법 風水法	화심법 華心法	
10	선인법 仙人法	화심법 華心法	
11	전신주천 全身周天	궁을법 弓乙法	
12	채약 採藥	세운법 世雲法	
13	기화신 氣化神	고성법 孤星法	
14	양신 陽神	도안행공 道眼行功	

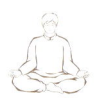 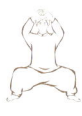 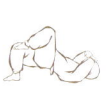 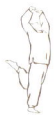 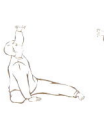 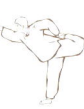 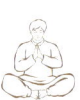

행공 수련 요결

단계별 각 행공은 총 열 두 가지 동작으로 이루어져 있으며, 각 단계의 수련이 잘 진행될 수 있도록 도와주는 역할을 한다. 행공은 신神|마음이 거하는 몸을 닦는 수련으로서 몸에 70%, 마음에 30%의 비중을 둔 수련법이다. 행공을 하게 되면 현묘한 빛이 일게 되고, 그 빛이 심신心身, 心神을 정화·순화·승화, 조화·상생·상합시켜 정기신을 밝게 한다.

각각의 행공에는 고유한 운기법이 있다. 다만 이러한 행공 운기를 통해 기본적인 효과를 얻기 위해서는 최소한 진기로 전신주천을 이루어야만 가능하다. 건강 차원을 뛰어넘어 근원적인 빛의 작용을 일으키기 위해서는 필히 양신 수련에 이르러야 한다.

모든 행공은 자세를 취해 주는 것만으로도 일정 수준의 운기 효과가 있다. 따라서 간혹 수련자가 의식적으로 운기하지 않더라도 기운의 흐름을 느끼는 경우가 있다. 그러나 양신 이전의 수련자는 운기에 따른 기감을 의식하지 말고 석문단전에 의식을 집중하여 수련에 매진해야 한다.

북선법

선인仙人이 되려거든
북쪽 하늘의 신선에게 먼저 고하라

북선법 1

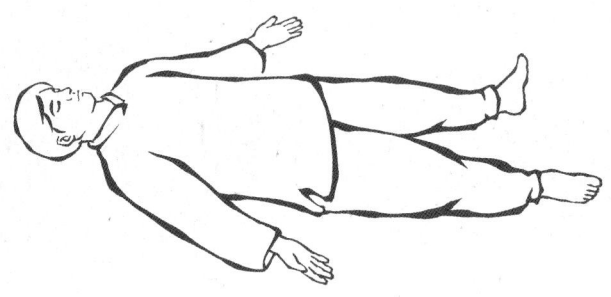

팔은 45°로 벌리고, 손바닥이 하늘을 향한다. 발은 어깨너비로 벌리되 그 이상은 넘어가지 않게 한다. 수련자가 편안하게 휴식을 취한다는 느낌이 들도록 자세를 취한다. 그러나 의식이 단전을 떠나서는 행공의 효과를 기대할 수 없으므로 의식을 하단전에 집중한다.

북선법 2

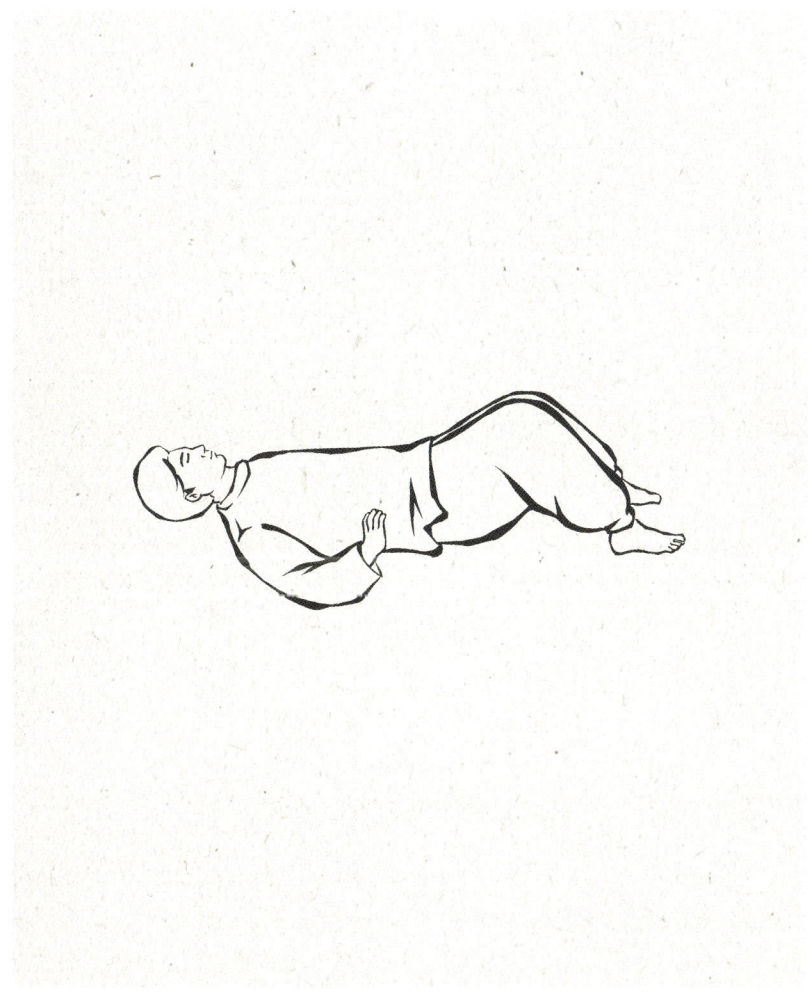

양다리는 90°로 세우고 양발 간격은 어깨너비가 되게 한다. 이때 무릎은 옆으로 벌어지지 않게 하늘을 향하도록 하고, 양손은 엄지와 검지를 벌려서 옆구리에 댄다. 몸이 긴장되지 않도록 힘을 완전히 뺀다.

북선법 3

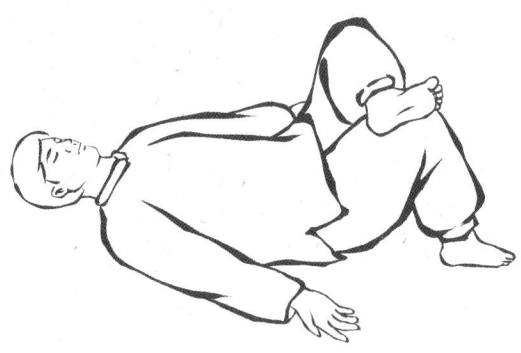

팔 모양은 1번과 같고, 다리는 복사뼈 바로 윗부분을 반대쪽 다리에 걸친다. 이때 세운 다리는 자세의 안정감을 위해 안쪽으로 약간 옮겨도 무방하다. 들어 올리는 다리를 기준으로 남자는 왼쪽, 여자는 오른쪽부터 한다.

북선법 4

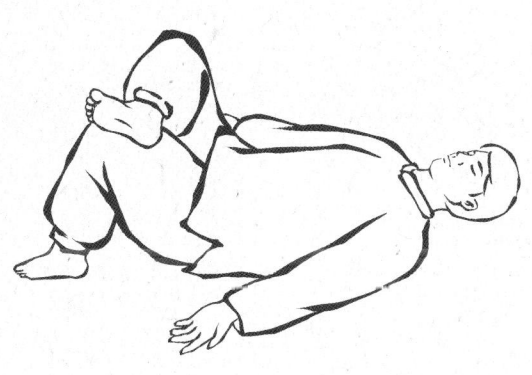

3번과 좌우를 바꾸어서 하되 팔 모양은 동일하다.

북선법 5

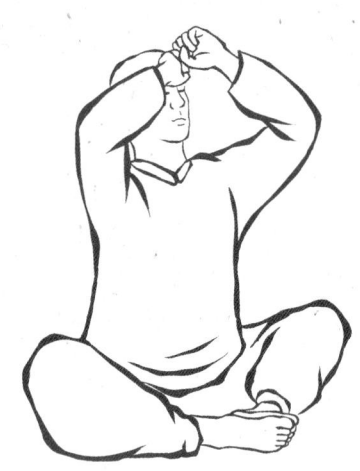

허리는 곧게 편 상태에서 양 발바닥을 붙이고, 가능하면 모은 발을 회음까지 당긴다. 이 상태에서 고개를 15°~30° 정도 뒤로 젖힌다. 이때 오른 주먹을 인당에 대고 왼 주먹을 오른 주먹 바깥에 붙인다. 주먹은 가볍게 쥐고 엄지손가락으로 검지와 중지의 첫 번째 마디에 대고 동그랗게 만다. 감아쥔 양 주먹의 공간이 인당과 일치하도록 이마에 갖다 댄다.

북선법 6

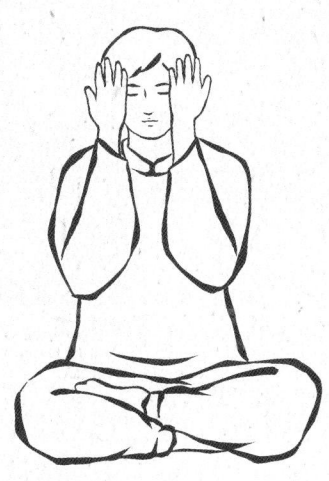

양손을 자연스럽게 펴고 얼굴을 감싼 상태에서 양손의 간격은 주먹 하나 반이고 양손과 얼굴 사이의 거리도 주먹 하나 반이다. 이때 양손의 높이는 손가락이 시작되는 부위가 눈높이에 위치하도록 한다. 다리는 남녀 동일하게 왼발이 오른쪽 다리 위로 가게 하여 앉는다.

북선법 7

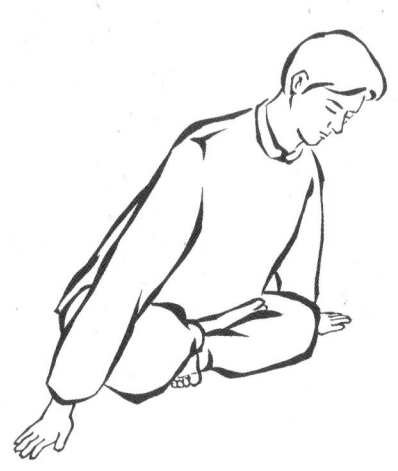

허리를 곧게 편 상태에서 바닥에 깔린 신문을 편하게 본다는 느낌으로 자세를 취한다. 손바닥을 양쪽 무릎 옆 지면에 대고, 무릎 선을 넘어가지 않게 한다. 상체의 각도는 45°, 다리는 남녀 동일하게 오른발이 왼쪽 다리 위로 가게 앉는다. 양 손바닥이 지면에 완전히 닿을 수 있도록 자세를 취해야 하지만 체형 때문에 완전히 닿지 않는 경우도 있다.

북선법 8

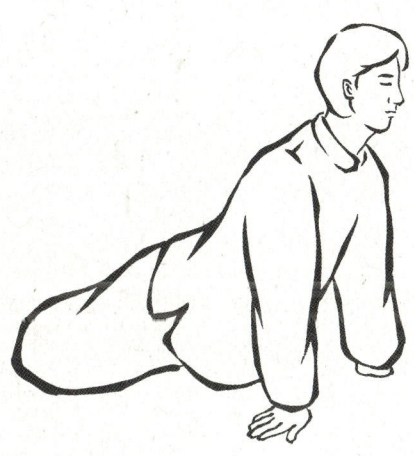

다리 자세는 결가부좌로 취하되 불편한 방향을 우선으로 한다. 허리가 활처럼 휠 수 있도록 충분한 거리를 두면서 상체의 무게중심을 앞으로 이동한다. 양손은 위에서 수직으로 바닥에 짚고, 양 손끝을 바깥쪽으로 돌려 정면을 기준으로 직각이 되게 한다. 이때 손목 손등의 손목 주름과 손바닥은 직각이 되도록 한다. 하주에 힘이 실리도록 허리는 활처럼 휘고 상체는 세운 상태에서 시선은 상향 15°를 향하며 턱 끝은 지그시 당겨 준다.

북선법 9

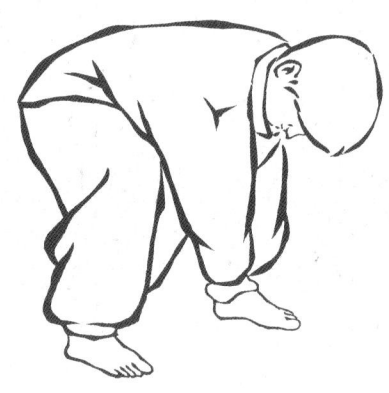

양발은 11자 모양이며, 어깨가 무릎 위에 걸쳐지지 않도록 발 사이를 어깨너비보다 조금 더 넓힌다. 양팔을 편안한 쪽으로 교차한 상태에서, 엄지손가락을 벌려서 아킬레스건을 잡는다. 이때 무릎은 90°로 구부려 준다.

북선법 10

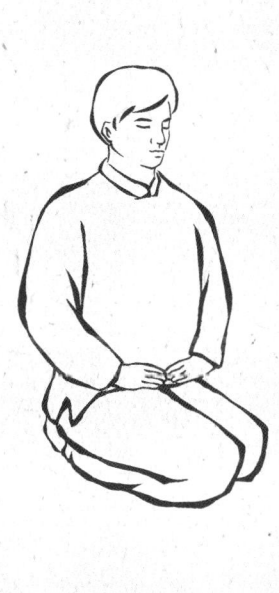

무릎을 꿇고 앉아 양손을 허벅지 서혜부 위에 편안히 올려놓는다. 이때 무릎을 붙이고 손끝을 중앙으로 모은다는 느낌을 가진다. 턱은 가볍게 당기고 허리는 곧게 편다.

북선법 11

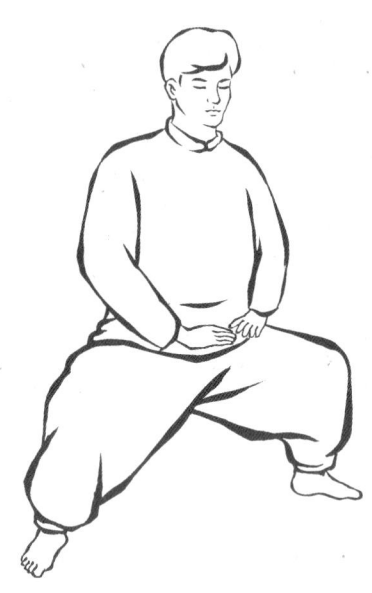

다리는 기마 자세다. 양발을 좌우 45°로 벌린다. 양발의 너비는 정강이 부분이 지면과 수직을 이룰 수 있도록 간격을 정한다. 엉덩이는 자연스럽게 약간만 뒤로 빼고 허리를 곧게 세운다. 양손의 엄지와 검지를 붙인 상태에서 자연스럽게 힘을 뺀다. 양손의 위치는 단전 높이, 양손과 단전 사이의 거리는 주먹 하나다. 시선이 양손으로 만든 원을 향할 수 있도록 고개를 약간만 숙이고 눈을 감은 뒤 의식은 단전에 집중한다.

북선법 12

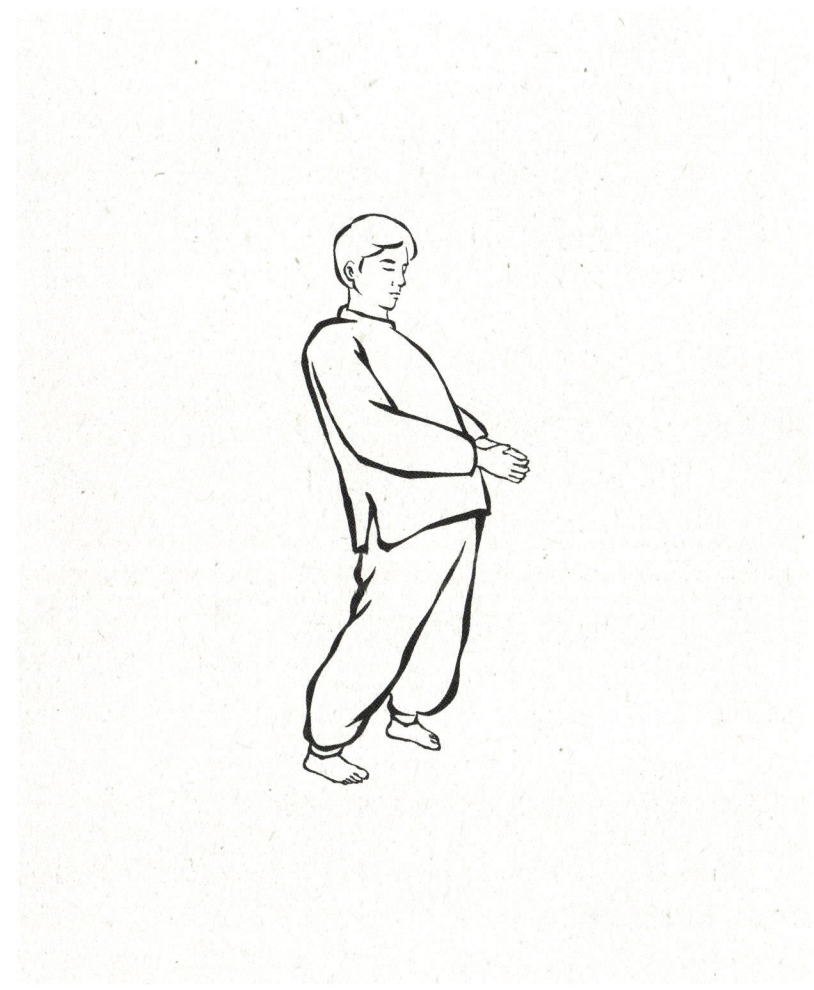

왼손이 오른손 안으로 들어간 상태에서 원 모양을 최대한 크게 만든다. 이때 엄지손가락을 마주 붙이지 않고 오른손 엄지가 왼손 엄지 위로 올라가도록 한다. 양손으로 만든 원이 단전 앞에서 주먹 하나 간격이 되도록 놓는다. 양발은 어깨너비로 벌리고, 단전이 떨릴 때까지 상체를 뒤로 젖힌다. 손으로 만든 원은 45° 정도로 단전을 향하게 한다.

도각법

도道를 깨닫는 법

도각법 1

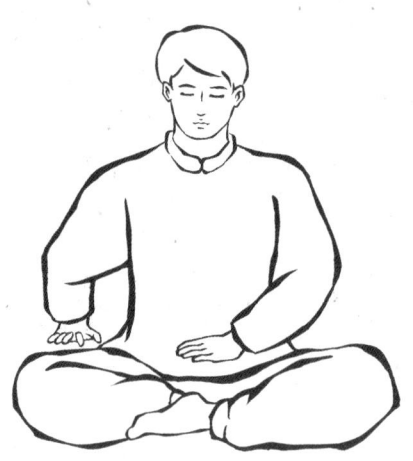

허리를 펴고 남자는 왼쪽 다리, 여자는 오른쪽 다리가 앞으로 가게 하여 앉는다. 남자는 왼팔, 여자는 오른 팔을 앞으로 뻗되, 손과 단전 사이의 간격은 주먹 두 개가 되게 한다. 이때 손가락 끝은 45° 정도로 남자는 우측, 여자는 좌측을 향한다. 반대편 손의 노궁 부위는 남자가 우대맥, 여자는 좌대맥 바깥쪽에 주먹 두 개 간격으로 두고 손가락 끝은 정면을 향한다. 양손의 손바닥은 지면과 수평을 이룬다.

도각법 2

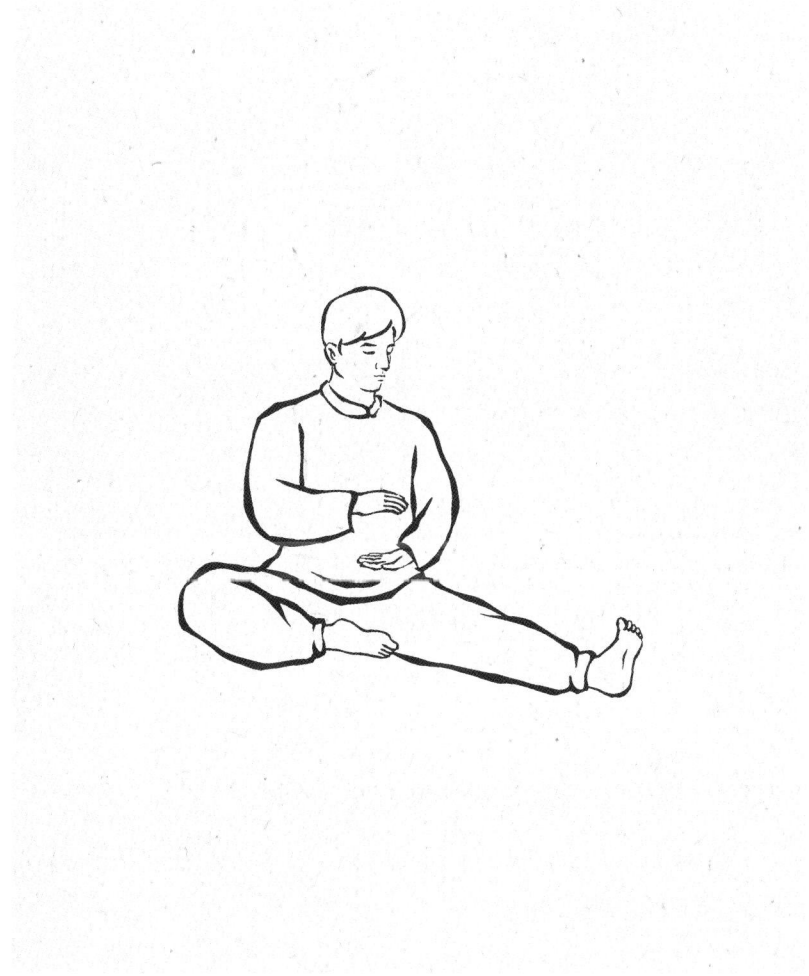

1번 자세에서 왼쪽 다리를 45° 방향으로 뻗는다. 이때 발끝을 몸 쪽으로 당기고, 상체의 방향은 중단전과 용천이 일직선을 이루도록 최대한 좌측으로 틀어 준다. 양손으로 하단전 여의주를 잡는다고 생각하고 자세를 취한다. 이때 왼손을 하단전 앞에 두고 오른손은 위에 둔다. 양손과 몸 사이의 거리는 주먹 하나다.

도각법 3

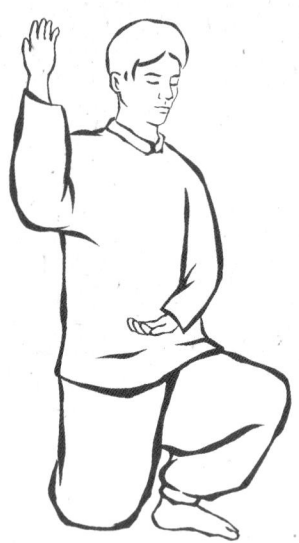

왼발 끝은 정면을 보게 하고 오른쪽 무릎을 왼발 뒤꿈치에서 주먹 하나 반 뒤에 놓는다. 이 때 양다리가 서로 직각을 이루도록 하고, 오른쪽 발가락 끝을 세워 준다. 왼손은 주먹 하나 간격으로 하단전 앞에 두고, 손바닥이 하늘을 향하게 한다. 상체는 우측으로 45° 틀어 준다. 오른손 노궁혈을 관자놀이에 댄 상태에서 자신의 머리를 보호하듯이 바깥으로 벌려, 손바닥이 관자놀이를 향하게 한다.

도각법 4

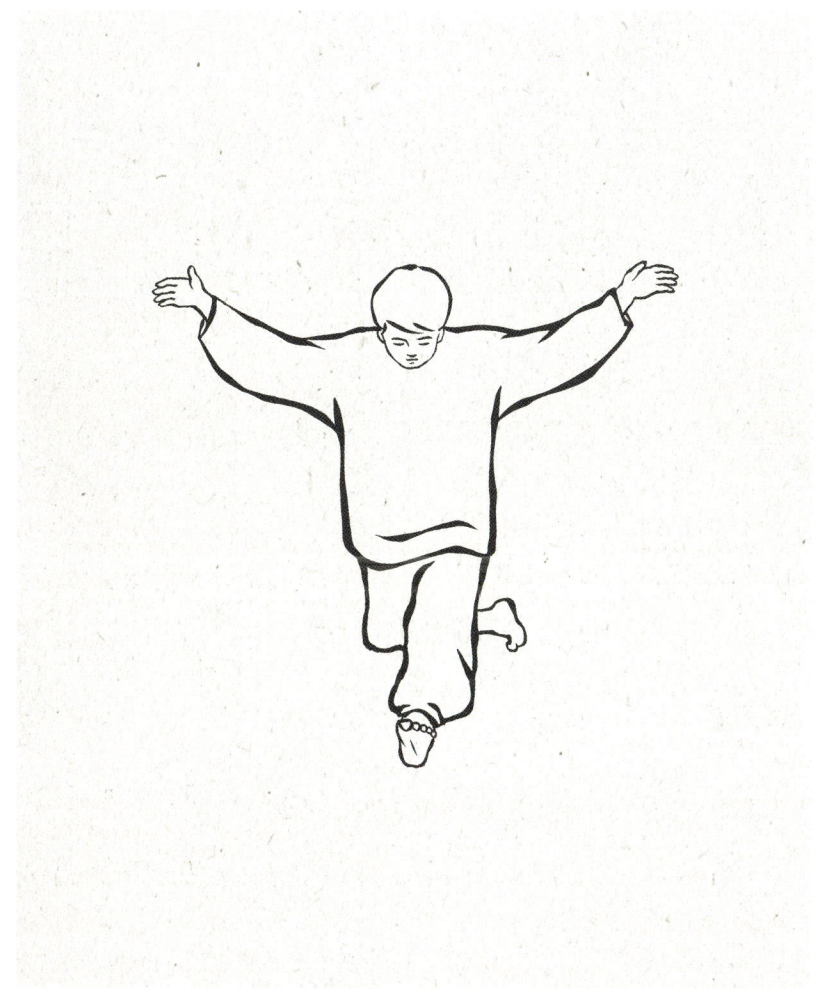

3번 자세에서 오른발을 고정시키고 왼발이 몸의 중심을 향할 수 있도록 앞으로 쭉 뻗어 준다. 양팔을 옆으로 벌리고, 팔꿈치가 어깨와 수평이 되도록 들어 준 상태에서 양손을 위로 45°, 앞으로 45°로 들어 준다. 이 상태에서 어깨를 그대로 뒤로 젖혀, 어깨뼈가 당겨지도록 한다. 이때 양손의 노궁혈이 정강 중심을 향하며 발끝은 당기지 않고 자연스럽게 앞으로 향하도록 한다.

도각법 5

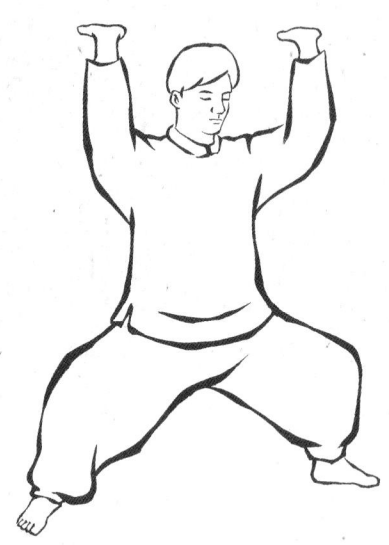

다리는 기마 자세, 양손으로 하늘을 떠받친다는 느낌으로 자세를 취한다. 이때 손바닥이 지면과 수평을 이루도록 하고 손등은 머리보다 약간 높아야 하며, 손끝은 뒤로 향하게 한다.

도각법 6

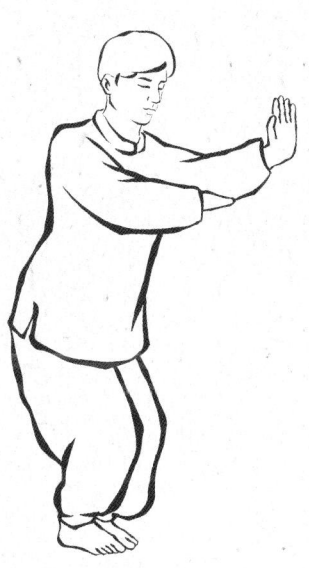

양발과 무릎을 붙이고 다리를 구부린다. 이때 엉덩이를 뒤로 살짝 빼고, 허리는 곧게 편 상태에서 상체를 약간 앞으로 숙인다. 왼팔은 어깨 높이로 쭉 뻗어 준다. 왼쪽 손바닥이 앞을 향하게 한 상태에서 손끝을 당겨 주고, 팔꿈치는 자연스럽게 살짝 구부린다. 오른쪽 손가락이 시작되는 부위가 왼쪽 팔꿈치 아래에 주먹 반 개 정도 간격의 지점에 두고, 상체와 손이 사각형을 형성하도록 한다.

도각법 7

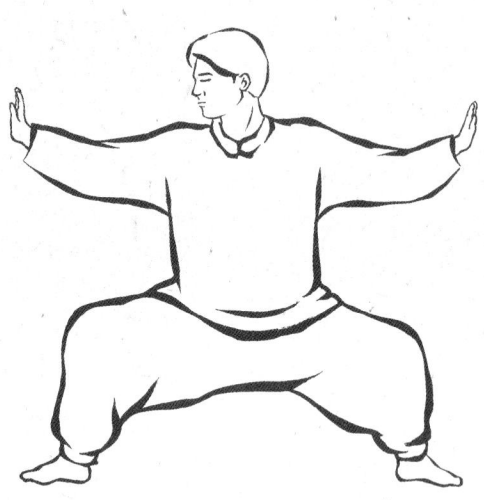

6번 자세에서 오른발을 앞으로 내디디면서 기마 자세를 취한다. 양팔을 좌우로 뻗어 손목을 직각으로 꺾어 주면 팔꿈치가 자연스럽게 살짝 구부러지게 된다. 이때 머리를 오른쪽으로 돌려서 시선이 오른 손등을 바라볼 수 있게 한다. 눈은 감는다.

도각법 8

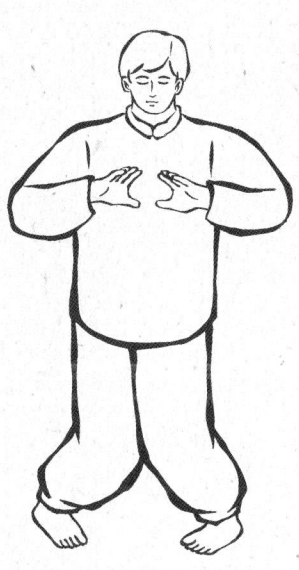

양발을 어깨너비보다 좀 더 넓게 하고, 발끝을 45° 안쪽으로 모은 다음 양 엄지발가락 사이가 어깨너비 정도가 되도록 한다. 허리는 반듯하게 펴고, 엉덩이를 자연스럽게 뒤로 빼면서 무릎을 구부려 앉는다. 그 상태에서 양손은 손가락을 살짝 구부려 중단전 앞으로 쭉 뻗되 팔 관절은 완충되는 느낌으로 살짝 구부린다. 이때 양손 사이의 거리는 대략 주먹 반 개 정도다.

도각법 9

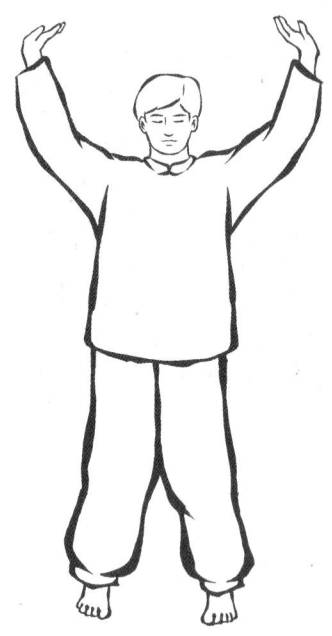

양발은 어깨너비 11자, 양팔은 좌우 상향 45° 방향으로 쭉 뻗어 준다. 이때 손목을 안쪽으로 최대한 꺾어 주면 팔꿈치가 자연스럽게 구부러지게 된다. 허리를 반듯이 세운 상태에서 아랫배 단전 부위가 지그시 앞으로 나올 수 있게 한다. 양손은 공을 잡듯이 손가락을 약간 구부려 준다.

도각법 10

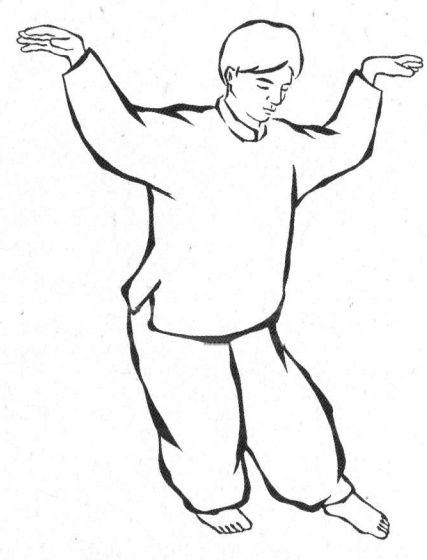

두 발을 모으고, 우측 45° 방향으로 몸을 틀어 준다. 왼발을 자신의 어깨너비만큼 내디딘 상태에서, 뒷발에 체중이 실릴 수 있게 그대로 앉는다. 어깨부터 팔꿈치까지는 수평을 이루고, 팔꿈치부터 손목까지는 45°로 올린다. 손바닥은 지면과 수평이 되게끔 손목을 꺾는다. 양손은 공을 잡듯이 손가락을 약간만 구부리고 지면을 내리누르는 듯한 느낌으로 한다. 나가는 발을 기준으로 남자는 왼쪽, 여자는 오른쪽부터 한다.

도각법 11

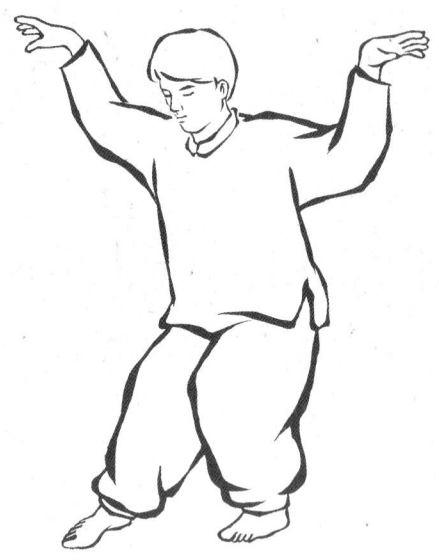

10번과 좌우를 바꾸어서 하되 팔 모양은 동일하다.

도각법 12

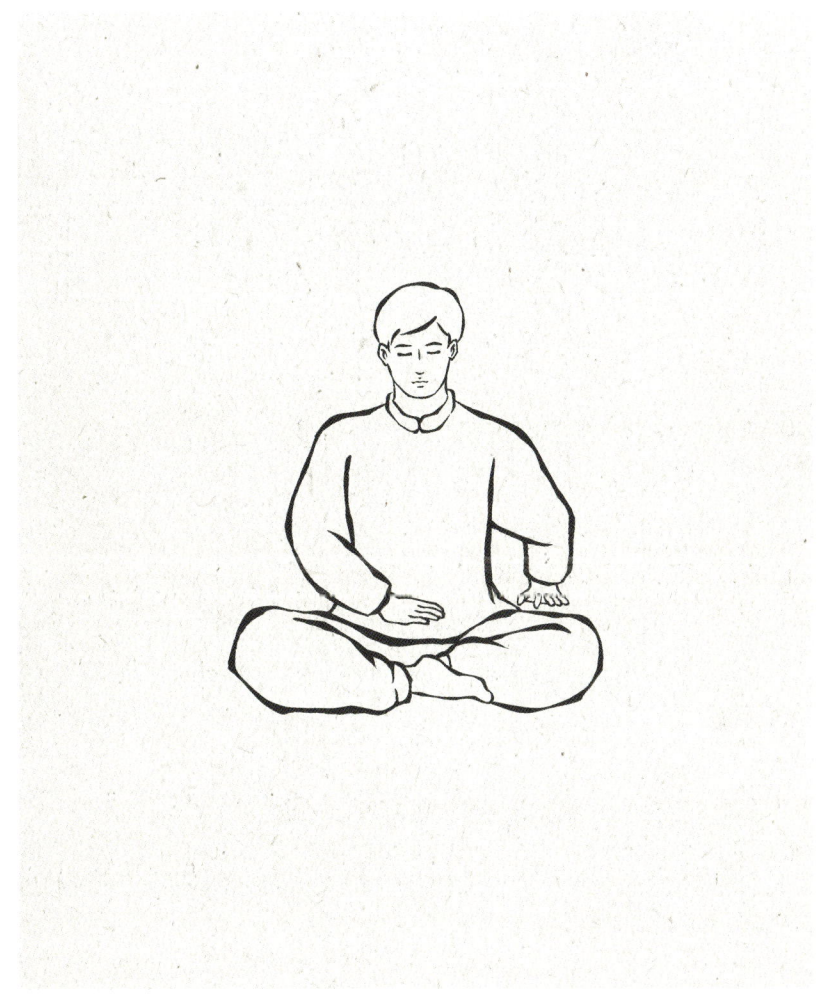

1번과 좌우를 바꾸어서 하되 양손 모양은 동일하다.

일월법

천지에 음양이 있으니 오직 일월日月이 빛난다

일월법 1

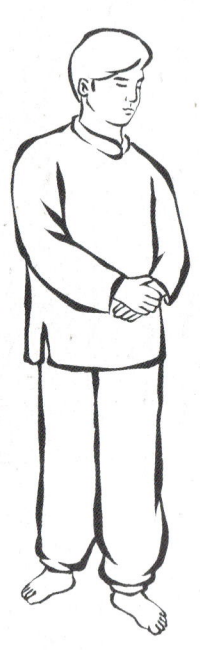

양발을 붙인 상태에서 양발의 각도가 90°가 될 수 있도록 벌려 준 후, 왼발을 정면에서 왼쪽 45° 방향으로 한 족장足掌 내디딘다. 나간 발에 상체의 방향을 맞추고 무게중심을 양발에 동일하게 둔다. 왼손의 노궁혈을 단전에 대고 그 위에 오른손 노궁혈을 겹치게 한다. 이때 오른손 엄지와 검지로 왼쪽 손목을 자연스럽게 감싸 주고, 아랫배 단전 부위가 지그시 앞으로 나올 수 있게 한다. 내디딘 발을 기준으로 남자는 왼쪽, 여자는 오른쪽부터 한다.

일월법 2

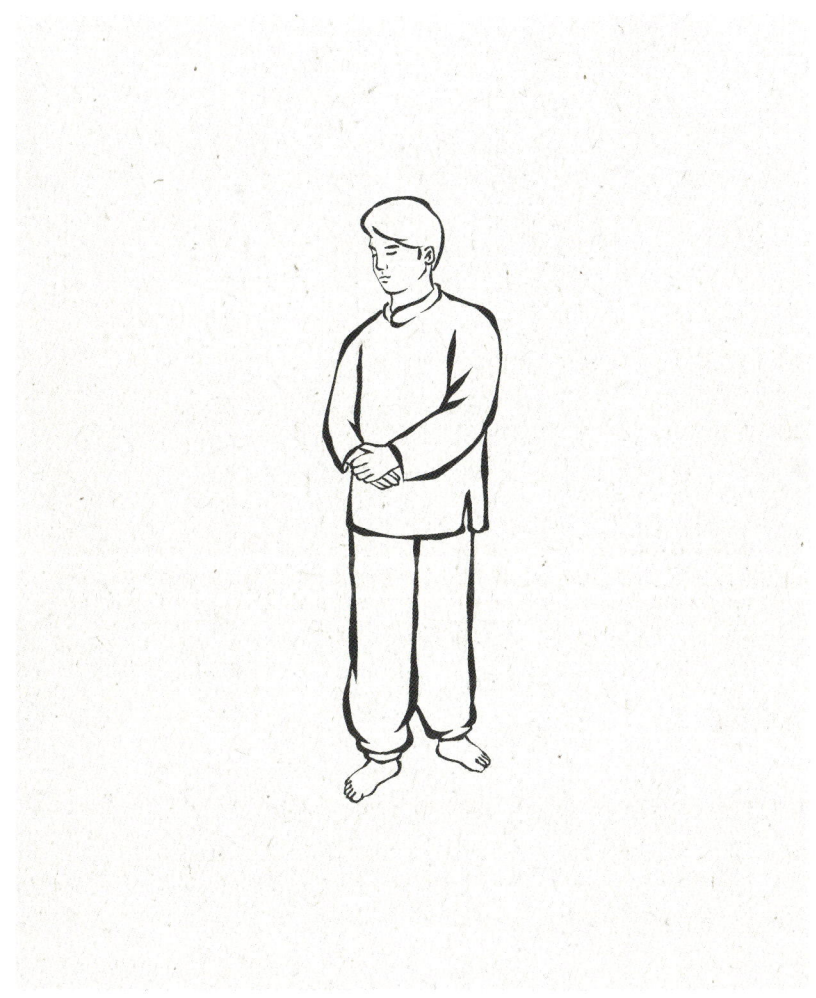

1번과 좌우를 바꾸어서 하며 이때 양손의 위치도 같이 바꾸어 준다.

일월법 3

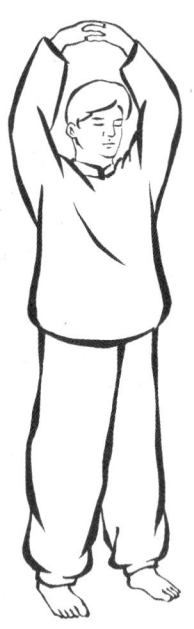

양발을 어깨너비 11자로 벌리고 허리를 반듯이 세운 상태에서 아랫배 단전 부위가 지그시 앞으로 나올 수 있게 한다. 양 손가락으로 깍지를 끼고 양손 엄지손가락을 마주 붙여 만든 원이 머리와 수평을 이루도록 한다. 이때 원과 머리 사이는 주먹 두 개 정도의 거리를 둔다.

일월법 4

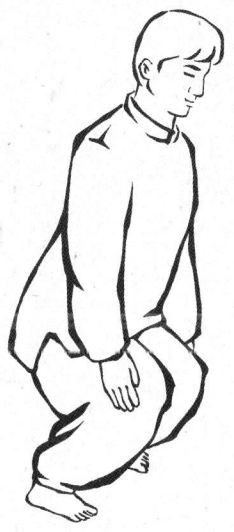

양발을 어깨너비 11자로 벌리고, 의자에 앉는 것처럼 그대로 앉는다. 허리는 항상 곧게 펴고, 상체가 너무 앞으로 숙여지지 않도록 한다. 손은 자연스럽게 펴서 무릎 옆에 붙인다.

일월법 5

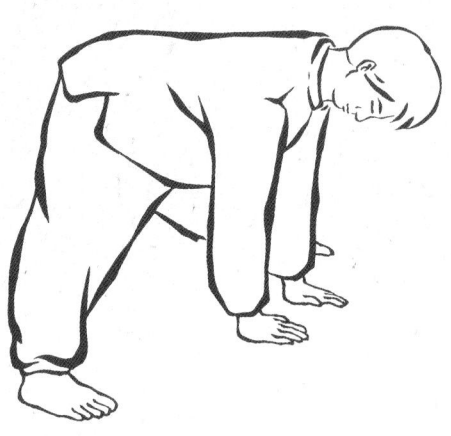

양발을 넓게 벌리고, 등이 지면과 수평이 되도록 상체를 숙인다. 이때 양 발끝은 11자 모양, 양손을 어깨너비로 벌리고 자신의 발끝을 연결한 선상에 그대로 내려놓는다. 두 손은 가볍게 짚어 무게중심이 다리 쪽으로 오게 하여 허리, 즉 단전의 힘으로 버틴다.

일월법 6

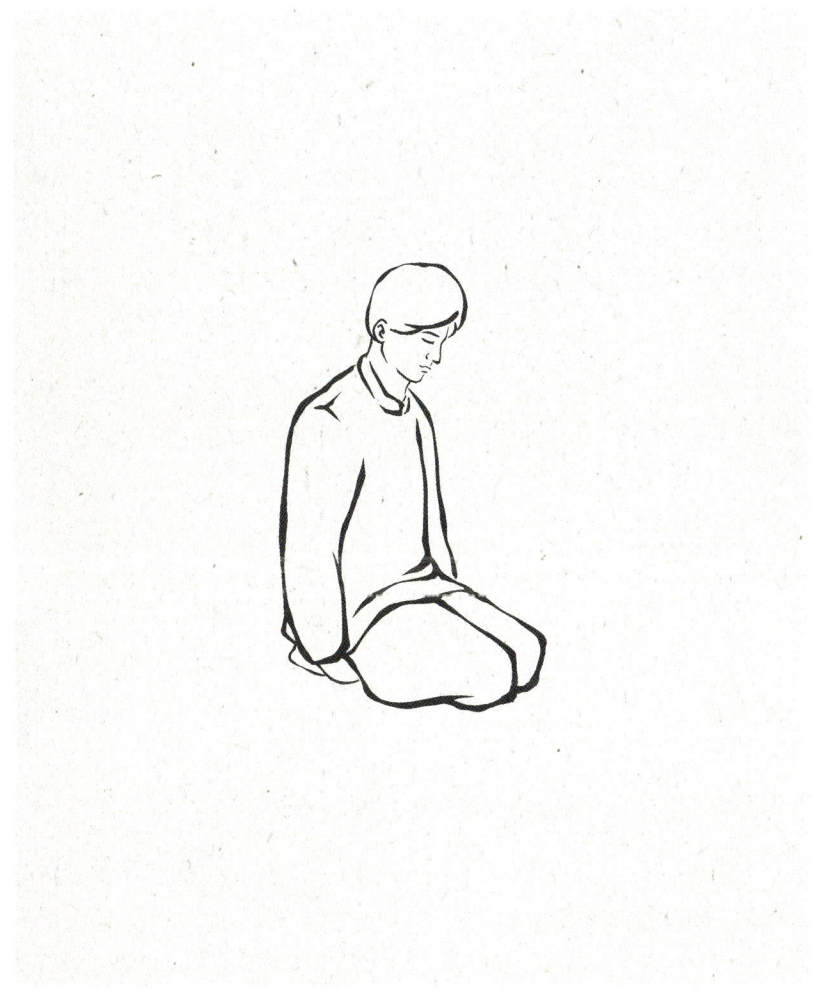

허리를 반듯하게 펴고, 양 무릎을 꿇고 앉는다. 허리가 수그러지더라도, 손은 발목 밑으로 넣어서 발목을 감싸 쥔다.

일월법 7

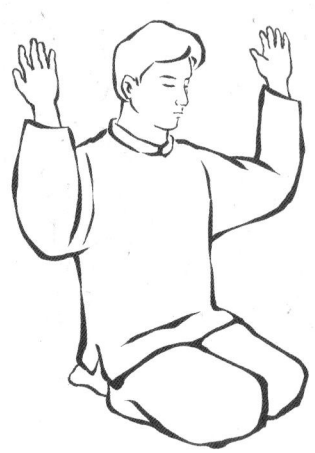

6번 자세에서 허리는 반듯하게 세우고, 양손 노궁혈을 관자놀이에 댄 상태에서 밖으로 자연스럽게 벌려 준다. 노궁으로 양쪽 관자놀이에 기를 쏜다는 느낌으로 노궁이 관자놀이를 향하게 한다. 아래팔이 옆으로 벌어지지 않도록 지면과 수직이 되게 한다.

일월법 8

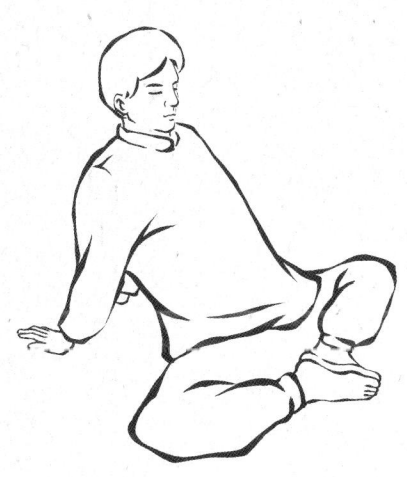

양 발바닥을 붙이고, 모은 발뒤꿈치를 회음까지 당긴 상태에서 양손은 어깨너비로 하여 뒤로 뻗어 준다. 이때 턱을 당겨 주고 아랫배는 최대한 앞으로 내밀어야 하며 시선은 단전을 바라본다.

일월법 9

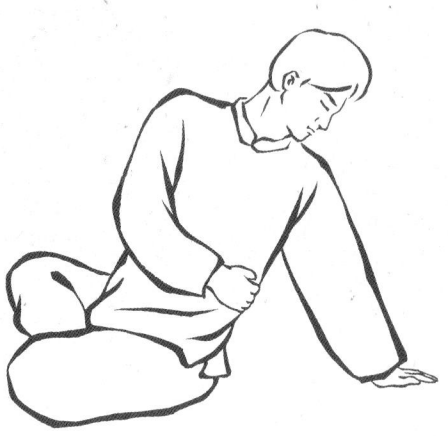

왼팔을 자신의 왼쪽 엉덩이 뒷부분으로 뻗어 준다. 양 어깨에서 팔꿈치를 거쳐 손끝까지가 일직선을 이룰 수 있도록 몸을 좌측으로 최대한 틀어 준다. 이때 오른손은 좌측 옆구리의 대맥 통로를 따라 최대한 멀리 감는다. 시선은 손끝을 바라보고, 의식은 단전에 두고 눈을 감는다. 오른발이 왼쪽 다리 위로 가게 하여 앉는다.

일월법 10

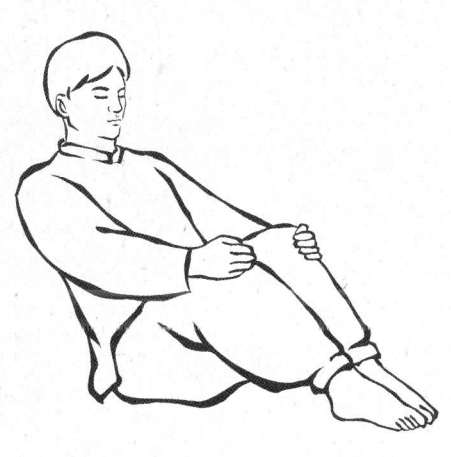

다리의 각도는 90°보다 약간 넓게, 양발을 붙이고 양손은 손끝으로 무릎을 살짝 잡아 준다. 허리를 완전히 안으로 넣어 주고, 양팔은 뻗어 단전이 떨릴 정도로 상체를 최대한 뒤로 젖혀 준다. 양 무릎 사이는 주먹 하나 정도의 거리를 두고 턱을 아래로 당겨 주어 시선은 단전에 둔다. 이때 엄지발가락이 지면에서 떨어지지 않도록 한다.

일월법 11

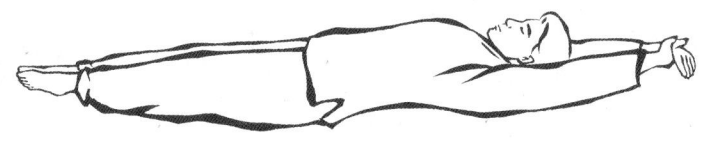

양 발끝을 붙인 상태로 기지개를 켜듯 손끝부터 발끝까지 쭉 뻗는다. 이때 허리는 주먹 하나가 들어갈 정도로 바닥에서 떠야 한다. 왼손으로 오른쪽 손목을 잡고 오른 손목을 꺾어 손바닥이 완전히 펴질 수 있도록 한다.

일월법 12

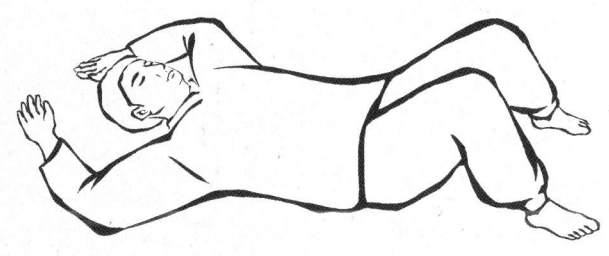

양다리를 90°로 세우고 양발 사이의 거리는 어깨너비로 한다. 양손을 머리 위에 편안하게 놓고, 양손 사이의 거리는 주먹 두 개 정도가 되도록 한다.

화진법

불처럼 자아소진自我燒盡하면
신선의 길이 보이리라

화진법 1

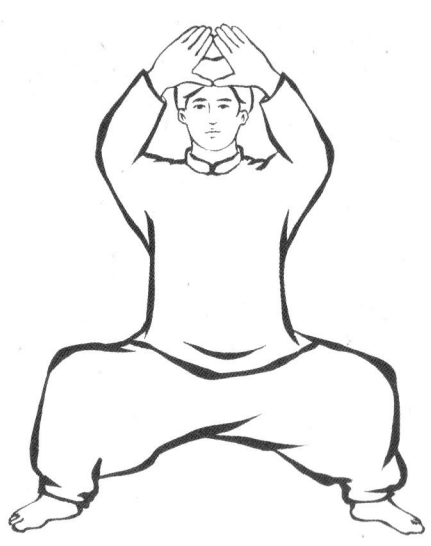

기마 자세를 취한다. 양손 엄지와 검지를 붙인 상태에서 눈에서 45° 위로 뻗어 준다. 팔은 완전히 펴지 않고 팔꿈치를 약간 구부려 주며, 손목은 자연스럽게 안쪽으로 꺾어 준다. 손으로 만든 원을 통해 태양을 바라본다는 느낌으로 한다.

화진법 2

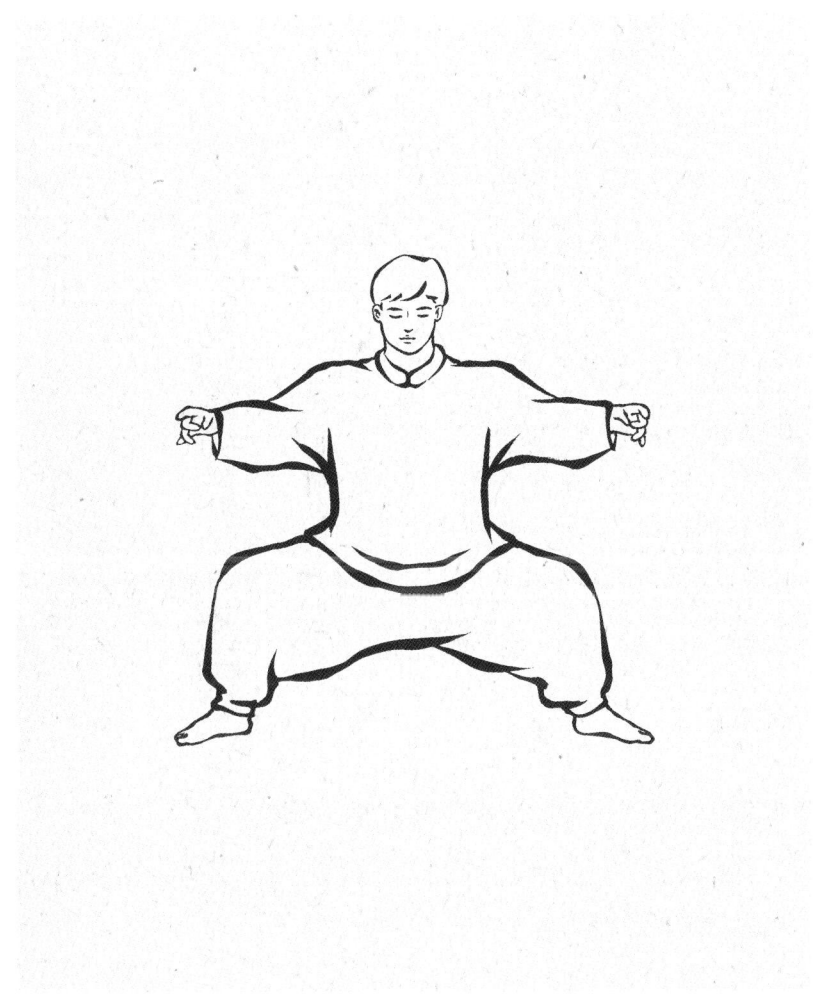

기마 자세를 취한다. 어깨에서 팔꿈치까지는 15°로 내리고, 팔꿈치부터 손목까지는 정면에서 45°로 벌리되 지면과 수평이 되도록 들어 준다. 엄지와 중지를 붙이고 나머지 손가락은 자연스럽게 펴고, 큰 나무를 감싸 안는다는 느낌으로 자세를 취한다.

화진법 3

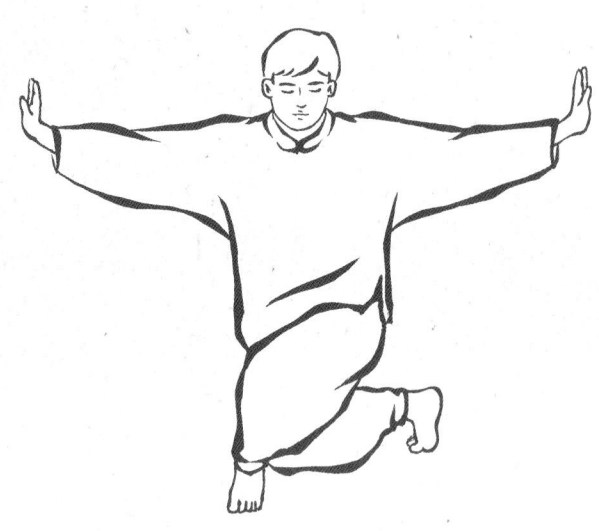

왼쪽 무릎을 구부린 상태에서 오른쪽 무릎을 지면에서 주먹 하나 정도 띄워 준다. 이때 오른 무릎은 왼발 뒤꿈치에서 주먹 하나 간격을 둔다. 왼쪽 다리와 오른쪽 다리는 서로 90°가 되게 한다. 양팔을 자신의 어깨 높이에서 그대로 양옆으로 뻗어 준 상태에서 허리는 곧게 펴 주고, 상체를 약간 앞으로 숙인다. 양팔로 태산을 밀어낸다는 느낌으로 한다. 앞으로 세운 다리를 기준으로 남자는 왼쪽, 여자는 오른쪽부터 한다.

화진법 4

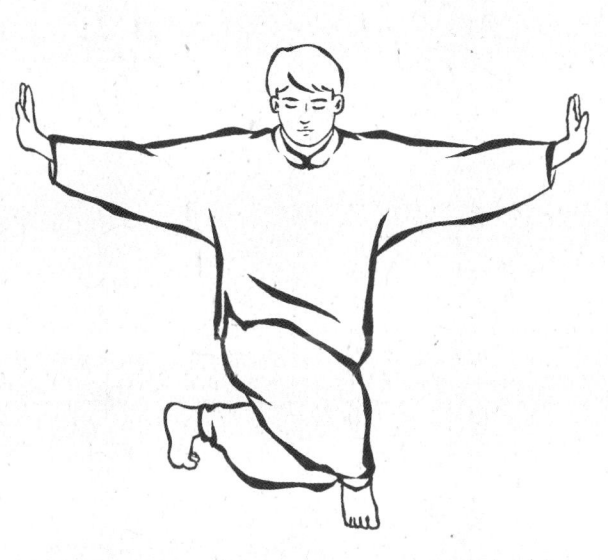

3번과 좌우를 바꾸어서 하되 팔 모양은 동일하다.

화진법 5

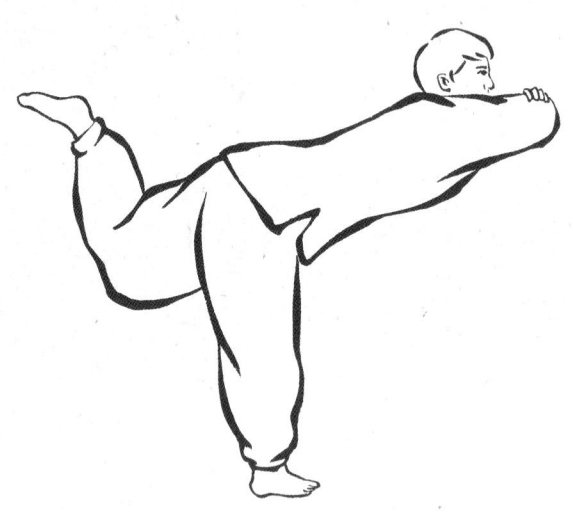

시선은 정면, 오른발로 중심을 잡은 상태에서 왼발을 들어 올린다. 들어 올린 다리의 허벅지는 지면과 수평을 이루며 정강이 부분을 위로 45° 구부려 용천혈이 하늘을 향하게 한다. 허리는 지면과 수평을 이룬 상태에서 상체를 꺾어 올려 45° 각을 이루게 한다. 들어 올린 발과 같은 쪽의 손이 위로, 디딘 발과 같은 쪽의 손이 아래로 오게 하여 양팔을 서로 겹친 후 들어 준다. 들어 올리는 다리를 기준으로 남자는 왼쪽, 여자는 오른쪽부터 한다.

화진법 6

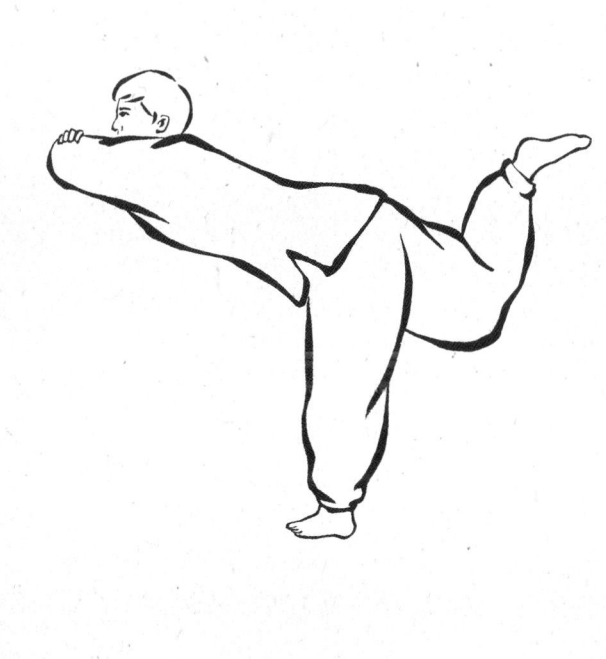

5번과 좌우를 바꾸어서 하며 이때 양팔의 위치도 같이 바꾸어 준다.

화진법 7

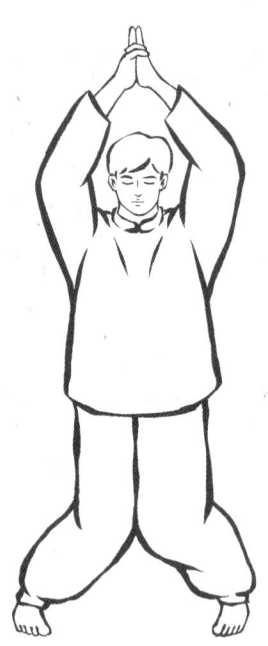

양발을 어깨너비보다 좀 더 넓게 하고, 발끝을 45° 안쪽으로 모은 다음 양 엄지발가락 사이가 어깨너비 정도가 되도록 한다. 허리는 반듯하게 펴고, 엉덩이를 자연스럽게 뒤로 빼면서 무릎을 구부려 앉는다. 시선은 정면을 향하고 양손은 깍지를 낀 상태에서 검지와 중지를 곧게 펴 팔을 위로 쭉 뻗어 올린다. 이때 왼손 엄지손가락이 오른손 엄지손가락을 감싼다.

화진법 8

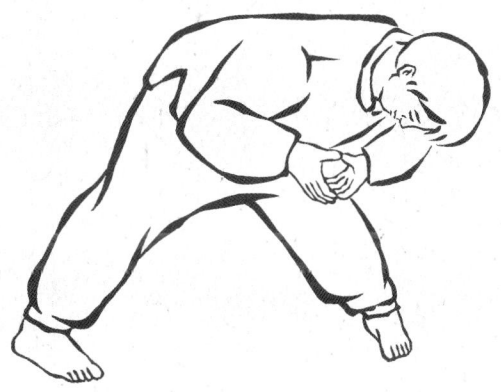

양발을 어깨너비 두 배로 벌리고, 허리를 숙여 등과 지면이 수평이 되게 한다. 엄지를 마주 붙인 상태에서 왼손을 오른손 안으로 넣어 원을 만든 후, 중단전에서 주먹 하나 거리 앞에 가만히 내려놓는다. 이때 양팔이 지면과 수평이 되게 하고, 팔꿈치는 옆구리 쪽으로 붙이지 않도록 한다.

화진법 9

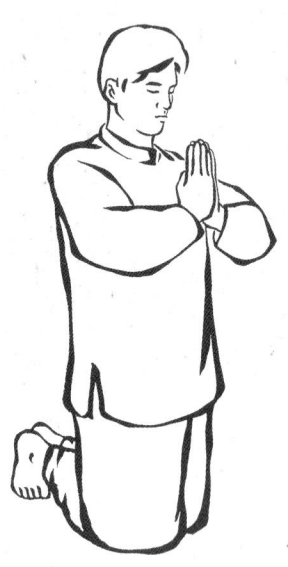

기도하는 자세로 양손을 합장하고, 중단전 앞에 주먹 한 개 정도의 거리에 둔다. 합장한 손끝은 하늘 방향으로 향하게 한다. 이때 발뒤꿈치와 무릎은 붙이고 엉덩이와 허리를 세우며, 양팔이 밑으로 처지지 않게 한다.

화진법 10

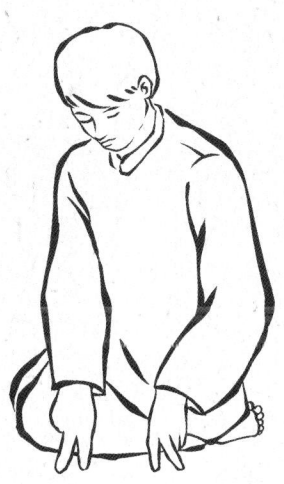

무릎을 꿇고 앉아, 엄지로 무명지와 새끼손가락을 감싸 쥐고 검지와 중지를 편 상태에서 양 손가락을 세워 왼편 지면에 살짝 내려놓는다. 이때 왼손가락은 복사뼈를 벗어나지 않게 하고, 오른손가락은 무릎 선을 벗어나지 않게 한다. 양 손가락 사이의 거리는 대략 주먹 한 개에서 한 개 반 정도. 시선은 양손 사이에 두고, 양손의 손가락이 일직선을 이룰 수 있도록 한다. 손가락을 내려놓는 곳을 기준으로 남자는 왼쪽, 여자는 오른쪽부터 한다.

화진법 11

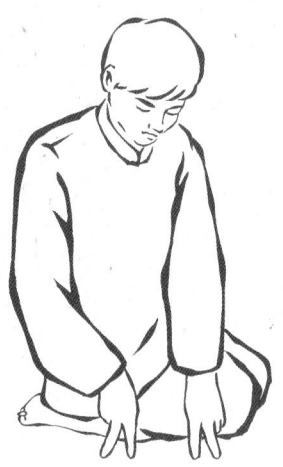

10번과 좌우를 바꾸어서 하되 양손 모양은 동일하다.

화진법 12

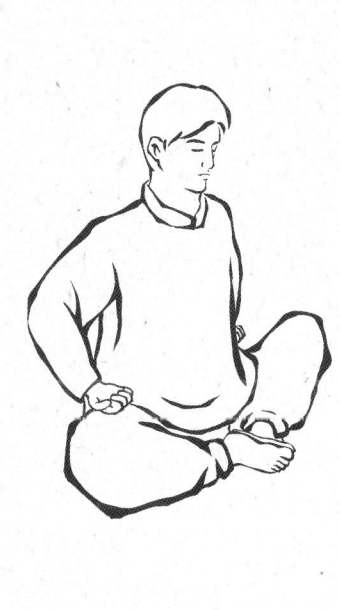

양 발바닥을 붙이고, 발뒤꿈치를 회음혈까지 당겨 준다. 턱을 당기고 허리를 곧게 편 상태에서 주먹을 좌우 대맥혈에 댄다.

세선법

세상에 신선神仙이 되는 법法

세선법 1

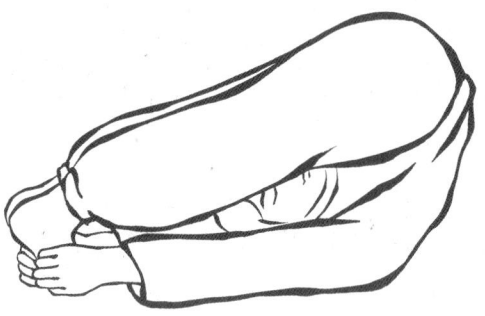

손 전체로 발의 중간 부분을 잡고, 다리를 최대한 쭉 펴 준다. 시선은 단전에 두고 호흡을 한다. 눈은 감는다.

세선법 2

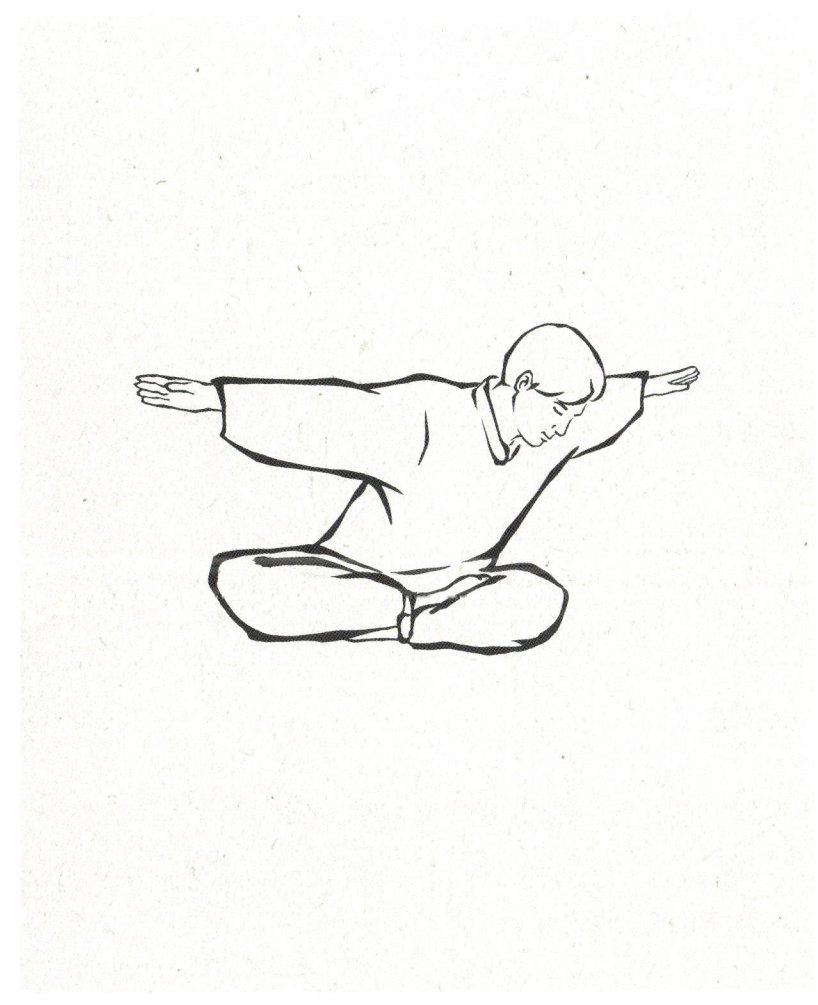

오른발을 왼쪽 다리 위로 올려 앉은 자세에서 몸을 45° 좌측 방향으로 틀어 주고 허리는 편 상태에서 앞으로 45° 숙여 준다. 양팔은 좌우로, 어깨와 평행하게 해서 그대로 뻗어준다. 이 때 좌측 손끝에서 우측 손끝까지 일직선을 이룰 수 있도록 한다. 몸을 돌리는 방향을 기준으로 남자는 왼쪽, 여자는 오른쪽부터 한다.

세선법 3

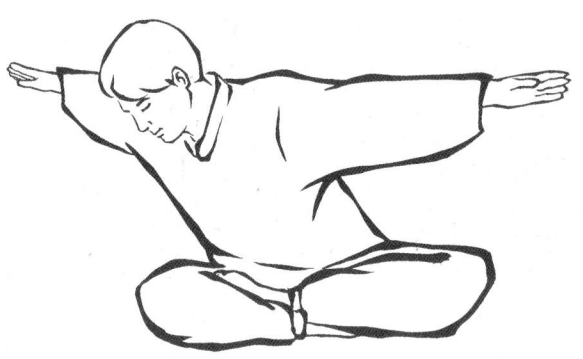

2번과 좌우를 바꾸어서 하되 팔 모양은 동일하다.

세선법 4

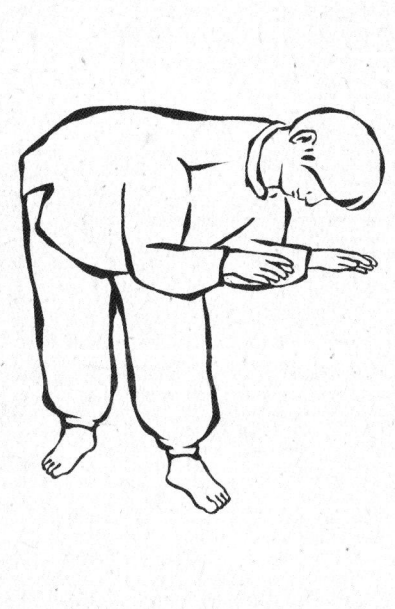

양발을 붙인 상태에서, 양발 각도를 90°로 벌려 준다. 왼발을 좌측 45° 방향으로 한 보 앞으로 내딛고 왼발 방향으로 상체를 틀어 등이 지면과 수평이 되도록 그대로 숙여 준다. 양손은 손가락을 편 상태에서 자연스럽게 지면에 내려놓듯이 한다. 양팔의 간격은 어깨너비, 손끝에서 팔꿈치까지의 선이 지면과 수평을 이룰 수 있게 하며, 손끝은 머리끝 선과 일치시킨다. 내디딘 발을 기준으로 남자는 왼쪽, 여자는 오른쪽부터 한다.

세선법 5

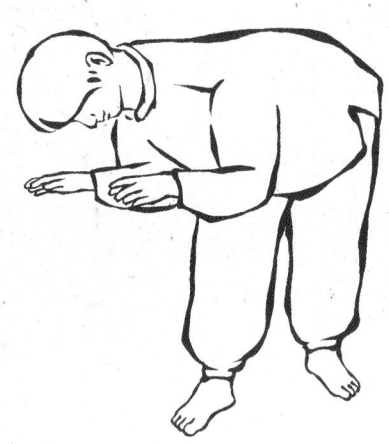

4번과 좌우를 바꾸어서 팔 모양은 동일하다.

세선법 6

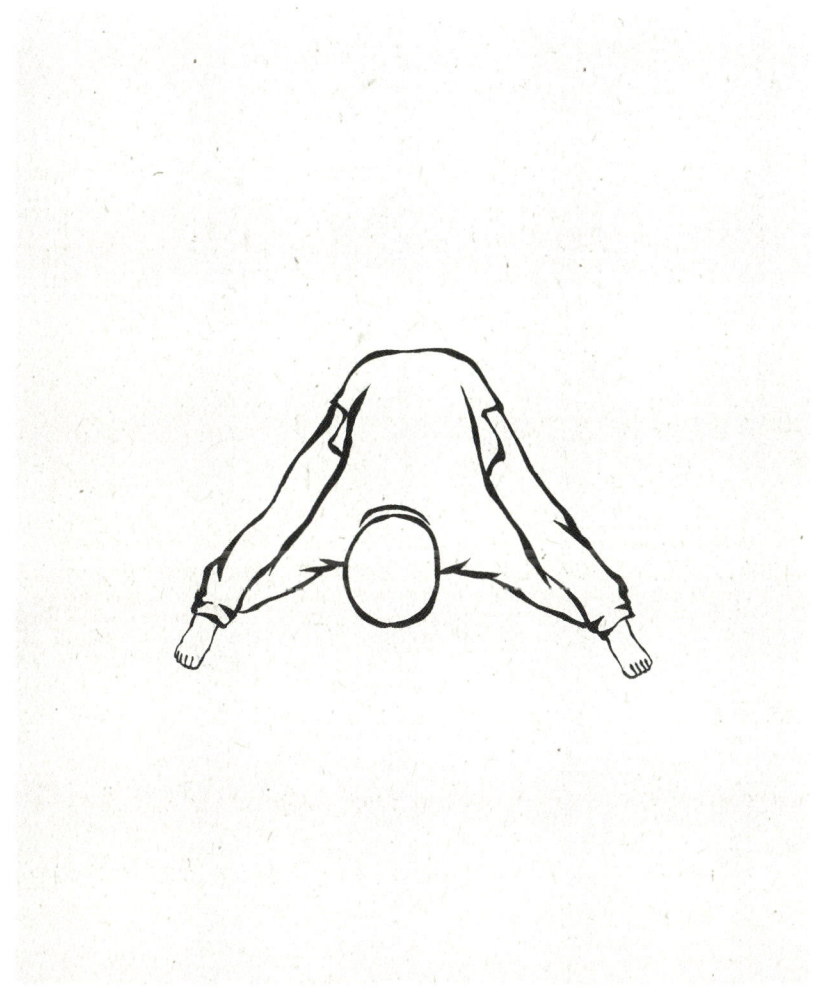

양발을 어깨너비 두 배 정도로 벌리고 양손으로 발뒤꿈치를 뒤에서 감싸 쥔다. 이때 무릎이 구부러지지 않게 다리를 쭉 펴 준다. 발뒤꿈치가 잡히지 않을 때 발 폭을 약간 벌려 주면 잡기가 용이하다. 시선은 편안하게 앞으로 들어 지면을 바라보듯이 한다.

세선법 7

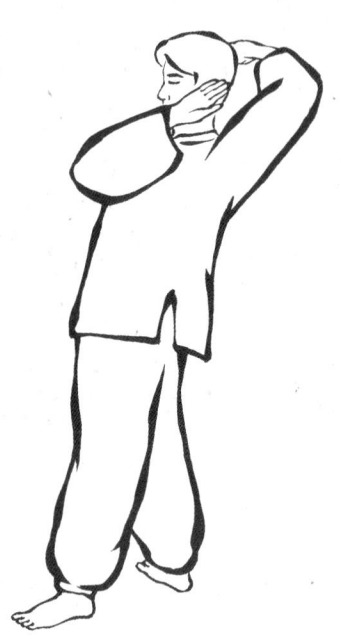

양발을 붙인 상태에서 양발 각도를 90°로 벌려 준다. 그 다음 왼발을 정면으로 한 족장 앞으로 내디딘 후 내민 발 방향으로 상체를 틀어 준다. 오른손은 손바닥이 바깥을 향하도록 하여 귀를 가려 준다. 이때 팔꿈치가 턱 위로 올라오지 않도록 한다. 왼손은 머리 뒤로 완전히 젖힐 수 있도록 하고 머리 뒤에서 주먹 하나 간격으로 떼어 준다. 이때 턱을 당기고 단전이 떨릴 때까지 상체를 최대한 뒤로 젖혀 준다. 앞으로 나가는 발을 기준으로 남자는 왼쪽, 여자는 오른쪽부터 한다.

세선법 8

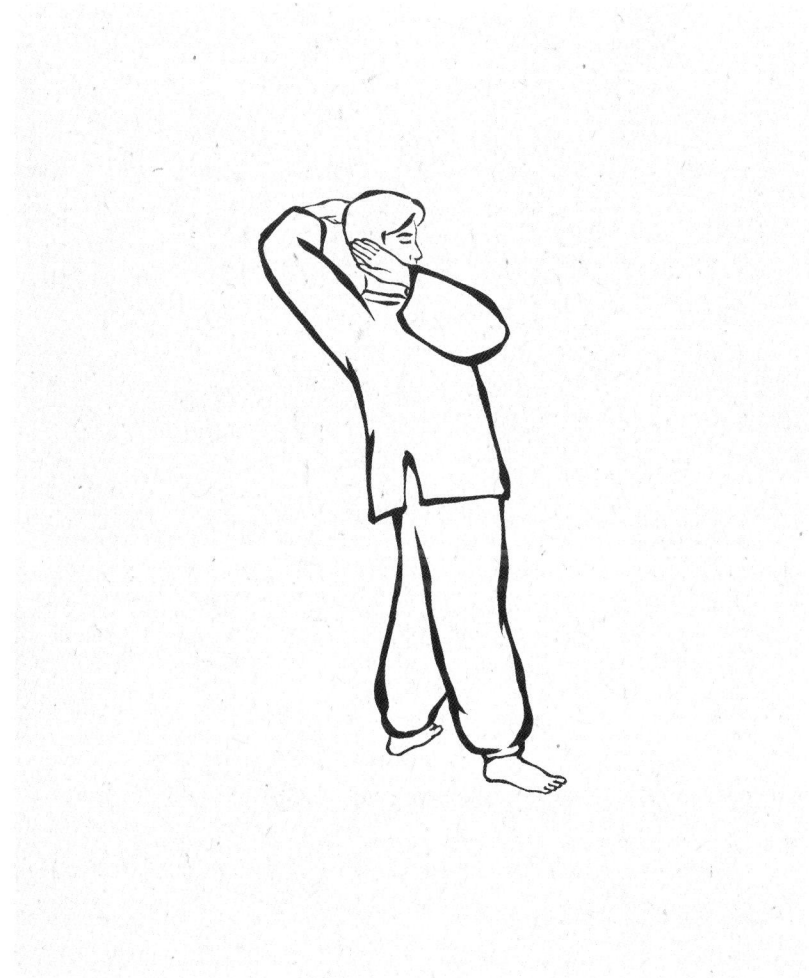

7번과 좌우를 바꾸어서 하며 이때 양팔도 같이 바꾸어 준다.

세선법 9

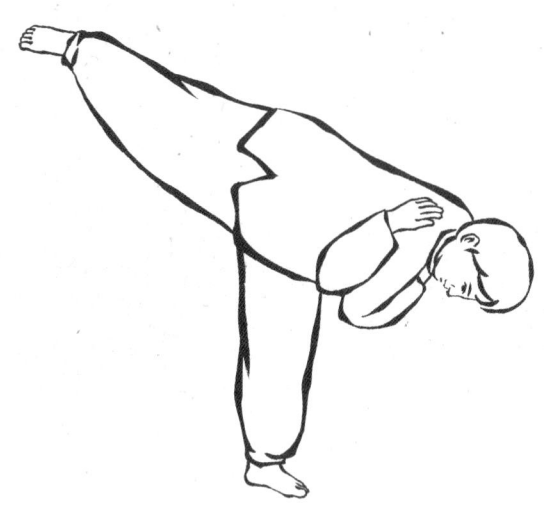

양손을 교차해서 어깨를 감싸 쥐고, 지탱하는 좌측 발을 쭉 펴고 오른발은 뒤쪽으로 최대한 높이 들어 준다. 이때 발끝을 당겨 주고, 옆차기 하는 모양으로 든다. 머리끝에서 발끝까지 일직선이 되도록 한다.

세선법 10

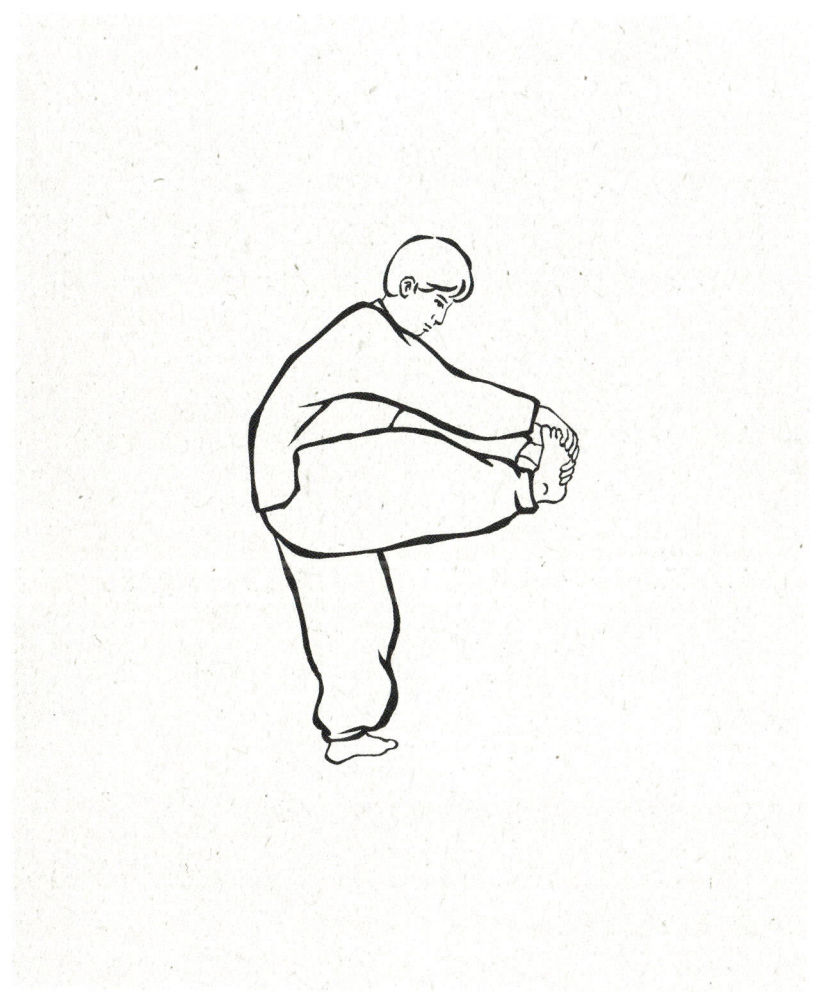

양손으로 오른발을 잡고 지면과 수평이 될 수 있도록 뻗어 준다. 이때 상체는 자연스럽게 앞으로 숙여 준다. 시선은 앞쪽 아래를 바라보고, 지탱하는 다리와 들어 올린 다리는 약간 굽혀 준다.

세선법 11

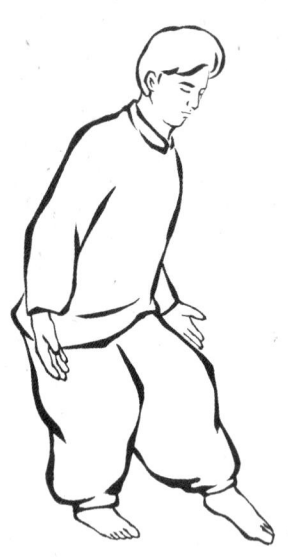

오른발은 45° 방향으로 틀어 주고, 왼발은 발끝이 정면을 향하게 하며 어깨너비만큼 앞으로 내딛는다. 이때 앞으로 나가는 발과 뒷발의 뒤꿈치가 일직선 상에 오도록 한 후, 뒷발에 체중이 실릴 수 있게 그대로 앉는다. 이때 엉덩이를 살짝 뒤로 빼고 허리는 곧게 펴서 상체가 약간 앞으로 숙여지게 한다. 앞발은 가능한 한 발가락만 지면에 닿을 수 있도록 한다. 양손은 힘을 뺀 상태에서 자연스럽게 몸 옆으로 내려뜨린다.

세선법 12

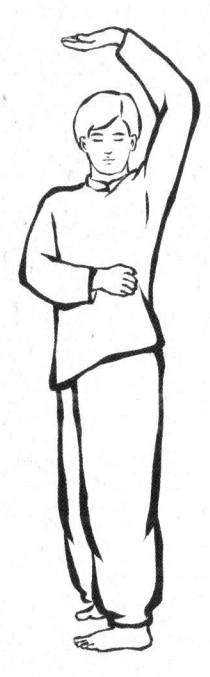

양발은 어깨너비 11자, 오른손은 대맥 통로 상에 갈 수 있는 곳까지 최대한 멀리 잡는다. 왼손은 백회 위에 주먹 두 개 정도 위치에 올리고 상체를 좌측으로 최대한 틀어 준다. 이때 왼손의 손바닥이 하늘을 향할 수 있도록 하고 손끝은 우측 귀 방향을 바라보도록 한다.

진은법

진법眞法의 은혜로움을 나투노라

진은법 1

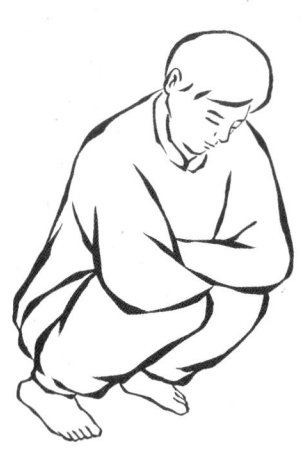

코끝은 단전을 향하게 하고, 발을 어깨너비 11자로 벌린 상태에서 양 손바닥을 무릎에 대고 앉는다. 어느 팔이 위에 있든 편안하게 하면 된다. 허리를 펴 주고 머리끝에서 꼬리뼈까지 일직선을 이룰 수 있게 한다.

진은법 2

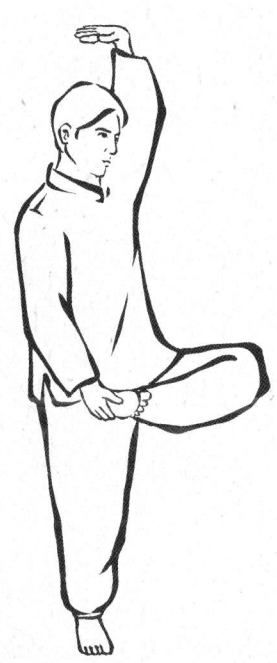

오른손 엄지손가락으로 왼발의 용천혈 부분을 잡고, 들어 올린 다리가 지면과 수평이 되도록 한다. 이때 들어 올린 다리의 발바닥은 지면과 수직을 이루며 뒤꿈치와 몸 사이의 거리는 주먹 하나다. 왼쪽 손목을 꺾어 손바닥의 노궁혈을 백회 위에 오게 하여 하늘을 향할 수 있도록 한다. 이때 손과 머리 사이의 거리는 주먹 두 개 정도이고 손끝의 방향은 오른쪽 귀 방향과 일치한다. 들어 올리는 다리를 기준으로 남자는 왼쪽, 여자는 오른쪽부터 한다.

진은법 3

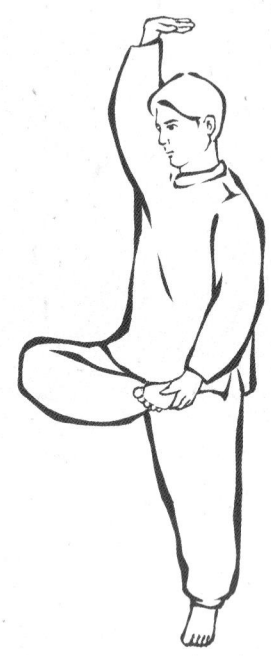

2번과 좌우를 바꾸어서 하며 이때 양팔도 같이 바꾸어 준다.

진은법 4

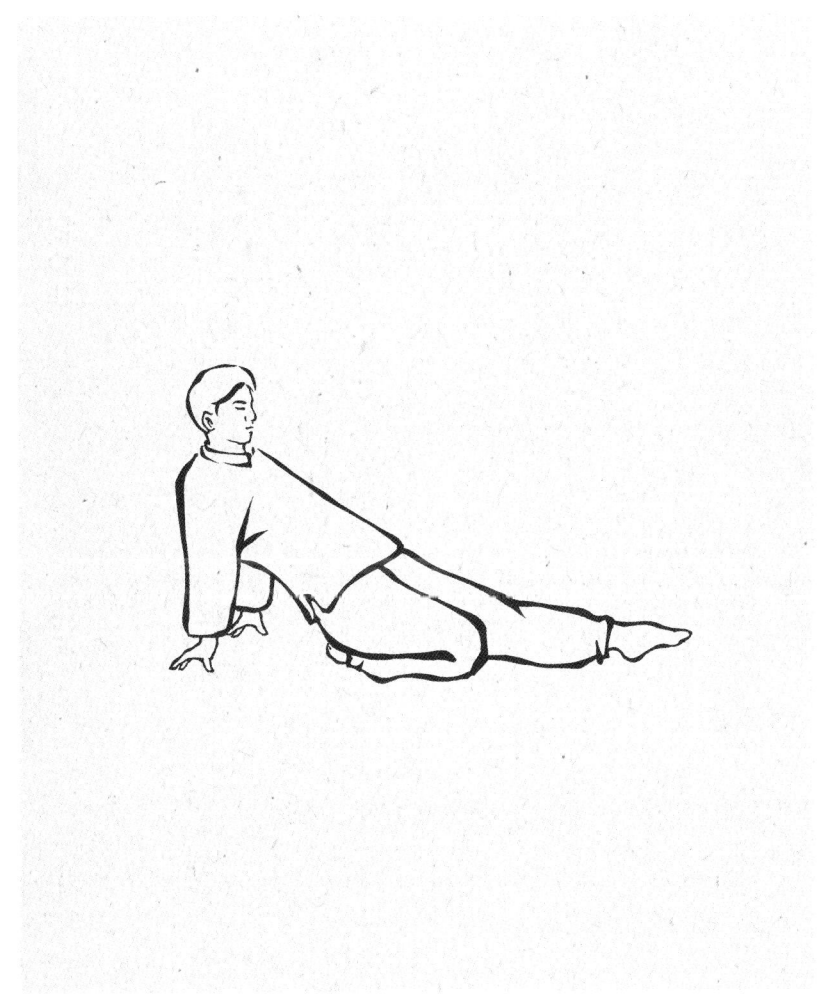

오른쪽 다리를 접은 상태에서 왼쪽 다리를 앞으로 쭉 뻗어 준다. 이때 왼발 끝은 최대한 앞으로 숙여 주고 하단전이 떨릴 수 있도록 아랫배를 최대한 앞으로 내밀어 준다. 수련자의 체형에 따라 엉덩이는 발에서 떨어질 수도 있고 떨어지지 않을 수도 있다. 양 무릎은 붙이고, 양손은 어깨 위치에서 일직선이 되게끔 그대로 밑으로 내려 손가락만 바닥에 대고 체중을 지탱할 수 있도록 한다. 뻗는 다리를 기준으로 남자는 왼쪽, 여자는 오른쪽부터 한다.

진은법 5

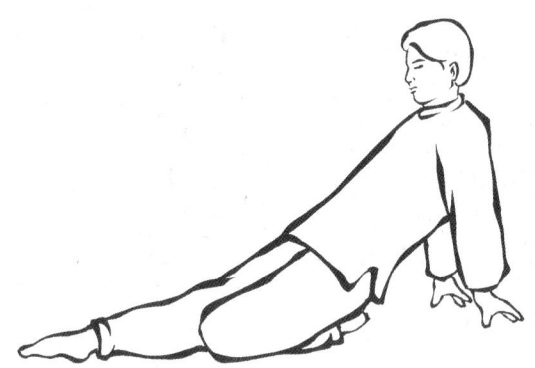

4번과 좌우를 바꾸어서 하되 팔 모양은 동일하다.

진은법 6

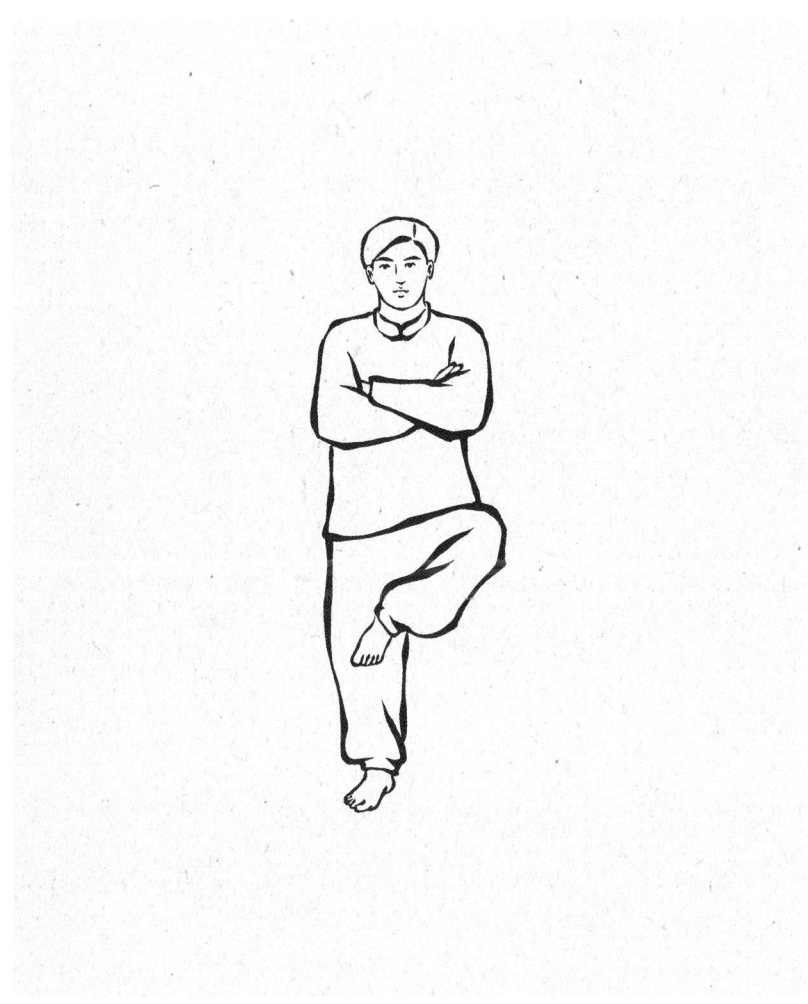

오른발로 중심을 잡고 왼발바닥을 오른 무릎에 댄다. 이때 양팔은 편안히 힘을 빼고 팔짱을 낀다. 왼쪽 무릎은 정면에서 45° 정도로 벌려 주고, 팔은 좌우 교대로 하며 어느 쪽이 앞에 있어도 상관이 없다. 들어 올리는 다리를 기준으로 남자는 왼쪽, 여자는 오른쪽부터 한다.

진은법 7

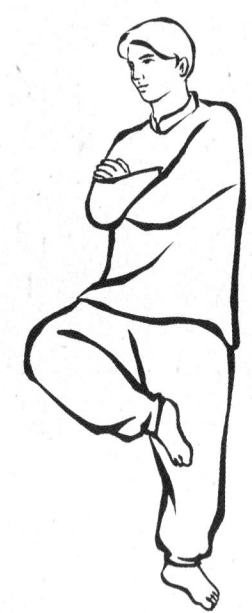

6번과 좌우를 바꾸어서 하며 이때 양팔의 위치도 같이 바꾸어 준다.

진은법 8

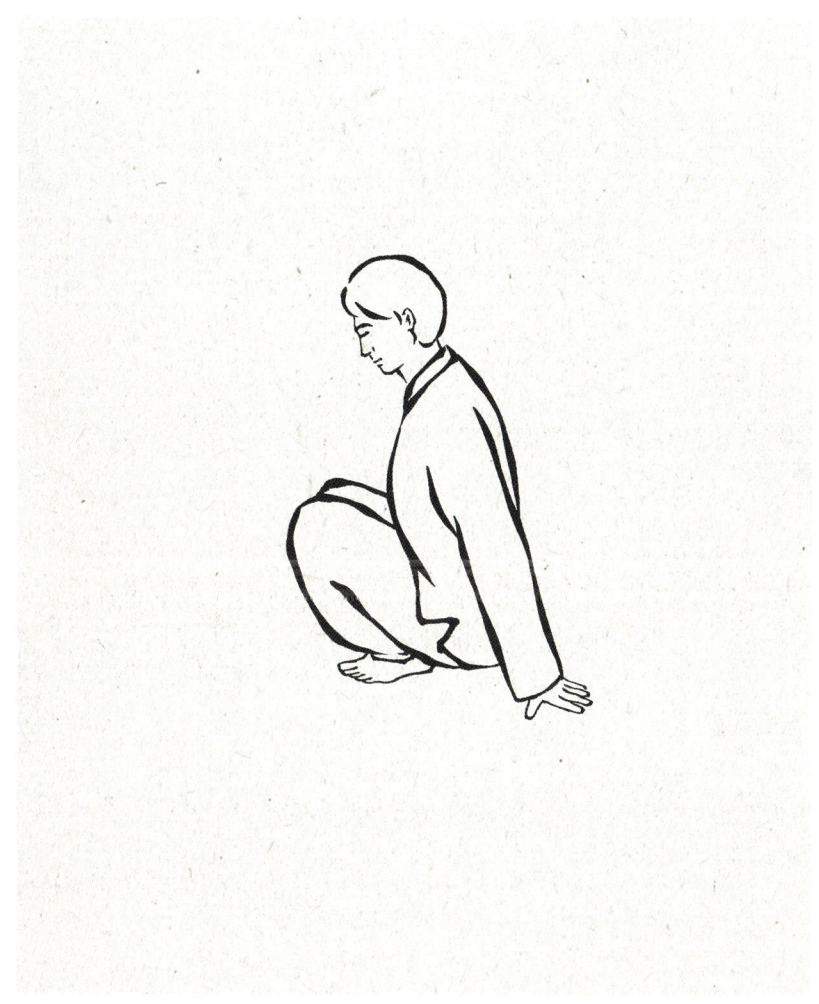

양발을 서로 붙인 상태에서 발바닥을 땅에 대고 쪼그려 앉는다. 양 다리 사이는 약 45°로 유지하고 양손은 오지를 벌려 뒤쪽을 짚는다. 이때 엉덩이가 바닥에 닿지 않도록 주의하며 뒤에서 보았을 때 양팔이 몸 쪽으로 너무 쏠리지 않도록 한다. 이때 턱 끝을 지그시 당겨 준다.

진은법 9

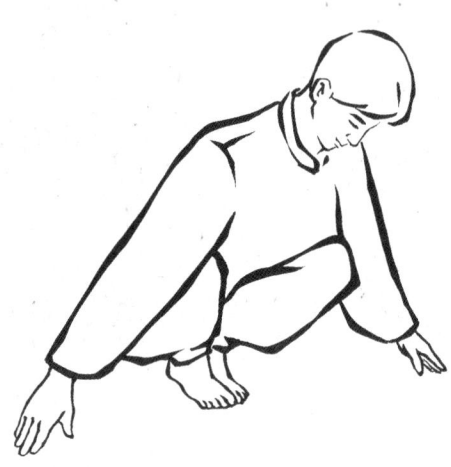

양발의 엄지발가락과 뒤꿈치를 붙인 상태에서 무릎을 자연스럽게 벌리면서 앉되 무릎 사이가 어깨너비 이상으로 벌어지지 않게 한다. 이때 뒤꿈치는 지면에서 떨어진다. 양손은 무릎 선상을 따라 벌리고 양 손가락을 펼쳐 바닥을 짚는다.

진은법 10

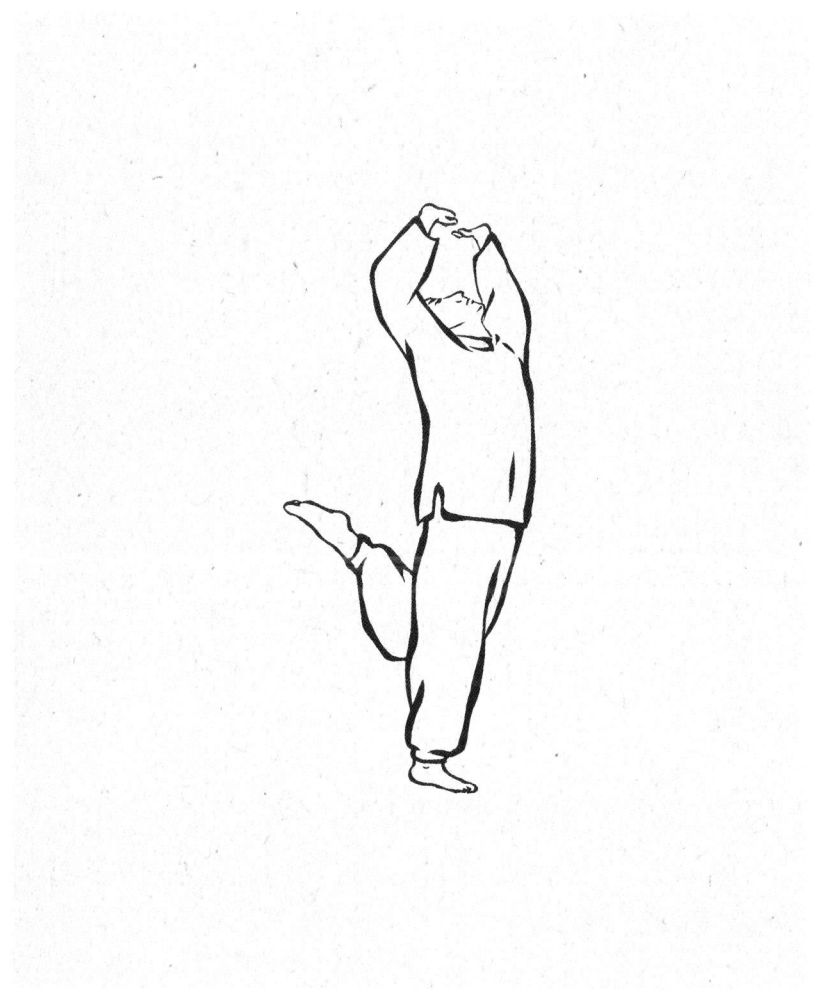

오른쪽 다리로 몸을 지탱한 후 왼쪽 발목을 꺾어 용천혈이 하늘을 향하도록 위로 들어 올린다. 이때 들어 올린 왼쪽 무릎이 오른쪽 무릎보다 앞으로 나오거나 뒤로 빠지지 않도록 한다. 양쪽 손바닥이 하늘을 향하도록 손목을 꺾은 후 양팔을 위로 뻗어 주되 팔꿈치를 약간 구부려 준다. 그 상태에서 허리를 뒤로 젖힌다. 양손 사이의 거리는 대략 주먹 반 개 정도의 간격으로 한다. 들어 올리는 발을 기준으로 남자는 왼쪽, 여자는 오른쪽부터 한다.

진은법 11

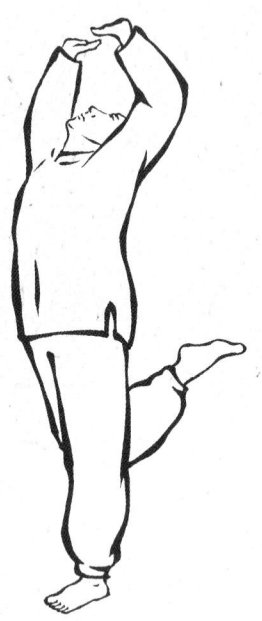

10번과 좌우를 바꾸어서 하되 팔 모양은 동일하다.

진은법 12

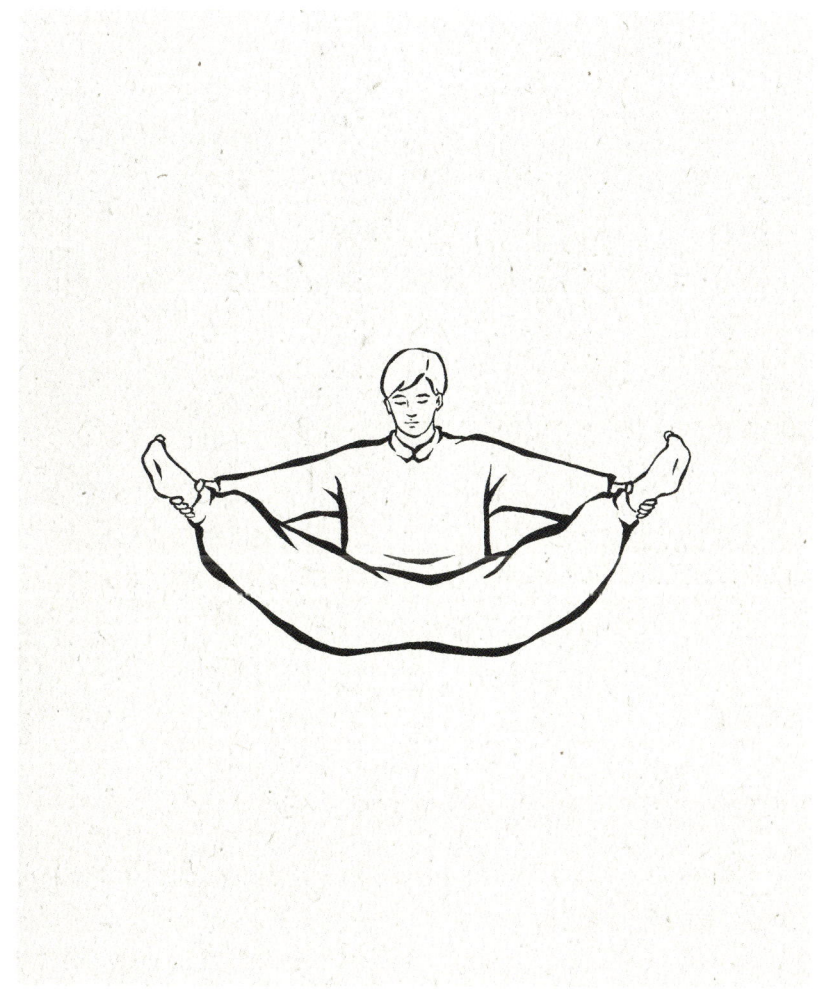

손으로 발목을 잡고 허리와 다리를 모두 곧게 펴야 한다. 발끝을 안쪽으로 자연스럽게 당겨 주고 눈을 감는다. 허리를 펴는 것이 첫 번째고, 그 다음은 가능한 한 무릎을 구부리지 않고 완전히 펼 수 있도록 한다.

원하법

하늘에서 법法이 내려오네

원하법 1

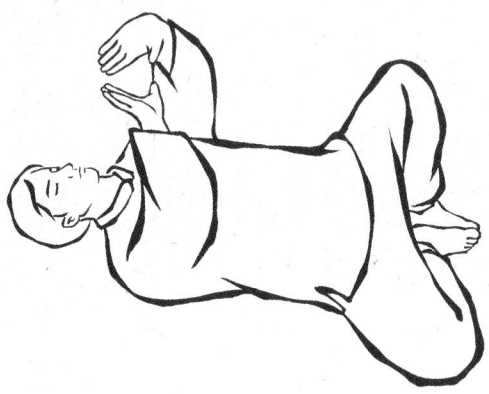

자리에 누워서 양 발바닥을 마주 붙여 최대한 회음 쪽으로 당긴다. 이때 허리는 살짝 들리도록 한다. 양손은 중단전 앞으로 뻗되 팔 관절은 약간 완충되는 느낌으로 구부린다. 양손 사이의 거리는 대략 주먹 반 개 정도로 하되 손가락 끝을 약간 구부려 하늘로부터 기운을 받아 도심을 일으킨다는 마음으로 한다.

원하법 2

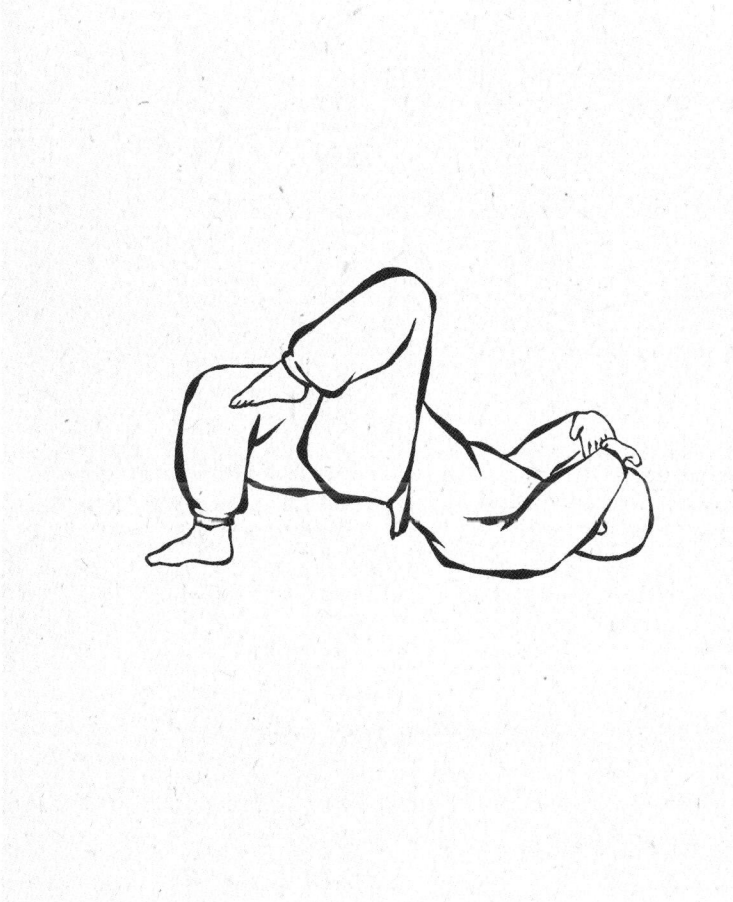

왼쪽 엄지발가락을 오른쪽 무릎 안쪽에 있는 간경肝經 곡천혈에 대고 오른쪽 무릎을 90°로 구부린다. 상체는 어깨 부위만 지면에 닿을 수 있도록 허리를 최대한 높이 들어 준다. 이때 왼쪽 무릎은 밖으로 벌어지지 않게 하고 양 손끝은 관자놀이를 향하게 하며 팔꿈치는 들어 준다. 들어 올리는 발을 기준으로 남자는 왼쪽, 여자는 오른쪽부터 한다.

원하법 3

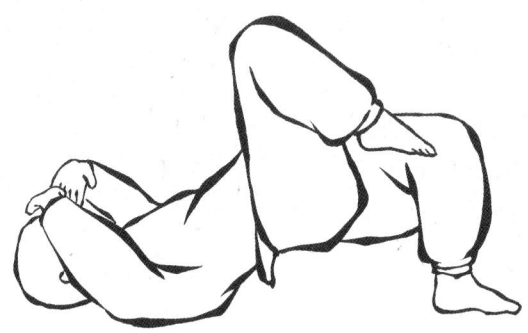

2번과 좌우를 바꾸어서 하되 팔 모양은 동일하다.

원하법 4

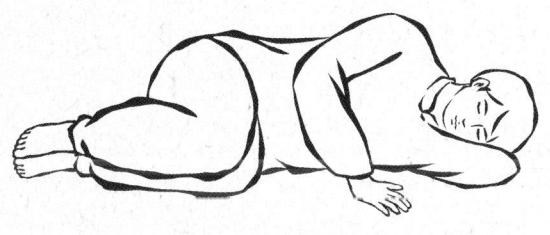

무릎과 발, 허리가 모두 직각으로 구부러지게 한다. 왼팔은 편안하게 팔베개를 하고, 오른손 손바닥은 중단전에서 주먹 두 개 정도의 간격을 두고 바닥에 내려놓는다. 이때 손끝은 정면에서 위를 향하여 45°가 되게 한다. 바닥에 몸이 닿는 면을 기준으로 남자는 왼쪽, 여자는 오른쪽부터 한다.

원하법 5

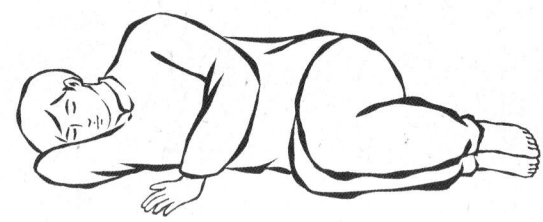

4번과 좌우를 바꾸어서 하며 이때 양손도 같이 바꾸어 준다.

원하법 6

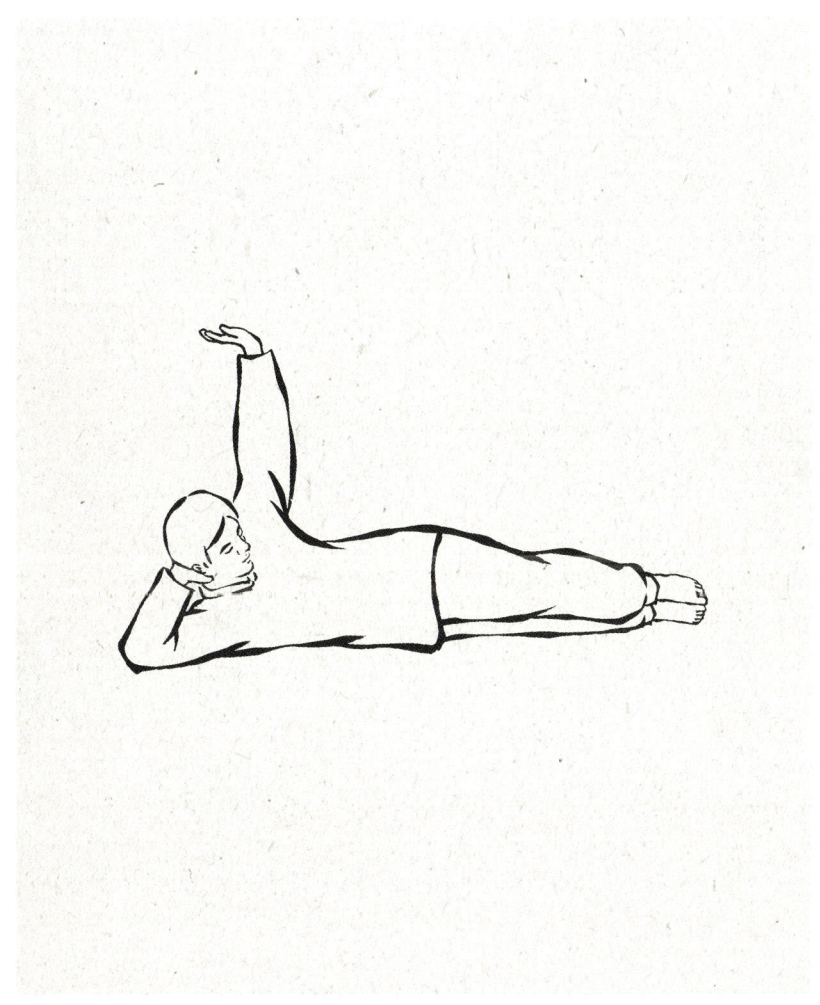

오른손을 귀 뒤로 해서 머리를 받쳐 주고 왼손을 지면과 수직이 되게 위로 들어 준다. 왼손 노궁혈이 하늘을 향하도록 뻗어 준다. 이때 왼쪽 손끝은 머리 방향을 향하게 한다. 들어 올리는 손을 기준으로 남자는 왼쪽, 여자는 오른쪽부터 한다.

원하법 7

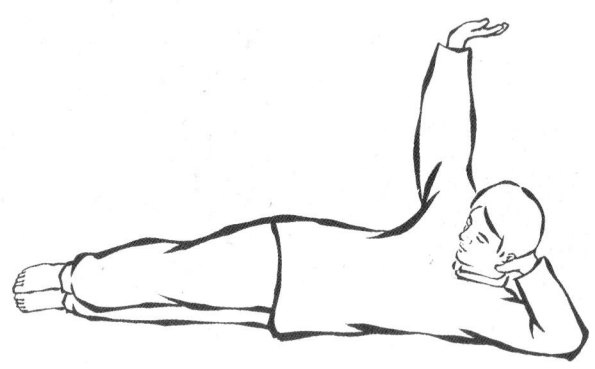

6번과 좌우를 바꾸어서 하며 이때 양팔도 같이 바꾸어 준다.

원하법 8

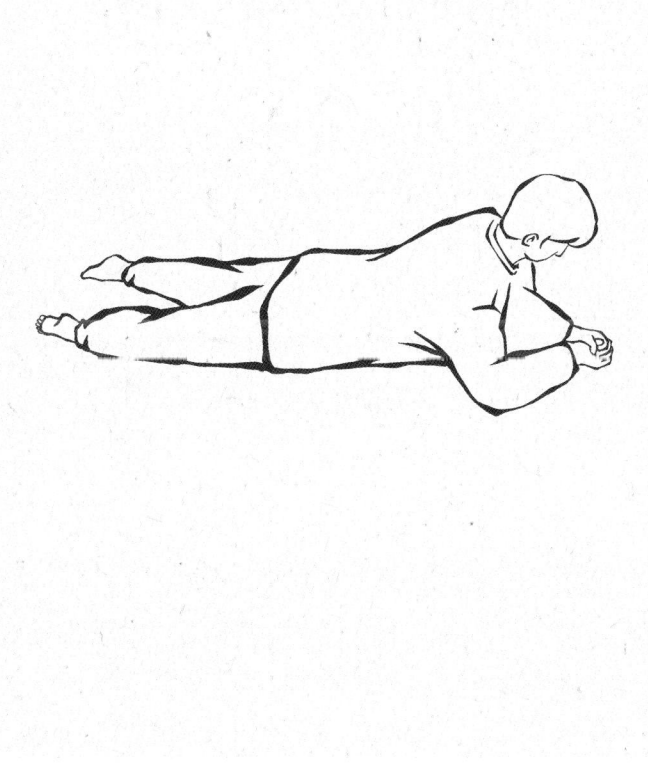

오른손 엄지를 구부리고 이를 왼손이 감싸는 형상으로 삼태극 모양을 만든다. 이때 시선은 삼태극의 중앙을 바라보며 왼손 엄지가 오른손 엄지 위로 올라오지 않도록 한다. 양발 사이의 거리는 어깨너비고 양팔도 어깨너비다. 발등을 땅에 댄다.

원하법 9

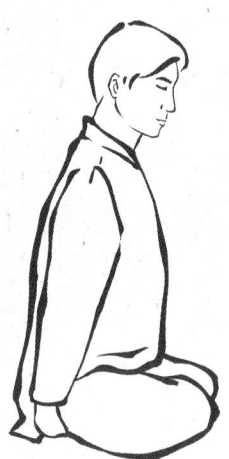

오른발이 왼쪽 다리 위로 가게 하여 앉은 상태에서, 양손은 손바닥을 위로 향하게 하여 허벅지 아래에 놓는다. 양손의 정확한 위치는 고관절에서 허벅지로 넘어가는 부위다. 이때 허리를 반듯하게 펴 주면 상체는 자연스럽게 약간만 앞으로 숙여진다.

원하법 10

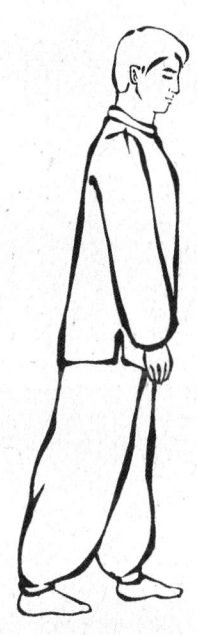

왼발을 정면을 향해 한 족장 앞으로 내딛는다. 수련자의 체형에 따라 한 족장보다 조금 더 앞으로 나가도 무방하다. 허리를 반듯하게 세운 상태에서 체중이 앞발과 뒷발에 6 : 4의 비율이 되도록 무게중심을 앞으로 이동한다. 이때 손은 가볍게 늘어뜨린다. 허리를 반듯하게 편 상태에서 무게중심이 앞으로 이동해야 한다.

원하법 11

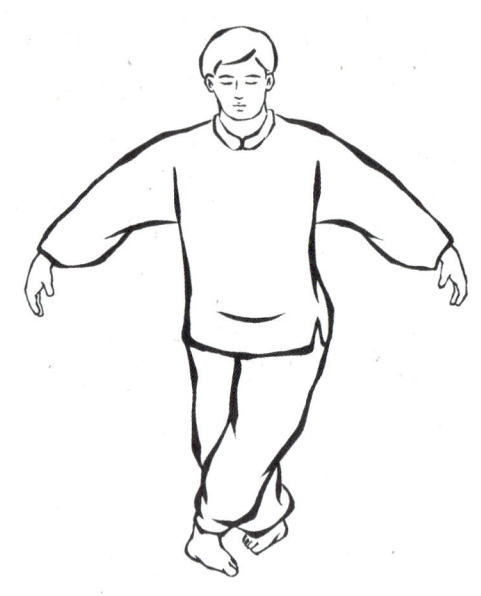

양발을 교차시켜 오른발의 안쪽선엄지발가락 끝이 왼쪽 발가락 선과 만나도록 한다. 이때 왼발의 바깥쪽선과 오른발 끝의 간격은 주먹 하나 정도 거리를 두고, 양발의 각도는 90°가 되게 한다. 오른 무릎이 왼쪽 다리의 오금에 닿을 수 있도록 엉덩이를 뒤로 뺀 상태에서 자연스럽게 양 무릎을 구부린다. 허리는 곧게 펴 주고 상체를 약간만 앞으로 숙인다. 양팔은 손바닥을 마주한 상태에서 기운을 타고 기운이 끊어지지 않을 때까지 옆으로 벌려 준다.

원하법 12

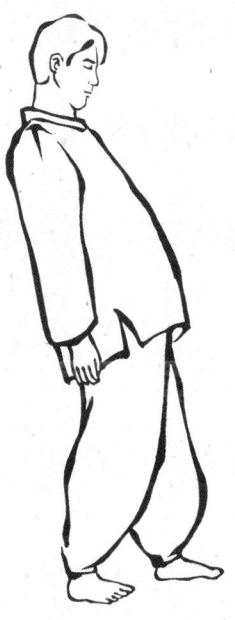

정면을 향해서 왼발을 한 족장 앞으로 내딛는다. 양팔의 힘을 빼고 아래로 늘어뜨린 상태에서 단전 부위가 떨릴 때까지 상체를 최대한 뒤로 젖혀 준다. 수련자의 체형에 따라 한 족장보다 조금 더 앞으로 나가도 무방하다.

화심법

마음을 모아 하늘에 오를 수 있음은
마음이 하늘에 있기 때문이라

화심법 1

땅의 이치를 아니 절로 하심下心이 된다.

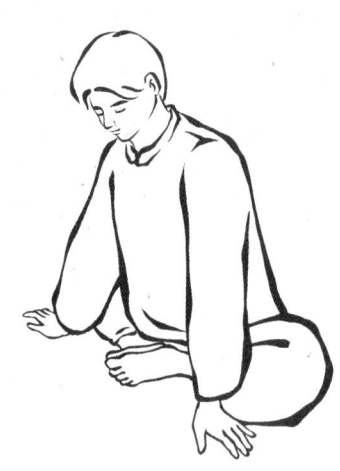

양쪽 발바닥을 마주 붙이고 발뒤꿈치를 회음혈 부위까지 최대한 당긴다. 양손의 손목 부위가 발목과 무릎의 중간 정도에 올 수 있게 하여 손바닥을 바닥에 붙인다. 이때 손끝은 바깥쪽을 향하게 하고 손과 다리 사이의 거리는 주먹 하나이며, 손가락은 붙이지 않고 자연스럽게 벌려 준다.

화심법 2

마음을 모아 삼주三珠를 밝힌다.

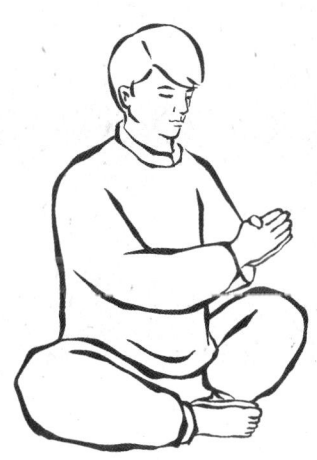

1번 자세에서 상체를 세워 양손을 합장한 뒤 왼손 엄지손가락으로 오른손 엄지손가락을 접어 감싼다. 합장한 상태에서 양손을 중단전 앞으로 뻗고 손끝은 바깥쪽 아래로 45° 뉘어 준다. 이렇게 하면 팔과 몸통에 오각형 모양이 형성된다.

화심법 3

하늘빛이 내리니 중지(中指)를 세운다.

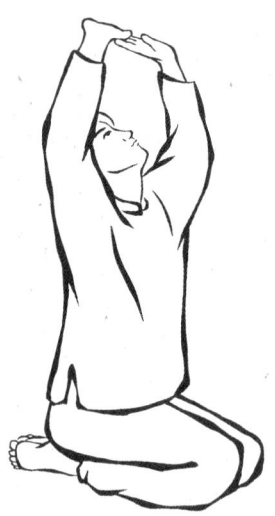

무릎을 꿇고 앉아 허리를 반듯하게 편다. 양팔을 위로 뻗어 주고, 양쪽 손목을 안쪽으로 꺾어 손바닥이 하늘을 향하도록 한다. 이때 팔꿈치는 완전히 펴지 않고 약간 구부리고, 양손 사이의 거리는 대략 주먹 반 개 정도의 간격으로 한다. 눈을 뜨고 시선은 양손으로 만든 원을 바라본다.

화심법 4

천지를 하나로 일통一通시키니 대지 위에 바람이 일어난다.

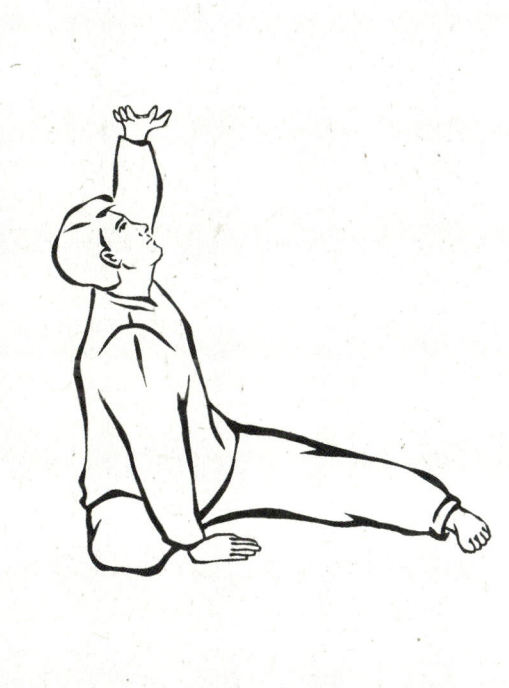

오른쪽 다리는 무릎을 꿇은 상태에서 무릎이 정면을 향하게 하고, 왼쪽 다리는 좌측으로 뻗어 준다. 이때 양쪽 다리는 서로 직각이 되게 하고 좌측 발끝이 정면을 향하도록 발목을 꺾어 준다. 오른손은 손끝이 좌측을 향하게 하고, 오른쪽 무릎 안쪽 주먹 반 개 정도의 간격을 두고 손바닥을 지면에 붙인다. 왼손은 손끝이 정면을 향하게 하여 위로 쭉 뻗어 주되 팔꿈치를 약간 구부려 준다. 옆으로 뻗는 다리를 기준으로 남자는 왼쪽, 여자는 오른쪽부터 한다.

화심법 5

천지를 하나로 일통一通시키니 대지 위에 바람이 일어난다.

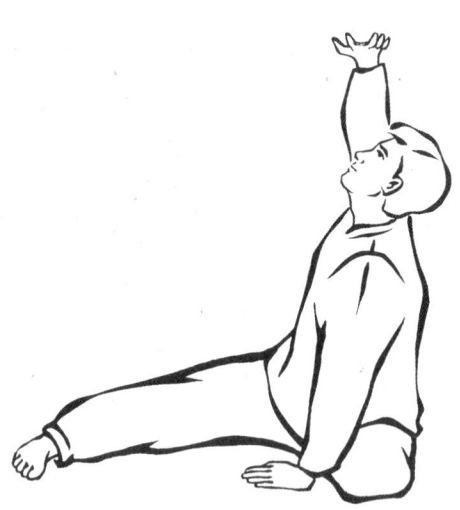

4번과 좌우를 바꾸어서 하며 이때 양팔도 같이 바꾸어 준다.

화심법 6

일심 一心으로 마음을 모아 고요 속에 빠져든다.

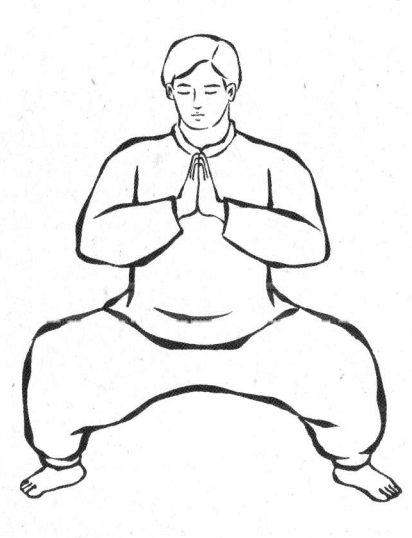

기마 자세를 취한다. 양손을 합장하여 중단전 앞에 둔다. 합장한 양손과 중단전 사이의 거리는 주먹 하나다. 이때 팔꿈치가 아래로 내려가지 않도록 한다.

화심법 7

지난날을 돌아보며 스스로를 일깨우니 바람에 구름 밀리듯 하다.

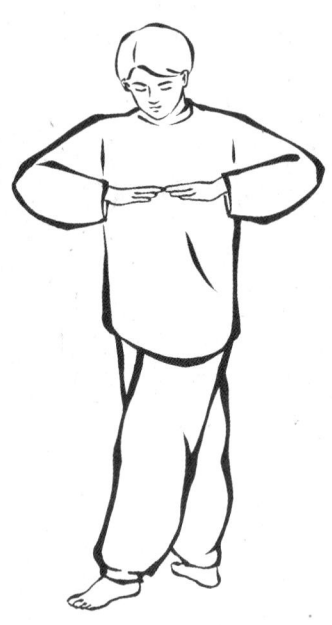

양발을 각각 45°로 하여, 오른발 엄지발가락을 왼발 뒤꿈치 뒤로 조금 떨어진 곳에 둔다. 양손의 중지는 마주 붙이고, 손의 위치는 거궐 높이로 하여 가슴에서 주먹 하나 정도 떨어지게 한다. 눈을 감고 시선은 중지를 마주 붙인 양손을 바라보며 고개는 약간 숙인다. 이때 상체는 최대한 왼쪽으로 틀어 준다. 앞으로 나가는 다리를 기준으로 남자는 왼쪽, 여자는 오른쪽부터 한다.

화심법 8

지난 날을 돌아보며 스스로를 일깨우니 바람에 구름 밀리듯 하다.

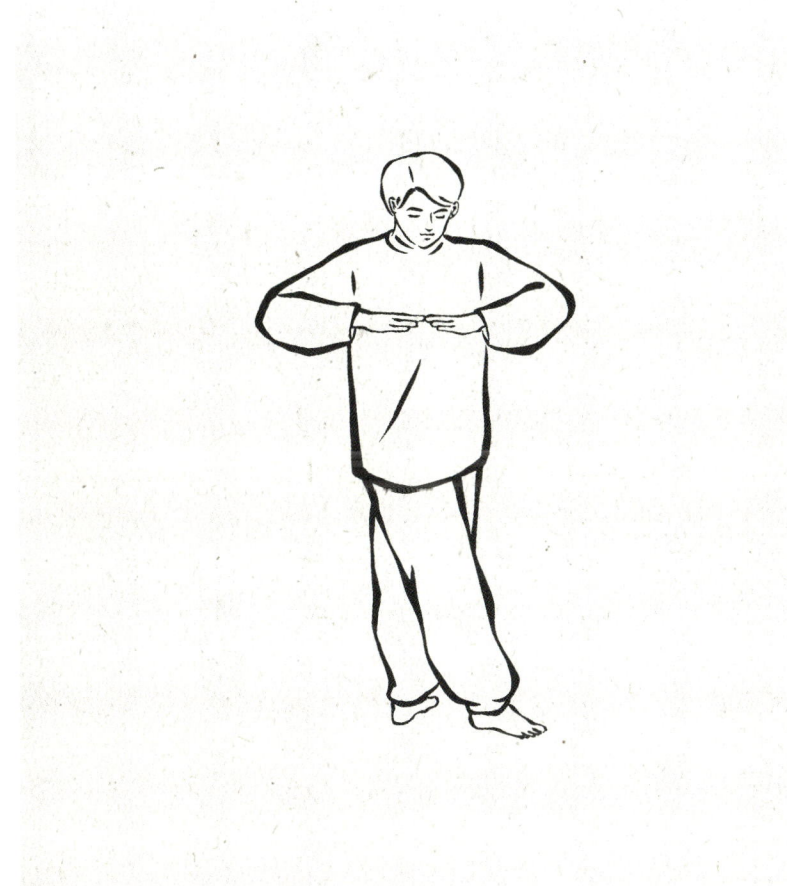

7번과 좌우를 바꾸어서 하되 양손 모양은 동일하다.

화심법 9

승화된 한 빛으로 하늘의 뜻을 받드니 용이 승천하는 듯하다.

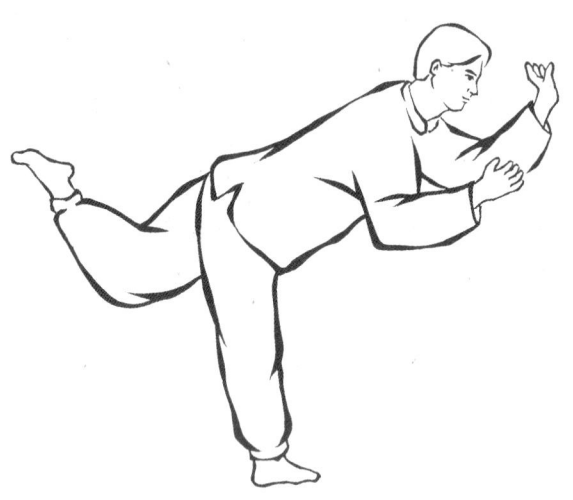

오른발로 중심을 잡고 왼발은 화진법 5번 자세처럼 들어 올린다. 왼발의 용천혈이 하늘을 향하게 한다. 팔 모양은 왼 팔꿈치를 90°로 구부려 몸 중앙선에 오게 하고, 손목을 꺾어서 손끝이 왼쪽을 향하게 하여 노궁이 정면을 바라보게 한다. 오른손은 왼쪽 팔꿈치 옆에 두고, 팔목을 꺾어 손끝이 우측을 향하게 한다. 눈을 뜨고, 시선은 정면을 향한다. 들어 올리는 다리를 기준으로 남자는 왼쪽, 여자는 오른쪽부터 한다.

화심법 10

승화된 한 빛으로 하늘의 뜻을 받드니 용이 승천하는 듯하다.

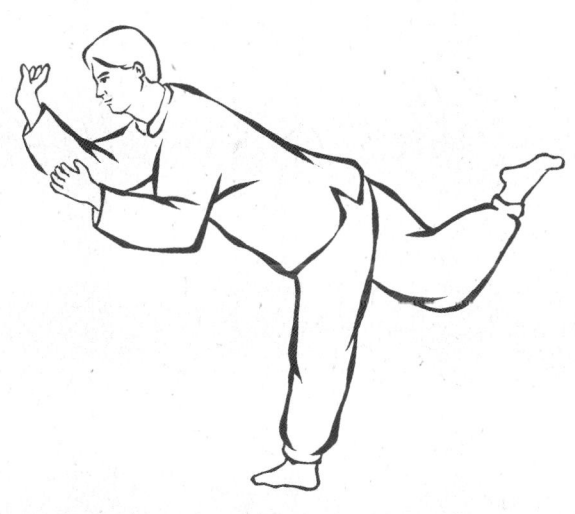

9번과 좌우를 바꾸어서 하며 이때 양손의 위치도 같이 바꾸어 준다.

화심법 11

홀로 천하를 굽어보며 자신을 나투니 우주삼라宇宙森羅가 고요하다.

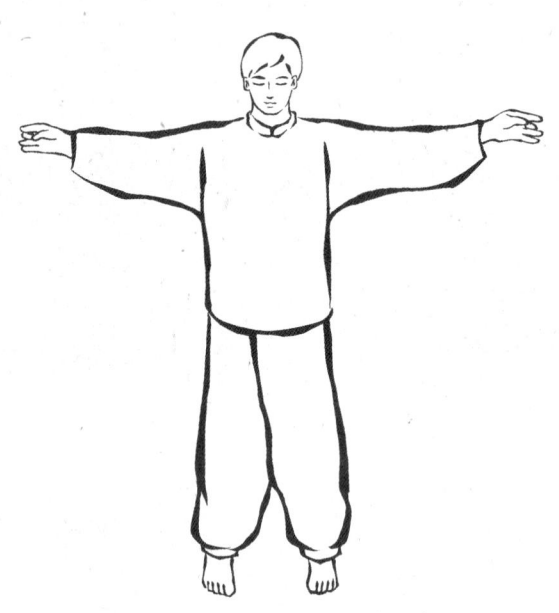

양발은 어깨너비 11자로 하고 허리를 반듯이 세운 상태에서 아랫배 단전 부위가 지그시 앞으로 나올 수 있게 한다. 양팔을 자연스럽게 옆으로 뻗어 준다. 이때 팔꿈치는 힘을 빼고 살짝 구부린다. 양손은 엄지와 중지를 붙이고 나머지 손가락은 자연스럽게 펴 준다. 손목을 꺾지 않은 상태에서, 어깨에서 손끝까지 일직선이 되게 한다.

화심법 12

고요함에 충만함이 가득하니 화심(華心)이 첫눈 오듯 하여라.

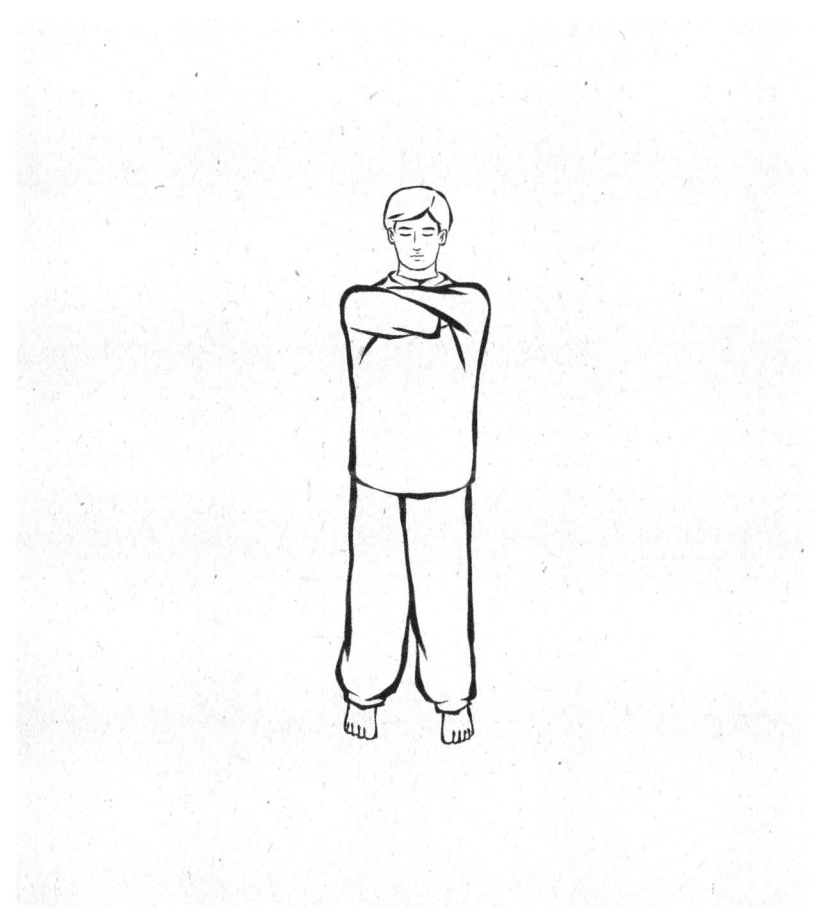

양발은 어깨너비 11자로 하고, 양팔은 팔짱을 끼고 어깨 높이로 들어 준다. 양팔이 지면과 수평, 상체와 90°가 될 수 있도록 한다. 허리를 반듯이 세운 상태에서 아랫배 단전 부위가 지그시 앞으로 나올 수 있게 한다.

궁을법

오직 하나를 위한 법法

궁을법 1

하단전에 기가 압축되니 지혜가 밝고
경추의 기가 팔을 통하니 눈앞이 밝아지네.
명문의 기가 무릎으로 통하니 무릎은 천지의 기를 누르고
머리는 우주를 넘나드네.

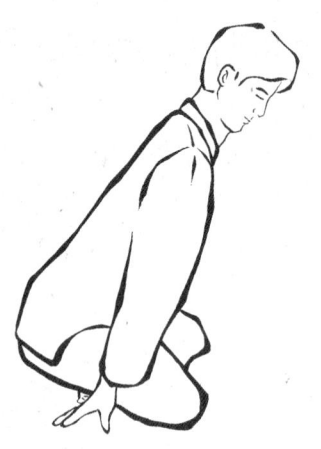

오른발이 왼쪽 다리 위로 오게 하여 앉는다. 허벅지 중앙 지점에서 양손의 손가락만 바닥에 닿도록 한다. 이때 양 무릎이 지면에 닿을 수 있도록 엉덩이를 자연스럽게 들어 준다. 허리를 곧게 펴 머리끝에서 꼬리뼈까지 일직선이 되도록 한다.

궁을법 2

전신全身의 기를 고르게 분포하여
기를 평등하게 하니 심신이 자유롭네.
만일 훗날 양신陽神을 이룬다면 알리라
천지를 넘나들 때 큰 힘이 됨을······.

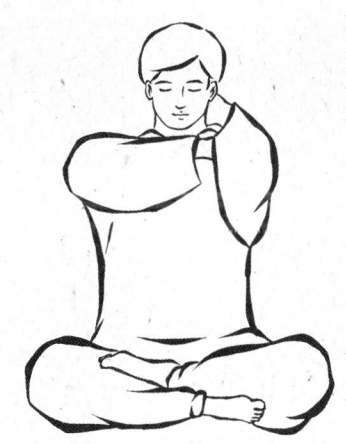

왼발이 오른쪽 다리 위로 오도록 하여 앉는다. 오른손으로 왼팔의 팔꿈치 윗부분이두박근을 잡고, 왼손은 뒷목을 잡는다. 왼손의 팔꿈치는 정면을 향하게 하고, 팔을 잡는 손과 뒷목을 잡는 손 모두 지면과 수평이 되게 들어 준다. 뒷목을 잡는 팔을 기준으로 남자는 왼쪽, 여자는 오른쪽부터 한다.

궁을법 3

전신全身의 기를 고르게 분포하여
기를 평등하게 하니 심신이 자유롭네.
만일 훗날 양신陽神을 이룬다면 알리라
천지를 넘나들 때 큰 힘이 됨을…….

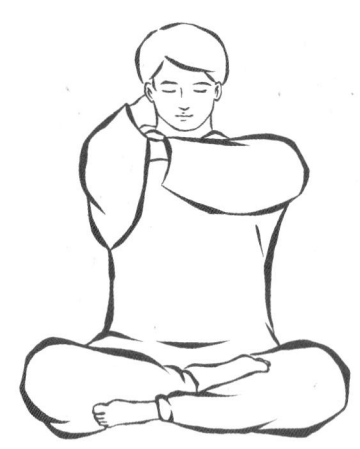

2번과 좌우를 바꾸어서 하며 이때 양팔도 같이 바꾸어 준다.

궁을법 4

스스로 지난날을 돌아봐 깨우치니 천지가 감응하고,
스스로 땀 흘리니 눈물이 앞을 가리네.
허나 흘린 눈물과 땀만큼이나 인고의 나날들이 허송세월은 아니라네.
시련의 눈물과 땀만큼 세상을 구했으니.

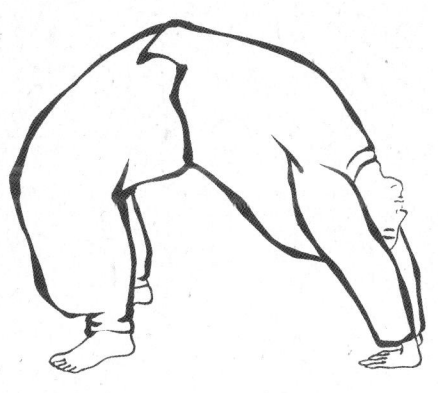

양손과 양발을 바닥에 붙이고 몸이 활처럼 휘도록 허리를 최대한 젖혀 준다. 이때 양손과 양발의 넓이는 어깨너비보다 약간 넓게 벌려 준다.

궁을법 5

두 용천湧泉이 낭심에서 서로 만나니 대해大海를 알 수 있고
마음은 천지를 굽어보니 세상을 볼 수 있어
나 스스로의 깊이를 알 수 있다네.

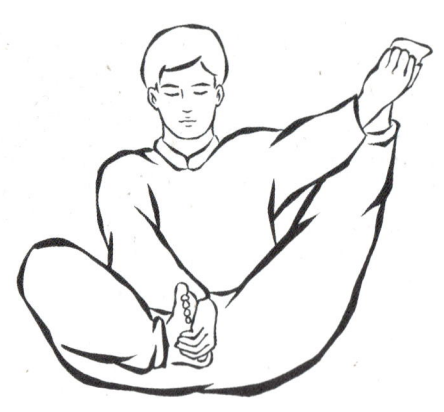

오른손으로 오른발의 중간 부위를 위에서 밑으로 잡은 후 발이 몸의 중앙에 올 수 있도록 무릎을 구부려 준다. 이때 오른발이 지면에서 주먹 하나, 몸에서도 주먹 하나의 거리가 되게 한다. 왼손으로 왼쪽 발꿈치를 밑에서 위로 감싸 쥔 후 허공으로 들어서 뻗고 발끝을 당겨 준다. 허리는 곧게 편다. 들어 올리는 다리를 기준으로 남자는 왼쪽, 여자는 오른쪽부터 한다.

궁을법 6

두 용천湧泉이 낭심에서 서로 만나니 대해大海를 알 수 있고
마음은 천지를 굽어보니 세상을 볼 수 있어
나 스스로의 깊이를 알 수 있다네.

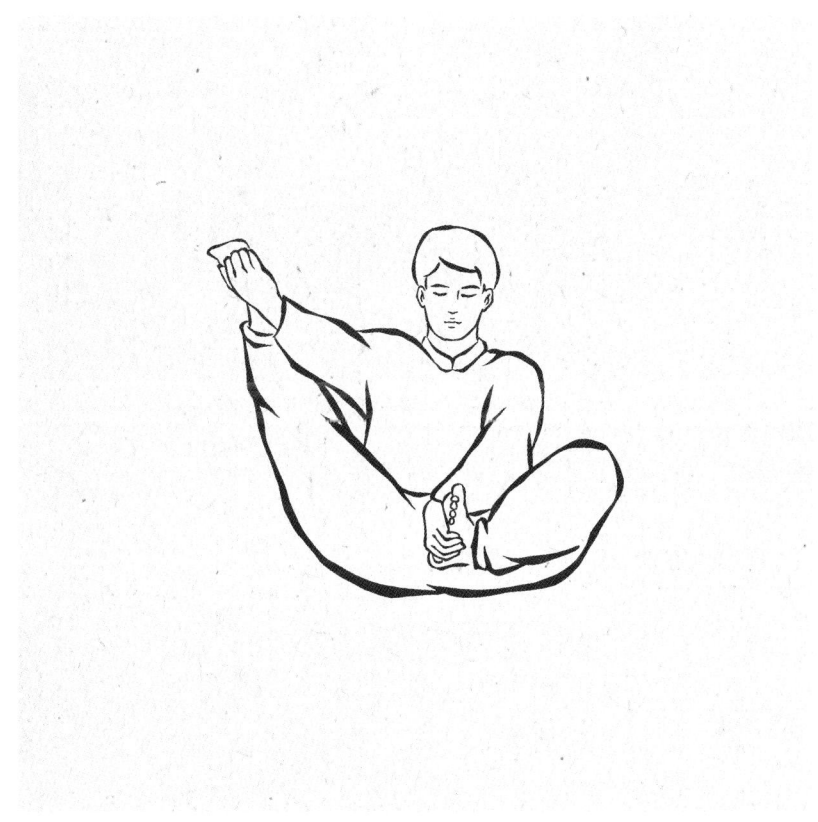

5번과 좌우를 바꾸어서 하며 이때 양발을 잡는 손도 같이 바꾸어 준다.

궁을법 7

마음이 여의하니 명예욕이 없고
무심하니 권력욕이 없네.
경추가 용천과 만나니 물욕이 없네.

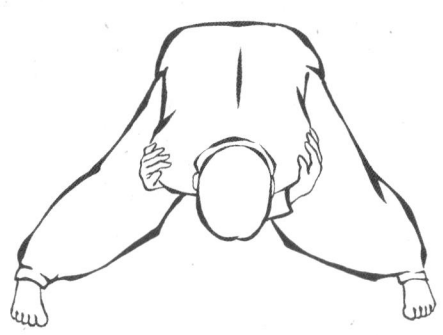

양발을 어깨너비 두 배로 벌리고 양손은 교차하여 어깨 부위를 잡은 상태에서 상체를 최대한 앞으로 숙여 준다. 이때 허리는 곧게 펴 주고 발끝이 옆으로 벌어지지 않도록 한다. 시선은 자연스럽게 앞으로 들어 지면을 바라보듯이 한다.

궁을법 8

합일合一의 이치를 터득하니 내가 없고
내가 없으니 천지에 내가 가득하다.

팔굽과 발 뒷굽이 서로 기세를 다투니
오직 의지만이 강렬히 빛난다.

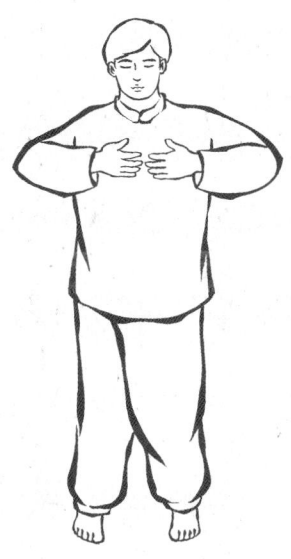

양발은 어깨너비 11자, 손은 양쪽 중지만 붙이고 중지 부분이 중단전을 향한 상태에서 나무를 안는다는 기분으로 자세를 취한다. 허리를 반듯이 세운 상태에서 아랫배 단전 부위가 지그시 앞으로 나올 수 있게 한다.

궁을법 9

곡기를 끊고 수도修道하니 마음이 분란하여 어지럽고 고행이 따르네.
스스로 고행을 벗삼아 수도하니 고행 속에 밝음이 있네.
중단전과 하단전이 서로 응하니 언력言力이 좋아지네.

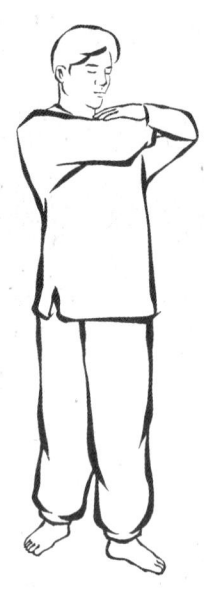

양발을 붙인 상태에서, 양발이 서로 90°가 되도록 발끝을 벌려 준다. 왼발을 좌측 45° 방향으로 한 족장 앞으로 내딛는다. 그리고 왼쪽 발끝 방향으로 상체를 틀어 준다. 몸의 무게중심은 양발에 동일하게 둔다. 왼팔이 오른팔 위로 오게 한 후 양 손끝이 팔꿈치에 오도록 한다. 이때 양팔은 지면과 수평이 되게 90° 높이로 들어 주고, 아랫배 단전 부위가 지그시 앞으로 나올 수 있게 한다. 앞으로 내디딘 발을 기준으로 남자는 왼쪽, 여자는 오른쪽부터 한다.

궁을법 10

곡기를 끊고 수도修道하니 마음이 분란하여 어지럽고 고행이 따르네.
스스로 고행을 벗삼아 수도하니 고행 속에 밝음이 있네.
중단전과 하단전이 서로 응하니 언력言力이 좋아지네.

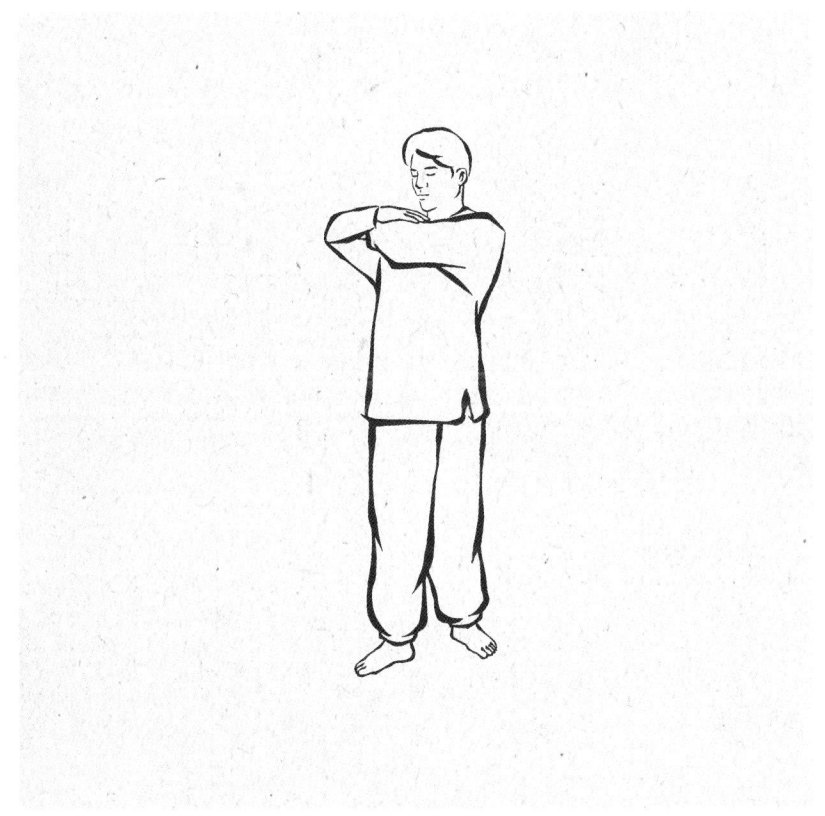

9번과 좌우를 바꾸어서 하며 이때 양팔도 같이 바꾸어 준다.

궁을법 11

천지의 귀함을 깨우치니 스스로 하늘과 같고
내세우지 않으니 그 귀함이 땅과 같다.
훗날 귀한 일꾼을 찾는다면 바로 이 자를 말하리라.

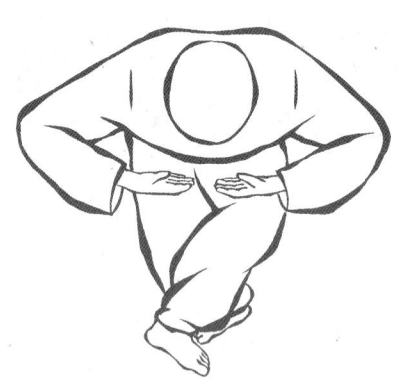

왼발을 45° 방향으로 딛고, 오른발은 왼발 뒤 90° 방향에 교차하여 딛는다. 이때 오른발의 바깥쪽 선이 왼발의 뒤꿈치 선과 일치하도록 한다. 이때 왼발 뒤꿈치와 오른발 끝의 간격은 주먹 하나 거리를 둔다. 그 상태에서 상체가 지면과 수평이 되도록 무릎을 굽히고 앉는다. 양쪽 손가락을 가까이 대고, 손바닥이 중단전을 향한 상태에서 가슴을 안듯이 자세를 취한다. 손바닥과 가슴 사이의 거리는 대략 주먹 하나 반 정도다.

궁을법 12

남의 말을 들을 줄 아니 공명정대함을 알고
남의 말을 귀히 여기니 무례함을 범하지 않는다.
고통을 스스로 감내하니 그 성품 비 오는 날의 다향과 같다.

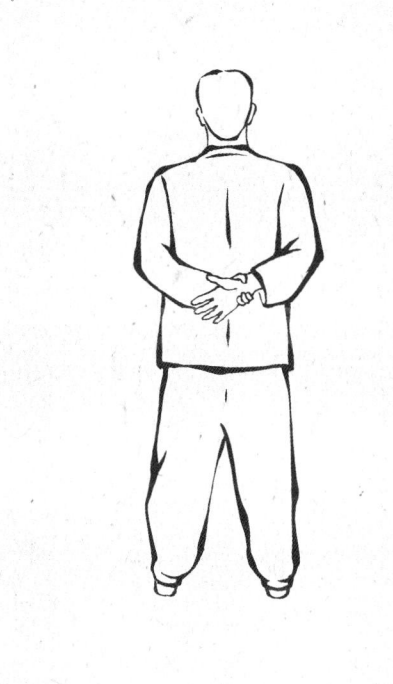

서서 뒷짐을 진 자세다. 왼손으로 오른 손목을 감싸 쥐고 명문혈에 댄다. 허리를 반듯이 세운 상태에서 아랫배 단전 부위가 지그시 앞으로 나올 수 있게 한다.

세운법

세상의 구름처럼 살라

세운법 1

정기신을 하나 되게 한다.

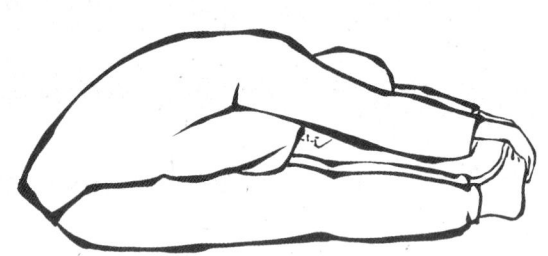

양발을 펴서 발가락을 당기고, 허리를 최대한 무릎에 가깝게 숙인다. 이때 양손으로 발끝을 최대한 잡을 수 있는 만큼 잡는다.

세운법 2

정기신을 유연하게 한다.

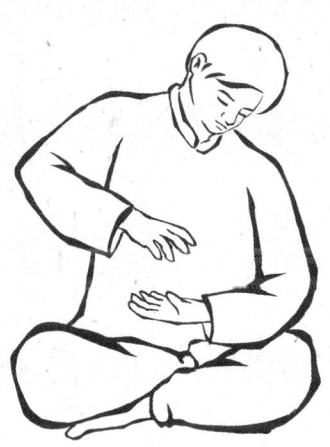

오른발이 왼쪽 다리 위로 오게 하여 앉는다. 왼손을 아래로 가게 하여 양손으로 여의주를 잡는 자세를 취한다. 이때 양손과 몸 사이의 거리는 대략 주먹 하나 정도, 허리를 좌측으로 기울여 시선은 손으로 잡은 여의주를 옆에서 비스듬히 바라보듯이 한다. 이때 여의주를 비스듬히 바라볼 수 있는 공간이 생기도록 오른손 손끝을 정면에서 좌측방향으로 45° 틀어 준다. 상체를 기울이는 방향을 기준으로 남자는 왼쪽, 여자는 오른쪽부터 한다.

세운법 3

정기신을 유연하게 한다.

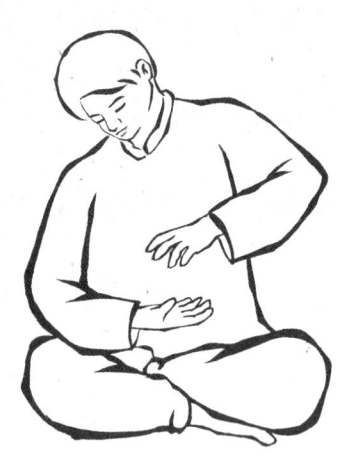

2번과 좌우를 바꾸어서 하며 이때 양손의 위치도 같이 바꾸어 준다.

세운법 4

정기신을 끌어올린다.

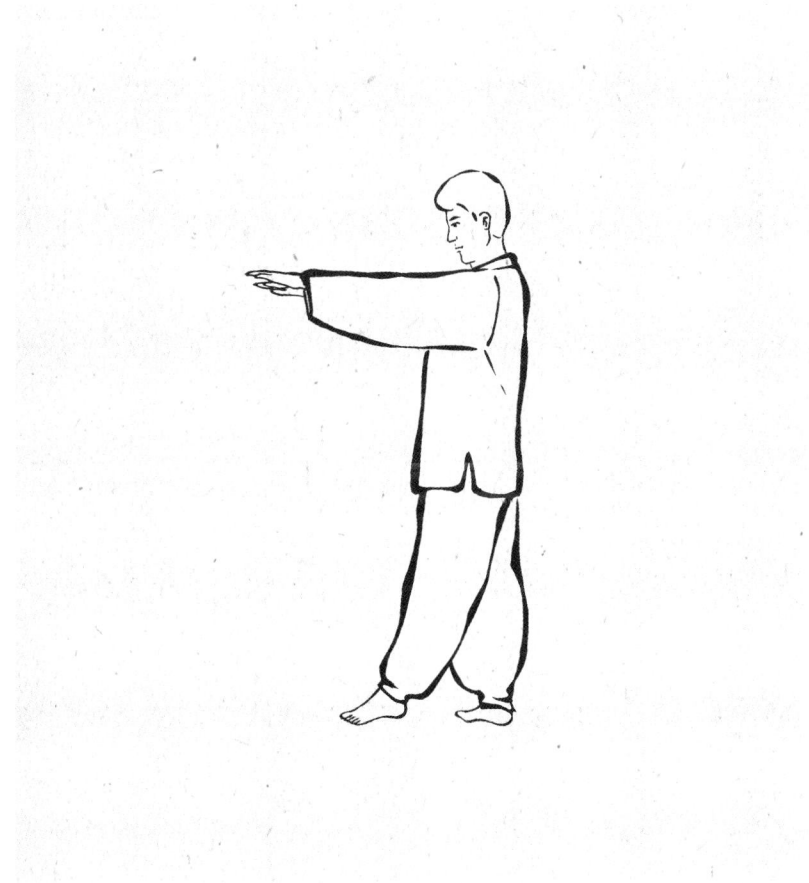

왼발을 지면으로부터 완전히 들고 힘을 지그시 뺀 상태에서 발끝이 지면을 향하도록 자연스럽게 숙여 준다. 양팔은 지면과 수평을 이룰 수 있도록 들어 준다. 이때 팔과 양 손가락은 모두 편 상태에서 자연스럽게 힘을 뺀다. 들어 올리는 발을 기준으로 남자는 왼쪽, 여자는 오른쪽부터 한다.

세운법 5

정기신을 끌어올린다.

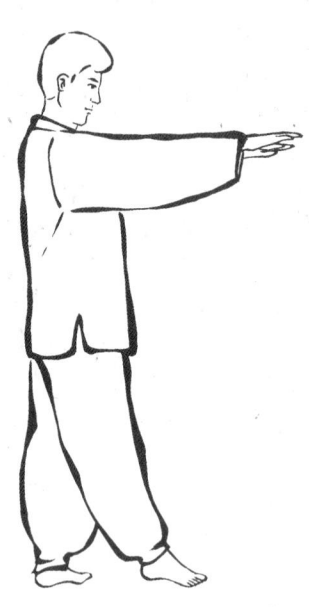

4번과 좌우를 바꾸어서 하되 팔 모양은 동일하다.

세운법 6

정기신을 강하게 집중한다.

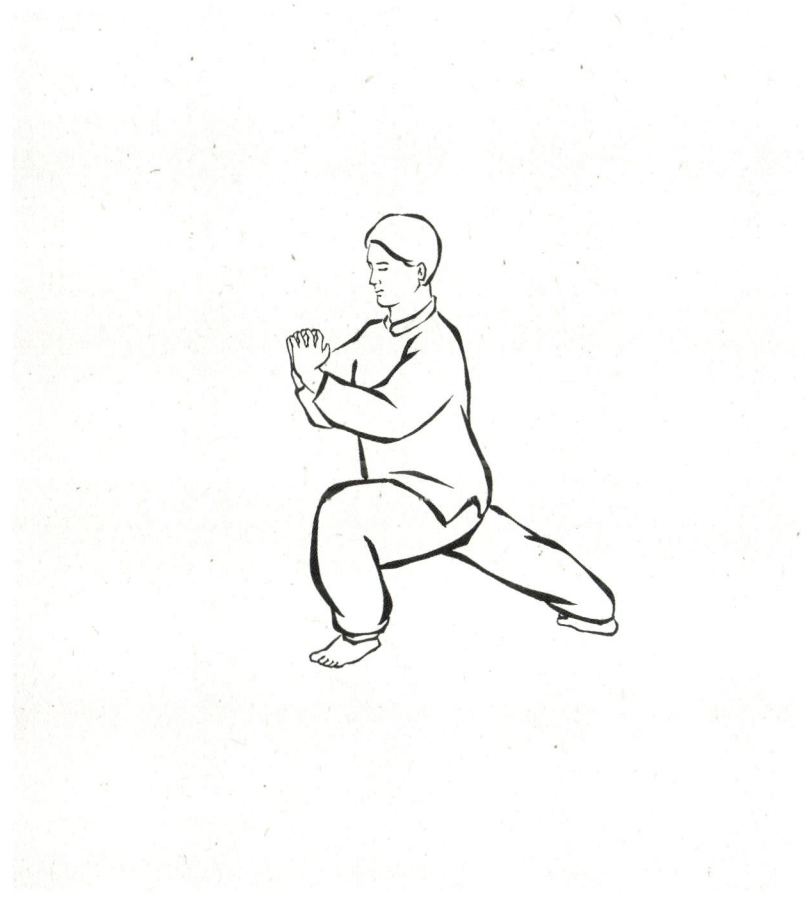

왼발을 앞으로 내디뎌 앞굽이 자세를 취한다. 손가락을 벌린 상태에서 손바닥 아랫부분과 양 손가락 끝부분을 서로 붙여 손 사이에 공간을 만든다. 이때 허리는 곧게 펴 준다. 양손의 높이는 중단전 위치이고 그 간격은 주먹 두 개 정도다. 나가는 발을 기준으로 남자는 왼쪽, 여자는 오른쪽부터 한다.

세운법 7

정기신을 강하게 집중한다.

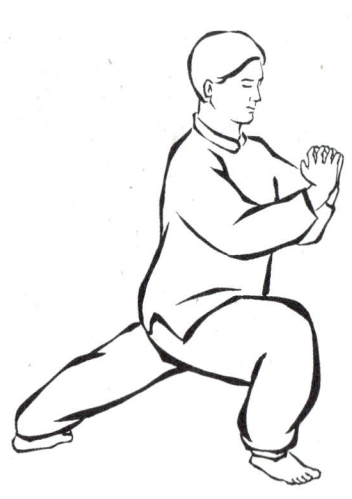

6번과 좌우를 바꾸어서 하되 양손 모양은 동일하다.

세운법 8

홀로 생각에 잠긴다.

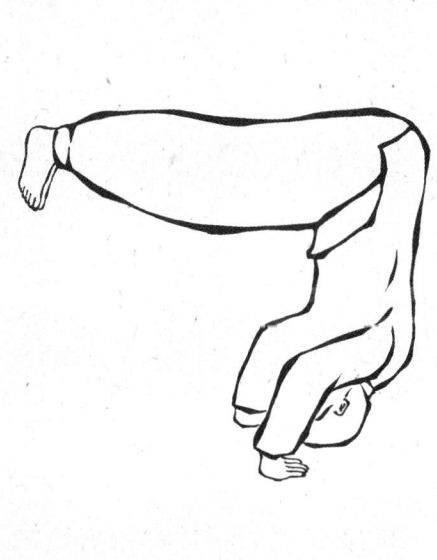

머리를 바닥에 대고 양손은 어깨너비보다 약간 넓게 하여 바닥을 짚는다. 상체를 지면과 수직이 되게 한 후 양다리를 모아서 들어 준다. 이때 다리와 상체의 각도는 90°, 발끝은 몸 쪽으로 당겨 준다.

세운법 9

거악생신去惡生新한다.

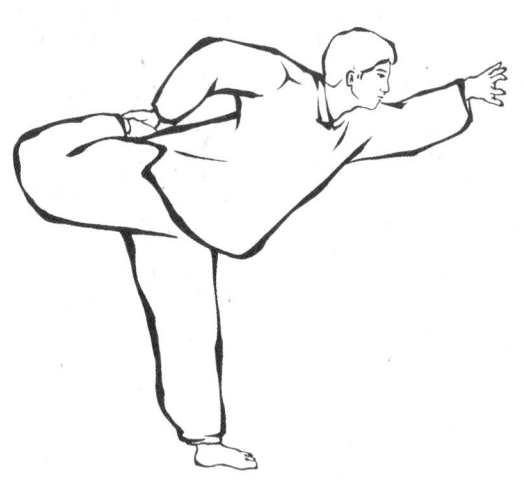

좌측 다리로 몸을 지탱한 후 오른손으로 오른 다리의 발목을 감싸 쥐고 들어 준다. 들어 올린 다리는 지면과 수평을 이룬다. 몸이 우측을 바라보게 한 뒤 상체만을 틀어 정면을 바라보고, 왼손은 눈높이로 뻗어 주되 팔꿈치를 약간 구부려 준다. 이때 뻗은 팔의 손목을 꺾어 손끝이 우측을 향하도록 하고, 손가락을 약간 구부린 상태에서 손바닥이 정면을 향하게 한다. 앞으로 뻗는 팔을 기준으로 남자는 왼쪽, 여자는 오른쪽부터 한다.

세운법 10

거악생신去惡生新한다.

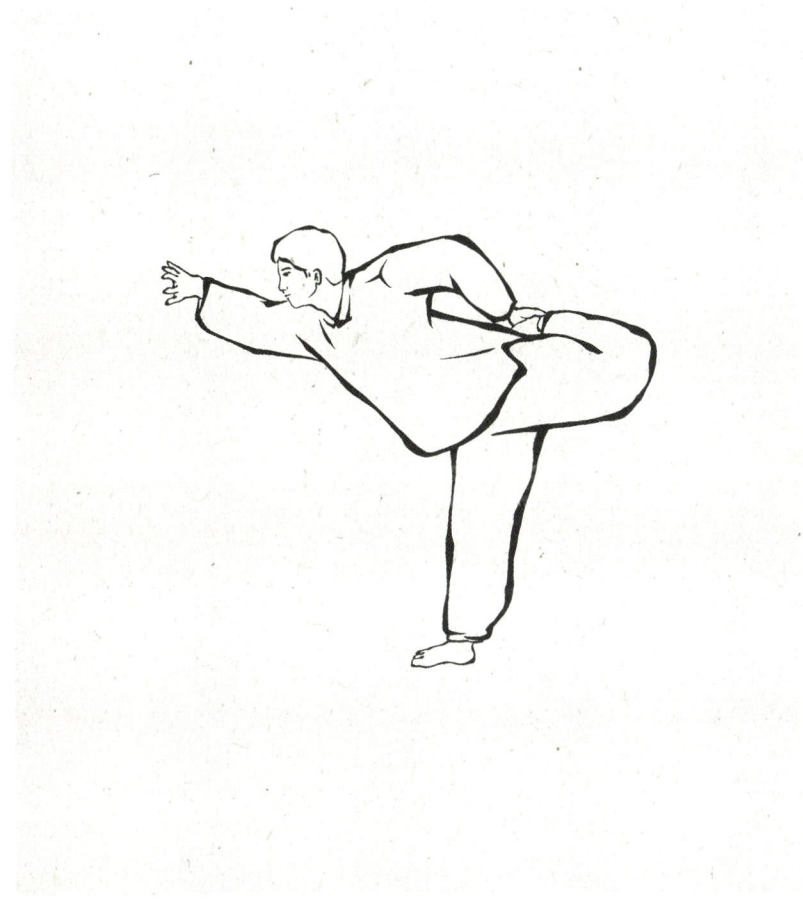

9번과 좌우를 바꾸어서 하며 이때 양팔도 같이 바꾸어 준다.

세운법 11

도道에 귀의한다.

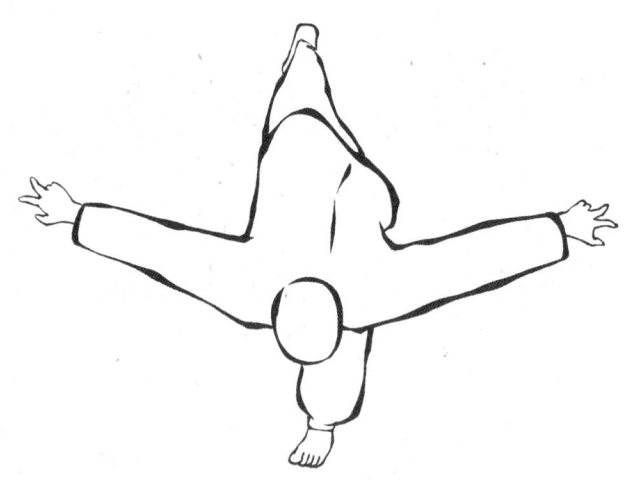

왼발로 몸을 지탱하고 오른발을 최대한 높게 들어 주되 발끝이 바닥을 향하도록 최대한 당겨 준다. 양팔이 어깨와 일직선을 이룬 상태에서 약간만 뒤로 가게 하여 펼친다. 이때 손모양은 네 번째, 다섯 번째 손가락을 손바닥에 붙이고 나머지 세 손가락으로 갈고리 모양을 만든 후 손끝이 뒤쪽을 향하게 한다. 머리끝에서 발끝까지 일직선이 되는 것이 좋다. 몸을 지탱하는 다리를 기준으로 남자는 왼쪽, 여자는 오른쪽부터 한다.

세운법 12

도道에 귀의한다.

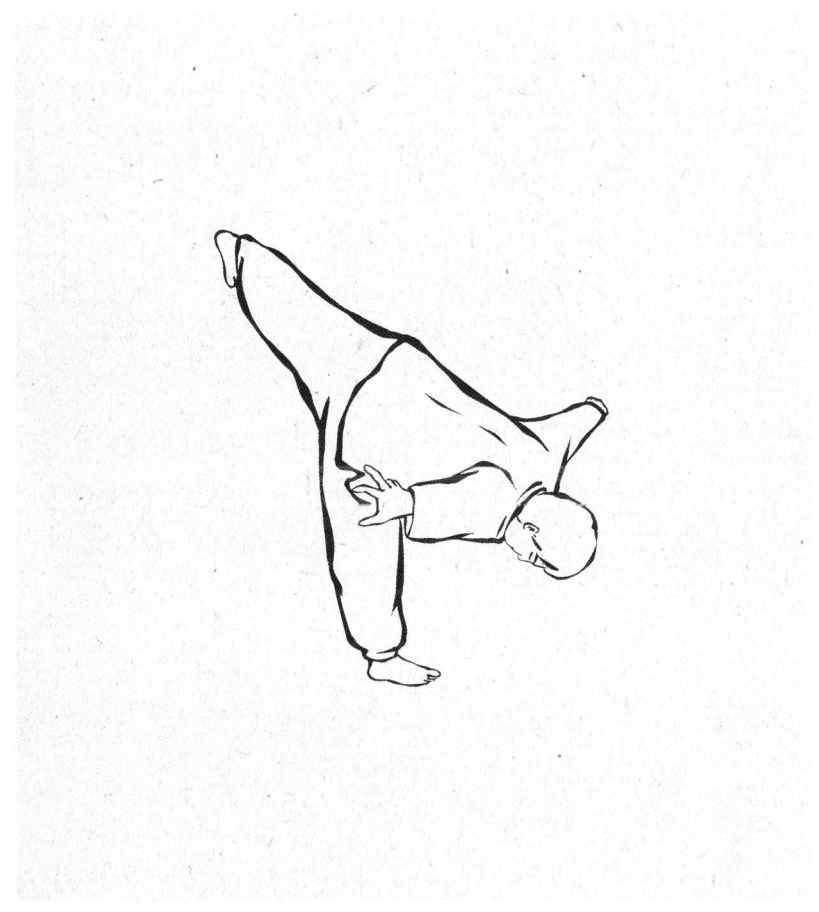

11번과 좌우를 바꾸어서 하되 팔 모양은 동일하다.

고성법

기화신(氣化神)을 이루니
고요함이 밤하늘의 별과 같아라

고성법

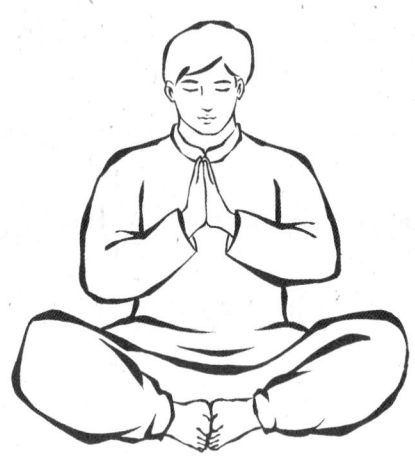

엄지발가락을 붙이고 가능하면 모은 발이 회음까지 당겨지게 한다. 허리는 반듯하게 펴고 중단전 앞에 주먹 하나 정도의 거리를 두고 양손을 합장한다. 이때 합장한 손끝은 하늘을 향하도록 한다.

회건정심법

삼주三珠를 여니 천지인이 하나 되네

회건정심법 1

하늘의 빛으로 천문天門을 여니 삼주三珠가 두루 빛난다.

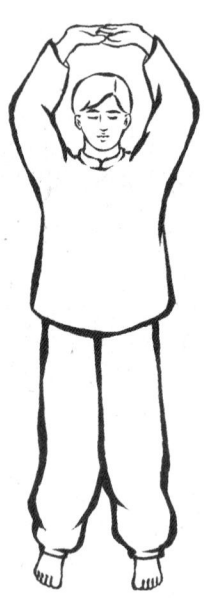

양발은 어깨너비 11자, 손모양은 왼손이 오른손 안으로 들어가게 하여 원형을 만든 후 주먹 두 개 정도의 거리를 두고 백회 위에 둔다. 이때 손으로 만든 원이 머리와 수평이 되게 한다. 허리를 반듯이 세운 상태에서 아랫배 단전 부위가 지그시 앞으로 나오게 한다.

회건정심법 2

도광신력道光神力이 상주上珠에 임하니 도법道法이 살아 숨 쉰다.

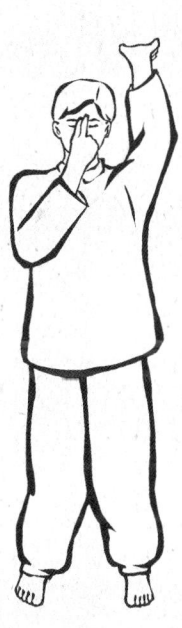

양발은 어깨너비 11자, 오른손 검지와 중지를 인당에 댄다. 왼손은 여의주를 잡듯이 하고, 왼팔을 자연스럽게 위로 뻗은 상태에서 팔꿈치를 약간 구부려 준다. 팔꿈치는 정면을 향하고 손끝은 뒤를 향한다. 왼손의 높이는 자신의 머리보다 높게 한다. 허리를 반듯이 세운 상태에서 아랫배 단전 부위가 지그시 앞으로 나오게 한다. 들어 올리는 손을 기준으로 남자는 왼쪽, 여자는 오른쪽부터 한다.

회건정심법 3

도광신력道光神力이 상주上珠에 임하니 도법道法이 살아 숨 쉰다.

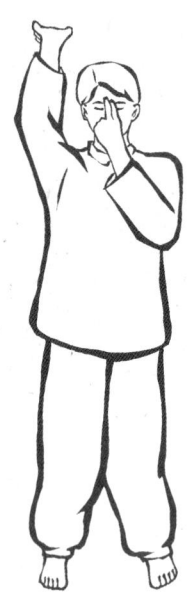

2번과 좌우를 바꾸어서 하며 이때 양팔도 같이 바꾸어 준다.

회건정심법 4

천지인이 상합하니 신성神性이 잠에서 깨어난다.

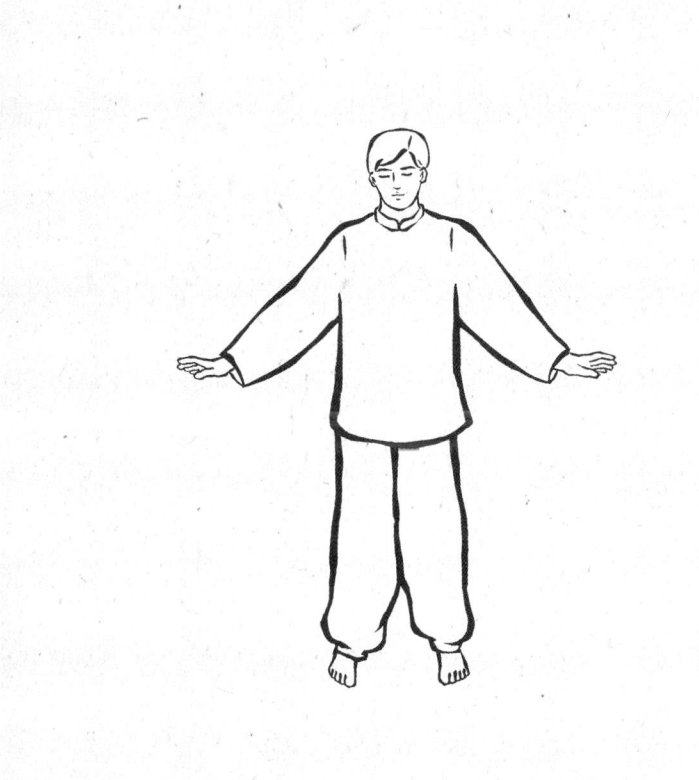

양발은 어깨너비 11자, 양팔을 45° 아래로 내리고 팔꿈치를 살짝 구부린다. 손목을 지그시 꺾고 양손은 여의주를 잡듯이 한다. 허리를 반듯이 세운 상태에서 아랫배 단전 부위가 지그시 앞으로 나오게 한다.

회건정심법 5

중주(中珠)가 크게 빛을 발하니 천하가 조화롭다.

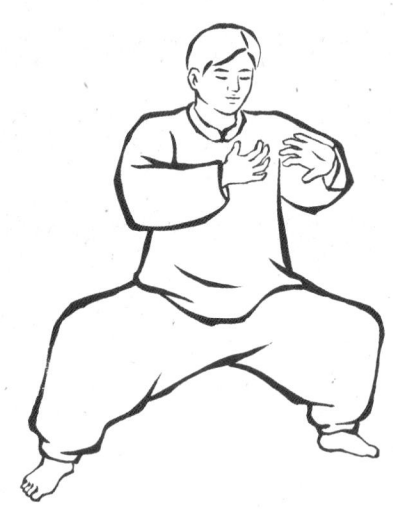

다리는 기마 자세를 취한다. 양손은 여의주를 잡듯이 손가락을 살짝 구부리고, 오른손은 중단전 앞에서 살짝 떼고 왼손은 중단전 높이에서 바깥으로 뻗어 주되 팔꿈치를 약간 구부린다. 오른손바닥은 중단전, 왼손바닥은 바깥쪽을 향하게 하여 오른손 손등과 왼손 손등이 마주 보게 한다. 앞으로 뻗는 팔을 기준으로 남자는 왼쪽, 여자는 오른쪽부터 한다.

회건정심법 6

중주中珠가 크게 빛을 발하니 천하가 조화롭다.

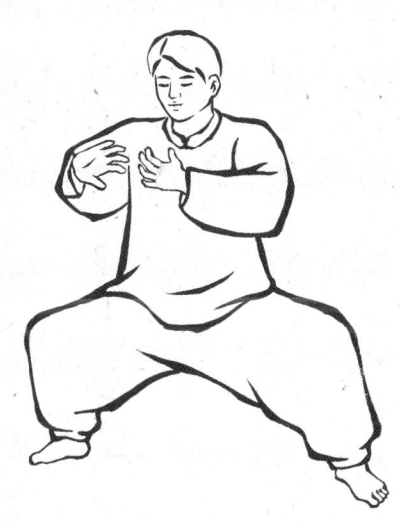

5번과 좌우를 바꾸어서 하며 이때 양팔도 같이 바꾸어 준다.

회건정심법 7

천하에 우뚝 서서 하늘을 떠받치니 중지(中指)가 크게 빛을 발한다.

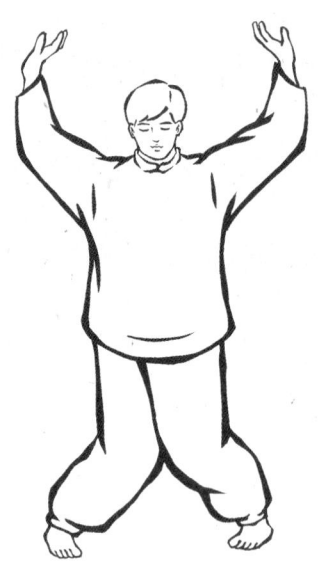

양발을 어깨너비보다 좀 더 넓게 벌리고, 발끝을 45° 안쪽으로 모은 다음 양 엄지발가락 사이가 어깨너비 정도가 되도록 한다. 허리는 반듯하게 펴고, 엉덩이를 자연스럽게 뒤로 빼면서 무릎을 구부려 앉는다. 상체는 앞으로 약간 숙이고, 양쪽 무릎 사이의 거리를 주먹 하나 반 정도로 유지한다. 양손으로 여의주를 잡는 모양을 취한 후 양팔을 좌우 45° 위쪽으로 뻗어 주되 팔꿈치를 약간 구부려 준다. 이때 손목을 최대한 안쪽으로 꺾어 준다.

회건정심법 8

하늘과 땅의 정기를 하주下珠에 조화시켜 빛을 나투게 하니
비로소 존재가 현신顯神한다.

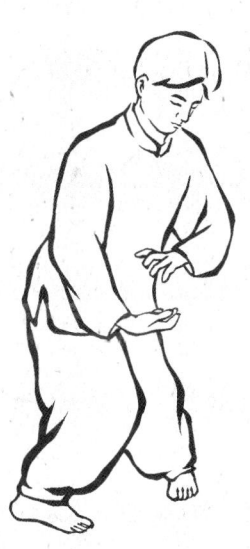

양발을 어깨너비보다 좀 더 넓게 하고, 발끝을 45° 안쪽으로 모은 다음 양 엄지발가락 사이가 어깨너비 정도가 되도록 한다. 허리는 반듯하게 펴고, 엉덩이를 자연스럽게 뒤로 빼면서 무릎을 구부려 앉는다. 상체는 앞으로 약간 숙이고, 양쪽 무릎 사이의 거리를 주먹 하나 반 정도로 유지한다. 양손으로 하단전 여의주를 잡는다고 생각하고 자세를 취한다. 이때 오른손을 하단전 앞에 두고 왼손을 위에 둔다. 양손과 몸 사이의 거리는 주먹 하나 정도가 되게 한다.

회건정심법 9

천지인이 상합相合하여 어둠을 몰아내니 홀로 여여하다.

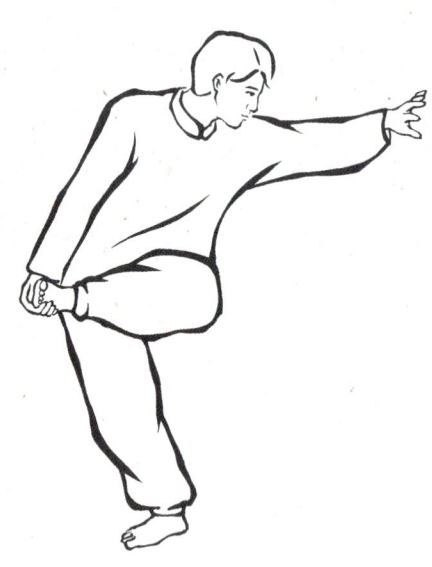

오른 다리로 몸을 지탱한 상태에서, 오른손 엄지손가락으로 왼발의 용천 부분을 잡는다. 이 때 발바닥은 지면과 수직, 왼쪽 다리는 지면과 수평을 이루게 한다. 그리고 왼발 뒤꿈치와 몸 사이의 거리는 주먹 하나다. 몸이 정면을 향한 상태에서 상체를 왼쪽으로 틀어 준다. 왼손은 시선 높이로 하여 좌측으로 뻗어 준다. 이때 팔꿈치를 약간 구부리고, 손끝이 정면을 향하도록 손목을 꺾어 준다. 시선은 손등을 바라본다. 뻗은 손을 기준으로 남자는 왼쪽, 여자는 오른쪽부터 한다.

회건정심법 10

천지인이 상합相合하여 어둠을 몰아내니 홀로 여여하다.

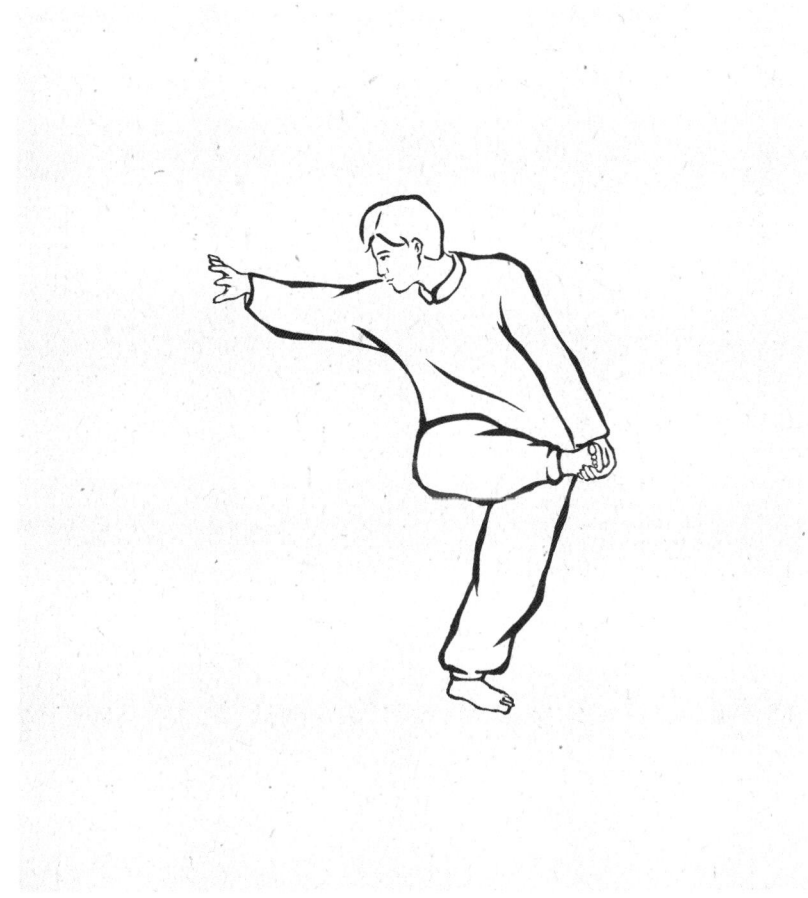

9번과 좌우를 바꾸어서 하며 이때 양팔도 같이 바꾸어 준다.

회건정심법 11

스스로의 정기를 크게 일으켜 우주삼라宇宙森羅에 젖어든다.

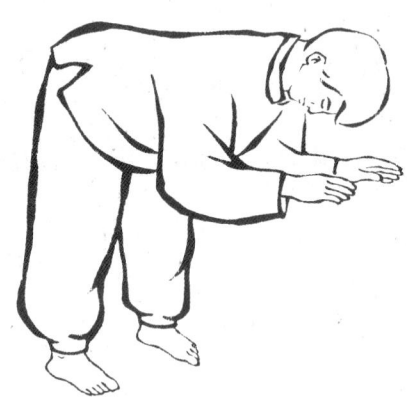

양발은 어깨너비 11자, 무릎을 펴고 상체가 지면과 수평이 될 수 있도록 숙여 준다. 양팔은 지면과 수평이 되도록 들어 주되 손끝이 머리끝 선과 일치하도록 한다. 손 모양은 양손의 손가락을 편 상태에서 힘을 빼고 자연스럽게 지면에 내려놓듯이 한다. 양팔의 간격은 어깨너비, 팔꿈치가 밖으로 벌어지지 않도록 한다.

회건정심법 12

천문 天門이 닫히고 충만함이 하주 下珠에 가득하니 사해 四海가 고요하다.

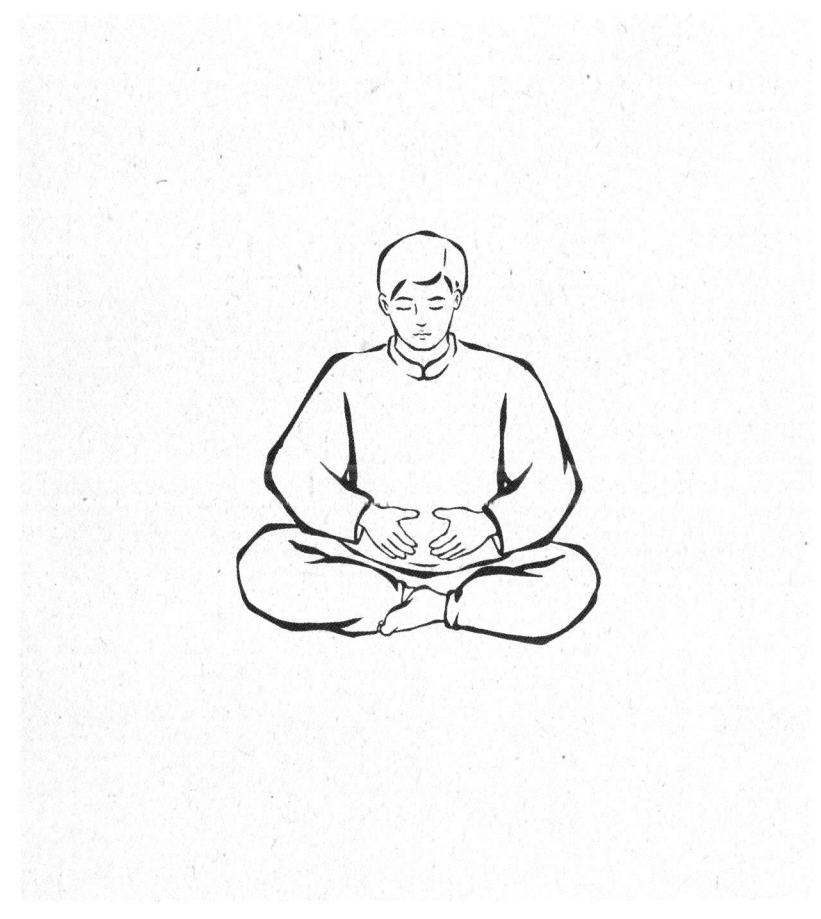

허리를 반듯하게 펴고, 왼발이 앞쪽으로 오게 하여 앉는다. 손등을 앞으로 하고 양손을 가볍게 편 상태에서 엄지와 검지를 벌린다. 양손을 단전 앞에 두고, 양 손가락 검지와 검지, 엄지와 엄지 사이의 간격이 대략 주먹 반 개 정도가 되도록 하여 원형을 만든다. 이때 양손 노궁혈이 좌우에서 45°로 하단전 여의주를 향하게 한다. 그 다음 양손으로 만든 원형이 위쪽으로 15°~30° 정도 향하도록 한다.

青春不那
志香山老
也山好

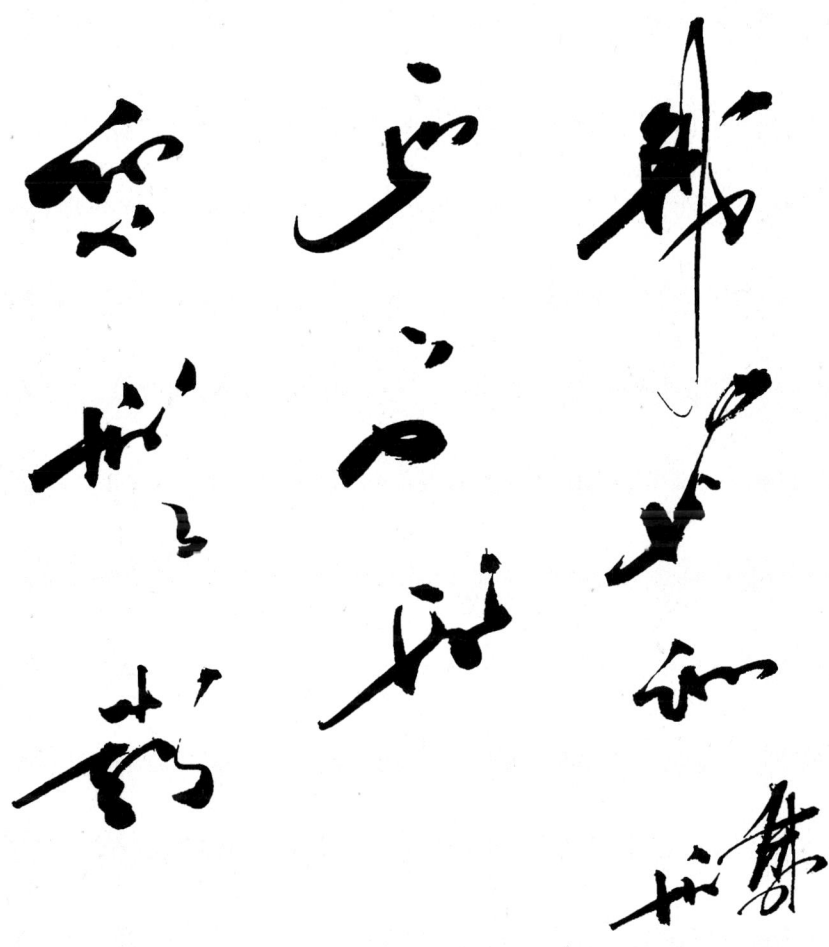

하늘의 구름은 천하天下를 넘보고
땅의 지기地氣는 천리千里를 달린다.
사람에 있어서는
오직 하나의 수련법이 있어
구름을 타고
단숨에 땅끝 만리萬里를 달린다.

4장

천상의 법리

천상天上의 법리法理

동서를 막론하고 오늘날 이 세계를 지배하고 있는 인식의 방법과 현상의 법칙은 다분히 서구적이고 과학주의적이다. 지구에서 일어나고 있는 인간과 결부된 모든 사건들은 과학적인 논리나 언명言明, 준거準據들에 의해서 규명되고 해석된다. 바야흐로 오늘날 세계 구조를 바라보는 기본적 관점이 과학으로 이루어져 있다는 이야기는 그 역사의 일천함에도 불구하고 당연한 상식이 되었다. 이 우주와 지구의 역사를 생각해 보고 인간의 역사에 대하여 거시적인 안목에서 사색해 보자. 그 속에서 우리가 가지고 있는 인식의 폭이란 것은 얼마나 좁은 것인가. 바닷가에 수없이 펼쳐져 있는 모래밭 속에서 한 톨의 모래알 정도에 지나지 않을 것이다.

오늘날 일반적으로 세계를 인식하고 우주 만물과 현상계를 확인하기 위해서는 다분히 논리적이고 과학적인 언명이나 준거를 필요로 한다. 그러나 이런 논리성과 과학성만으로는 도저히 도달할 수 없는 세계가 있다. 그 세계를 우리는 도계道界라 한다. 즉 오늘의 이 자리가 있기 위한 보다 근원적이고 궁극적인 세계가 존재한다는 사실이다. 본 장에서는 도계에 대하여 알아보기로 한다.

도계는 현상계 이상의 세계로 1천도계一天道界에서부터 12천도계十二天道界까지, 그 차원을 달리하면서 천상계에 존재한다. 이 열두 가지의 세계는 각각의 독특한 특징에 따라 각기 서로 다른 이름을 가지고 있다. 1천도계一天道界는 조상계祖上界라 부른다. 2천도계二天道界는 전생계前生界, 3천도계三天道界는 도인계道人界, 4천도계四天道界는 만물일여계萬物一如界, 5천도계五天道界는 고향성계故鄕星界, 6천도계六天道界는 무언계無言界, 7천도계七天道界는 다계多界, 8천도계八天道界는 종천계終天界, 9천도계九天道界는 3도계三道界, 10천도계十天道界는 무극대도계無極大道界, 11천도계十一天道界는 하늘신계[天神界]라 부른다. 그리고 마지막 하늘세계인 12천도계十二天道界는 하늘신계의 중심, 천궁天宮이라 부른다. 그리고 이러한 천상의 세계는 다시 크게 두 가지로 묶여진다. 즉 선천도맥先天道脈과 후천도맥後天道脈이 그것인데, 1천도계부터 5천도계까지가 선천도맥이고 6천도계부터 10천도계까지가 후천도맥이다.

선천도맥은 양의 시대고 후천도맥은 음의 시대다. 주역을 위시한 많은 기존의 경전과 도서道書에서 "선천의 시대가 가고 후천의 시대가 도래한다"라는 예언적 경구를 심심찮게 찾아볼 수 있다. 그것은 무엇을 뜻하는가. 지금부터 차근차근 도계를 순서대로 들여다보도록 한다.

1 — 1천도계 · 一天道界

2천도계 예하에 있는 모든 영들의 군집을 1천도계라 한다. 이 1천도계는 우리들의 수많은 조상의 영들로 구성되어 있다. 그래서 1천도계를 조상계祖上界라고도 하고, 무당계巫堂界라고도 한다. 수많은 조상의 영들이 존재한다는 뜻이다. 이 조상의 영들은 가장 낮은 차원의 도계에 존재하기 때문에 아직 범속한 세상의 여러 대소사에 대한 집착을 버리지 못하고 서로 다투거나 지상에서 있었던 일들로 인하여 원한을 잊지 않고 싸우는 경우가 종종 있다. 이런 낮은 차원의 영들의 싸움은 더러 지상의 후손에게도 영향을 미치게 된다. 느닷없이 몸이 심하게 아프거나 까닭 없이 죽는 경우 또는 현대의 의학적 처방으로는 도저히 해결될 수 없는 기이한 병에 걸리는 등의 사례 중에는, 아주 낮은 차원의 도계에서 생기는 일의 결과에 기인하는 것들이 더러 있다는 이야기다. 한편 이미 지상계를 떠난 부모와 친척들 중 평소에 깊은 한이 맺혀 있었던 사람이 그 한을 풀고자 지상 인간계 후손에게 내려오는 경우가 있는데, 이런 경우 신 내린 무당이 생기는 것이다. 물론 무당에게 신이 내리는 이유는 이것 말고도 1천도계 영들에게 다양한 사유가 있어서다. 이처럼 무당은 1천도계와 관련이 있으므로 1천도계를 다른 말로 무당계巫堂界라고도 부른다.

    1천도계에 존재하는 영들 때문에 일어나는 지상계의 기이한 현상들은 종종 일반 사람들의 눈에 미스테리한 현상으로 비춰진다. 사람에 따라서는 더러 하늘로부터 내려오는 꿈을 꾸게 되는 경우가 있다. 신기하게 맞아떨어지는 꿈이다. 기도 중에 계시를 받는 경우도 있다. 무당들이 자신의 내림신과 대화하여 앞일, 길흉화복을 점치는 것 등도 이에 해당되고 조상신과의 교감을 통하여 앞일을 영화 보듯이 보게 되는 신기한 일 등은 대개 1천도계의 일들로 인하여 이루어지는 것이다. 이런 경우는 십중팔구 인간의 의지와는 관계없이 1천조상계에서 작용하는 대로 이루어지게 마련이다.

    그러나 알고 보면 실상 1천조상계에는 별 큰 힘도 없고 의미도 없다. 물론 조상계 내에서는 다소간의 힘의 강약이 존재한다. 그러나 그 이상의 세계, 즉 2천, 3천 등의 수많은 도계의 도력道力이 1천도계에 작용하므로 1천도계는 그 자체로 큰 의의가 없는 세계다. 넓은 의미에서 볼 때는 우리가 살고 있는 인간 현실 세계도 1천도계에 포함된다.

2 ── 2천도계 · 二天道界

2천도계는 1천도계와는 여러 가지 면에서 질적으로 다르다. 1천도계의 영들과는 달리 지상계에 불필요한 간섭을 하지 않을 뿐만 아니라 영적으로도 훨씬 성숙해 있다. 인간의 전생 영들은 때가 되면 2천도계에 무리지어 존재하게 된다. 따라서 2천도계를 전생계前生界라 한다. 2천도계의 영들은 지상에 별 간섭을 하지 않으므로 지상의 평범한 사람들은 우연을 통해서라도 2천도계의 일을 들여다본다거나 접할 수가 없다. 본서에서 밝혀 놓은 호흡 수련 과정을 착실하게 거쳐 양신을 이루어 출신한 연후라야 2천도계를 넘나들 수 있다.

 양신을 이룬 뒤 두정을 열고 출신시킬 수 있게 되면 양신은 몸 밖으로 나와 자유롭게 돌아다니게 되는데, 이때 양신은 천지간을 배회하며 돌아다니는 경우와 도계로 가는 경우가 있다. 양신이 가야 할 길은 오직 도계다. 천지간을 돌아다니는 것은 수련 중의 한 과정일 뿐이지 양신이 궁극적으로 가야 할 길은 아니다. 다시 한 번 강조하지만 양신이 출신하여 천지간을 너무 지나치게 돌아다니다가 도력의 부족함으로 인하여 사기邪氣들을 접하게 되고 서서히 음신陰神으로 변하게 되면 대단히 위험하다. 양신은 가능하면 배회하는 것을 자제하고 곧장 도계로 가야 한다.

양신이 출신하여 머리 위에 머무르면 수련에 계속 박차를 가해야 하고, 수련에 정진하면서 하늘을 보면 흰 빛이 나타나게 되는데, 이 흰 빛이 바로 2천도계로 가는 통로다. 이 빛이 보일 때 양신은 그 빛을 타고 거슬러 올라가야 한다. 거슬러 올라가다 보면 이윽고 빛의 근원지가 나오는데 이곳이 바로 2천도계다.

2천도계는 전생 영들이 모이는 곳이다. 세상의 모든 사람들은 각기 저마다의 무수한 전생 영들이 있는데, 이러한 전생 영들은 때가 되면 하나의 세계를 이루어 존재한다. 전생 영들은 저마다의 영력에 따라 크거나 작은 궁궐 또는 큰 집이나 작은 집 등의 곳에 거처하며 살게 되는데, 그것들은 하나의 거대한 빛으로 이루어진다. 양신이 이곳에 도달하면 그중 가장 높은 영과 합일한다. 이것이 양신이 이루는 최초의 신인합일神人合一이다.

양신을 출신하여 2천도계를 접하게 된 뒤로부터 수련자는 여러 가지 도력을 얻을 수 있게 되는데, 천안통天眼通, 타심통他心通, 천이통天耳通, 숙명통宿命通, 신족통神足通, 누진통漏盡通 등의 육신통六神通과 여러 도술 및 의통醫通 등이 그것이다. 물론 이는 한 번에 이루어지는 것이 아니므로 부단한 수련과 연마를 필요로 한다.

3 ── 3천도계 · 三天道界

1천도계는 조상계祖上界고, 2천도계는 전생계前生界다. 그 사람의 뜻이 어디에 있든 간에, 모든 사람은 죽으면 특별한 경우를 제외하고는 대개가 1천도계와 2천도계에 머문다. 그러나 전생에 하늘에 뜻을 두고 도를 닦아 온 도인들은 사후 그들만이 모여 군집을 이루는 도계에 가게 되는데, 이를 도인계道人界라 하고 이곳이 바로 3천도계三天道界다.

  옛 사람들은 수도를 높은 산에서 했다. 또 산신제나 기우제나 천제를 가능하면 높은 산에서 지냈다. 이것은 하늘에서 가장 가까운 곳이 높은 산의 꼭대기이기 때문이다. 옛 사람들이 산을 찾아 공부한 까닭은, 천리를 깨우치기 위해서는 하늘과 가장 가까운 거리에 있는 산으로 가야 한다고 믿었기 때문이다. 이렇게 수많은 도학자들이 하늘을 깨우쳐 득도를 하고자 하는 열망으로 산에 오르던 것이 바로 도인계, 즉 3천도계를 이루게 된 것이다.

  도인들은 각자 전생에 기울인 노력에 의하여 크고 작은 산들의 산신이 된다. 또 경우에 따라서는 봉우리 신이 되기도 하고 산신이나 봉우리 신을 보좌하는 신들이 되기도 한다. 도인계의 신들은 흰 옷을 입고 있으며, 도인들의 서열에 따라 입고 있는 옷의 빛이 다르고 기타 장신구와 위엄이 다르다. 여기에서 옷의 빛이 다르다는 것은 그 빛이 강한가, 약한가의 차이를 말함이다. 예부터 전해 내려오는 도참설 중 풍수학에서 산세가 좋다든지 산기운이 맑아 인물이 나는 곳이라고 하는 것은 산신도인道人들의 서열에 따라 인간계에 미치는 기운을 풍수라는 이치를 빌려서 설명한 것이다. 그러나 알고 보면 산신의 기운이 강하고 수려할수록 산의 기운도 강하다는 이야기다. 소위 '백두산 백의민족' 또는 '백두산 도인'이라는 말은 백두산에 있는 3천도계 도인들의 탁월성으로 인하여 그 의미가 생기는 것이다.

 2천도계에서 3천도계로 오게 되면, 2천도계에서 얻어진 능력들이 3천도계에서 더욱 증대되어 강해진다. 도인계, 즉 3천도계까지는 인간을 공부한 것이다. 인간을 공부한 다음에는 자연을 공부하게 되는데 이는 4천도계에서 하게 된다. 자연을 공부한다는 것은 자연 만물과 합일하여 만물의 이치를 깨우치는 것을 말한다.

4 — 4천도계 · 四天道界

1천도계, 2천도계, 3천도계의 인간 공부를 끝내고 나면 자연에 관심을 두고, 자연 만물과 합일하여 자연을 깨달아야 한다. 자연을 깨닫게[覺] 되는 차원이 4천도계인 만물일여계萬物一如界다. 혹은 만물일체계萬物一體界라고도 한다. 자연 만물과 하나로 일체를 이루는 경지라는 뜻이다. 만물일여란 모든 사물과 일체가 되어 그 사물이 추구하는 의미와 생각을 함께 느끼고 대화를 나누어, 만물의 근본 이치를 깨닫게 되는 것을 말한다. 만물일여, 이 말의 의미를 이해하기 시작하는 세계가 4천도계인데 이때부터 실로 도안이 확연히 열리고 빛을 빛으로 보게 된다.

好子他一下忙
把把子上的
北下午了

5 ── 5천도계 · 五天道界

지금까지의 4천도계를 지나게 되면 전생에 내가 누구였으며 어느 산에서 득도의 열정을 가지고 수도에 정진했는가를 알 수 있게 되고, 나아가 만물일여의 경지를 이루어 만물과 내가 하나라는 진리를 터득하게 된다. 그러나 5천도계는 이보다 더 넓은 세계가 펼쳐진다. 지구를 벗어나 온 우주의 제반 이치와 만나게 되는 것이다.

우리에게 지구 밖을 깨우쳐 주고 시각적으로 가장 먼저 보여 주는 것은 아마도 밤하늘에 보이는 수많은 별들일 것이다. 인간은 저 무수한 별들로부터 지구로 왔다. 이제 5천도계에 이르면 지구 밖 원래 우리가 오게 된 세계를 경험하고 그 세계의 이치를 깨달을 수 있게 된다. 그래서 무수한 별들을 이름하여 고향성故鄕星이라 하고, 5천도계를 고향성계故鄕星界라 부른다. 5천도계의 진리는 지상 인간계에서도 천문天文과 주역周易에 잘 해석되어

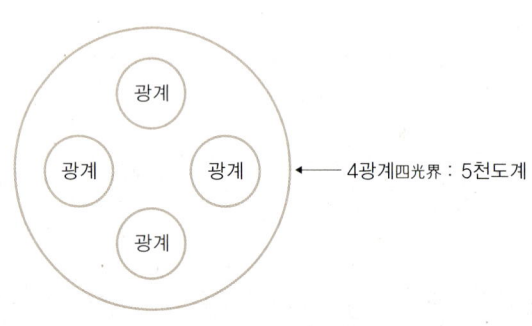

4광계四光界 : 5천도계

있다. 주역은 바로 천리 天理를 적은 글이다. 주역의 수리를 보면 1에서 5까지는 선천이요, 6에서 10까지는 후천이라 나와 있다. 즉 1천에서 5천까지는 선천도맥이요, 6천에서 10천까지는 후천도맥이라는 이야기다. 5천도계가 가지고 있는 가장 큰 의의는 바로 선천도맥이 끝나는 도계라는 점에 있다. 그래서 선천에 득도를 한 수많은 선각자나 도통하신 분들이 이 자리를 이미 누누이 설파한 바 있다. 그리고 그중 성자라고 불리워질 수 있는 몇몇 분들만이 5천도계에 머무르고 있다. 5천도계는 별들로 이루어진 세계다. 이곳에 궁궐이나 집 등이 있으며 이곳의 신명들은 비단옷 등 각자 색이 다른 옷들을 입고 있다.

5천도계에서는 4천도계에서 얻어진 능력들이 더욱 강해지면서 또 하나의 큰 능력이 생기는데, 이 새로운 능력이란 바로 죽은 사람의 영을 천국이나 극락으로 천도할 수 있는 능력을 말한다. 죽은 사람의 영들을 천국이나 극락으로 천도할 수 있다고 하는 것은 5천도계의 별들이 천국이요, 극락이기 때문이다. 부처님이나 예수님이 말하였던 천국과 극락은 이 별을 보고 말씀하신 것이다. 죽어서 고향별까지 가면 극락이요 천국이고, 가지 못하면 연옥이며, 신벌 神罰을 받으면 지옥인 것이다. 5천도계에 이르면 천국, 극락, 연옥, 지옥을 두루 볼 수 있고 알 수 있기 때문에 천도 薦度를 할 수 있는 것이다. 뿐만 아니라 다른 별들을 여행하면서 우주인과 대화도 하고 별에서 쓰는 문자를 사용하고 해독할 수 있게 된다. 5천도계, 이것은 바로 선천도통 先天道通이다.

주역에 보면 음양의 논법을 전개하여 선천과 후천의 이법을 설명하고 있다. 구체적으로 소개하자면, 모든 수는 음과 양이 있는데 1·3·5·7·9는 음수 陰數이고 2·4·6·8·10은 양수 陽數이며, 1·6은 수 水이고, 2·7은 화 火,

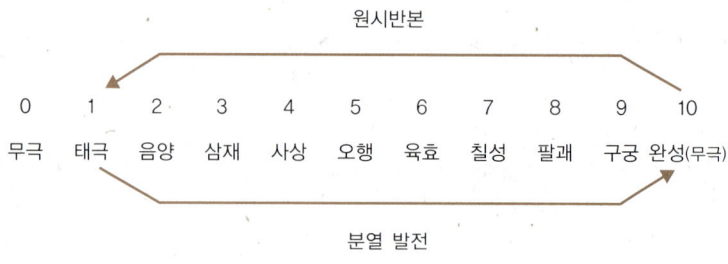

원시반본과 분열 발전

3·8은 목木, 4·9는 금金, 5·10은 토土로, 각 오행 음수와 양수가 어우러져 있다. 이는 다시 말해 우주 만물이 처음 하나에서 시작되어 아홉까지 분열, 발전한 다음 열에서 완성을 이루는 것을 뜻한다.

일 년 춘하추동 사계절이 순환하여 겨울이 가면 다시 봄이 오는 이치를, 수리에서는 열까지 가서 다시 하나로 돌아가는 것으로 반영하여 진리를 나타내 주고 있다. 해가 동에서 솟아 서로 지고, 다음날 다시 동에서 솟아오르는 이치, 달 역시 차면 기울고 기울면 찬다는 것과 같은 이치다. 주역에

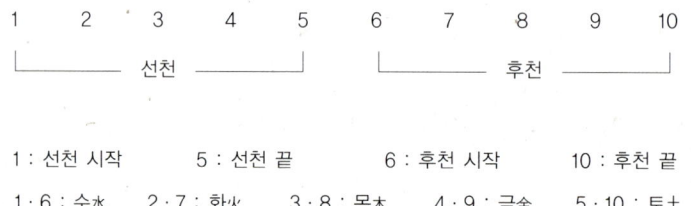

수리로 본 선천과 후천

서의 이런 음양의 이치로 선천과 후천이 있는데 수리에 있어선 1에서 5까지가 선천이고 6에서 10까지가 후천이다.

"오행五行에서 시작의 근원은 수水이며 완성은 토土사람에 있다"라는 말은 사람마다 자기의 출생 관계와 죽어서 가는 것을 생각하면 쉽게 알 수 있는 사실이다. 주역이나 기타 천문天文, 도서道書 등은 하늘의 이치를 보다 많은 사람들이 알 수 있도록 천상 신명계에서 내려 만들어진 것이다. 즉 지상 인간계의 문명은 천상계를 본받은 것이다. 다시 말해 천상 1천도계부터 10천도계를 본받은 것이 주역 수리의 1부터 10수인 것이다. 5천도계는 바로 선천도맥의 끝 혹은 선천도맥의 완성이다.

6 ─ 6천도계 · 六天道界

본서「2부 태공」편의 우주에서 자세히 피력되겠지만, 우주에는 각기 다른 수의 은하계와 별들을 거느린 광계光界가 있고 광계에는 은하계와 태양계가 있다. 흔히 우리가 알고 있는 통상적인 의미의 우주는 하나가 아니라 여러 개이다. 이 여러 개의 우주 중에는 광계가 많은 것도 있고 적은 것도 있으며 없는 것도 있다. 그중에서도 우리가 살고 있는 지구권 우주에는 네 개의 광계인 4광계四光界가 있다. 이 네 개의 4광계 중에서 다시 동쪽에 있는 광계인 동광계東光界가 우리가 살고 있는 광계이다. 알고 보면 우주는 단수가 아니라 복수다. 우주들이란 4광계가 속해 있는 우주5천도계 말고도 셀 수

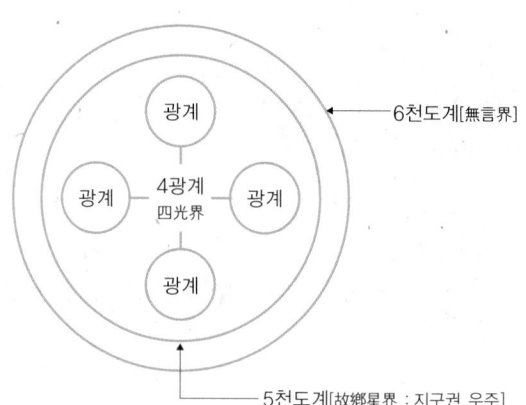

없이 많이 존재한다.

　선천 시대1천도계~5천도계의 선각자들은 도통신천도맥하여 5천도계 내에 머무르고 있다. 그러나 그중에서도 월등히 탁월한 몇몇 선각자들은 5천도계의 우주를 벗어나 넓디넓은 6천도계의 참 우주들에 이른다. 막막하면서도 막연하게 끝없이 탁 트인 대우주의 자리, 그것은 경이로운 세계의 시작이요, 너무나 광활하고 황홀하여 인간의 언어로는 가히 형용이 불가능한 경험이다.

　6천도계를 넘어서면 이러한 막연함이 더욱 선명한 깨달음으로 다가오지만, 옛 선각자들이 6천도계에 이르러 눈앞에 펼쳐지는 셀 수 없이 많은 우주의 빛들을 만나게 되면서 아무것도 없는 세계, 그 무엇도 알 수 없는 세계에 접어들었으니 그 벅찬 감동과 뿌듯함, 기쁨과 환희, 안타까움 등의 교차를 무엇으로 표현할 수 있었으랴. 따라서 6천도계를 이름하여 무언계

無言界라고 한다. 수련이 여기에 도달하면 곧 7천도계에 가게 된다.

6천도계부터는 후천도맥이며 6천도계는 후천도맥의 시작이다. 많은 경전들과 역서易書 그리고 도서道書에 나와 있는 예언적 경구에서 "선천의 시대가 가고 후천의 시대가 도래한다"라고 이르고 있다. 이것은 '후천조화선국後天造化仙國'이 미래에 온다는 사실을 알려주는 것이다. 우리가 살고 있는 지상의 일들은 천상을 본받아 진행되므로 지상에 후천완성의 시대가 온다는 이야기는 바로 천상에서 후천완성의 일을 진행하고 있다는 이야기이며, 이 일의 진행은 바로 후천도맥의 시작인 6천도계에서부터 비롯되는 것이다.

6천도계는 무엇을 의미하는 것인가? 6천도계란 지구권 우주를 완전히 벗어나는 것, 우리가 막연히 추측하고 과학적으로 증명해 내는 우주의 범위를 벗어나 훨씬 더 크고 복합적인 차원으로 구성된, 이를테면 다원적이고 총체적으로 우주를 바라보게 되고 이해하게 되는 도계를 말한다

7 ── 7천도계 · 七天道界

6천도계에서 보았던 수많은 우주들로 직접 가서 진리를 깨우치며 8천도계로 가는 과정이 7천도계다. 그러나 셀 수 없이 많은 우주들을 다니면서 진리를 깨닫는 데는 얼마나 많은 세월이 필요한가. 그래서 7천도계의 이름은 다계多界다. 수천, 수만 년 그 이상의 세월을 지상의 시간관으로 이해할 수

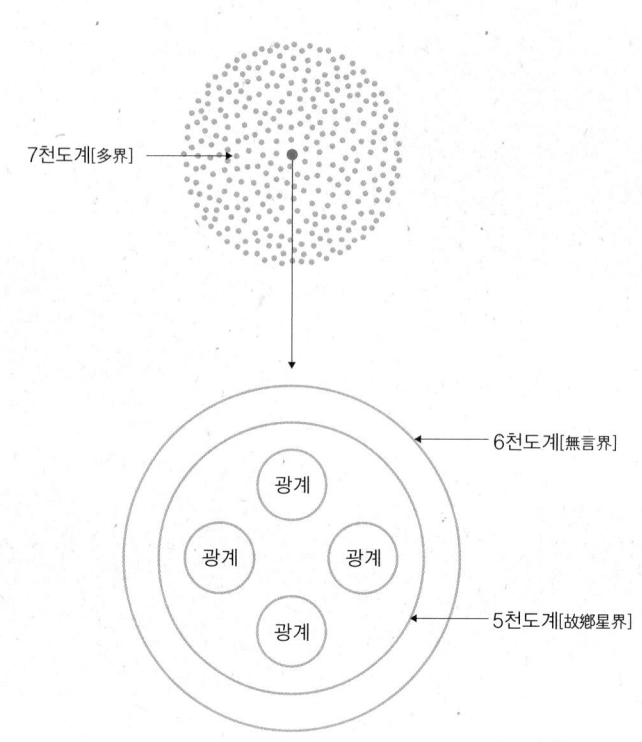

있을까? 하물며 육신을 지상에 두고 수련하는 과정에서 우주 편력이 과연 가능한가에 대하여 이해하기 위해서는 지상의 시간관만으로는 해결의 실마리를 찾을 수 없다.

지금 지상에는 11천도계에 도달한 도통신들과 그 이하의 모든 도통신들이 인간으로 와 있으며 이것은 후천도맥이 이미 내려왔음을 의미한다. 놀라운 사실이자 오래 전부터 예견된 사실이다.

8 ── 8천도계 · 八天道界

7천도계의 우주들 이상에는 우주가 없다. 그래서 8천도계를 종천계終天界라 한다. 8천도계에서는 7천도계의 우주들을 다스리기 시작한다. 수많은 우주들을 감싸 보호하는 그 빛 자체가 8천종천계다. 말 그대로 하늘의 끝이라는 뜻이다. 이곳 8천도계에는 큰 궁궐이 있으며 이 궁에는 중앙의 흰 빛을 중심으로 통로 양쪽에 신들이 자리하고 있는데, 이 중앙의 흰 빛이 바로 9천도계로 가는 길이다.

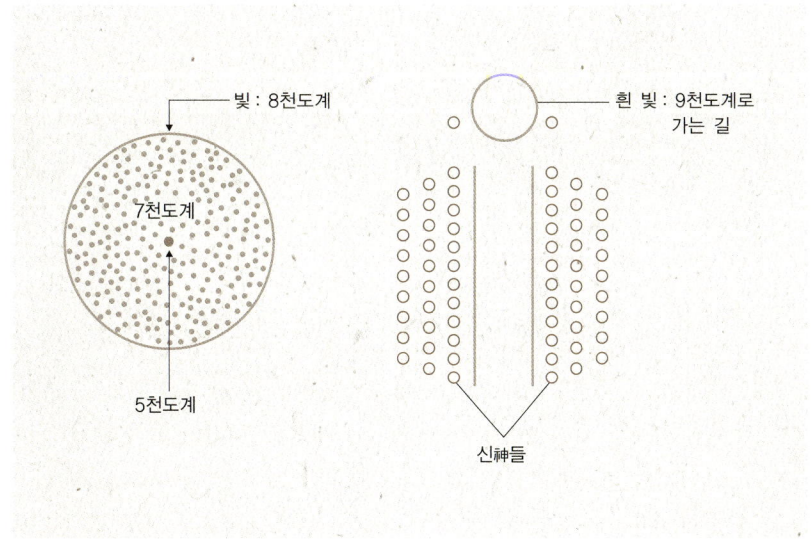

9 — 9천도계 · 九天道界

8천도계를 넘어 9천도계로 들어서면 거대한 빛이 존재한다. 이 세 개의 큰 빛이 3도三道이므로, 9천도계를 3도계三道界라 한다. 흔히 삼위일체법이니, 천지인삼재니, 무극·황극·태극 등의 삼극이니 하는 삼변의 원리와 법칙 등은 9천3도계의 진리에 대한 지상의 변형된 꼴이자 모방의 형태다. 결국 인류는 3도계에서 파생되어 왔던 '삼수三數의 진리' 속에서 생生과 사死, 해탈, 자아 완성 등의 정기신정신 및 물질 문명 등을 계도해 왔던 것이다. 9천3도계의 세 개의 빛은 그 형태가 ⋄모습으로 생겼으므로 9천3도계를 상징적으로 ⋄로 표시한다. 9천도계는 인간이 스스로 수도하여 오를 수 있는 마지막 도계다.

10 — 10천도계 · 十天道界

9천3도계 다음이 10천도계十天道界다. 10천도계는 완성계이면서 천지무극대도계天地無極大道界라 부른다. 10천도계는 완전한 도를 이룬 대각의 자리이며 무극대도는 10천완성계를 이름이다. 10천도계는 우주적인 차원에서 근본적인 대각인 무극대도를 통함으로써 천상의 법도에 따라 그 이하 1천에서 9천까지의 도계를 다스리게 된다.

11 ─ 11천도계 · 十一天道界

11이란 숫자는 1이라는 숫자와 10이라는 숫자가 결합되어 이루어진 숫자다 1+10=11. 1은 시작이고 10은 완성이며 이 둘을 합한 것이 11이다. 결국 11은 시작과 끝을 맺는 가교요, 조화와 공존의 모체다. 다시 말해 11은 만물의 본체이며 도의 자리다. 11은 그 자체로 시작과 끝이 없는 무시종 無始終의 자리이며 도의 본체를 의미한다. 시작과 끝이 없다는 것은 다시 말하면 시작과 끝이 하나로 통일되어 존재한다는 뜻이다.

11천도계의 11이라는 수는 의미가 크다. 처음 시작인 11천에서 9천까지 분열, 성장하여 끝인 10천에서 완성을 이룸으로써 극에 달한 것을 조화시키기 위해서는 시작과 끝을 하나로 묶어야 한다. 너·나가 없게 하듯 음·양이 조화하여 무극하고, 처음과 끝이 없는 시대, 즉 선천·후천을 넘어선 조화선국을 건설한다는 큰 의미를 가지고 있는 수가 11수인 것이다. 그래서 11천도계를 하늘신계[天神界]라 부른다. 11천도계에는 수많은 신들이 자리하여 있다. 만물을 주관하는 진인 眞人인 하늘신은 11천도계의 신들을 거느리고 이 땅에 와 있다. 그는 선천과 후천을 통일하여 선악이 없는 조화선국 하늘나라을 건설하게 되는 것이다.

이제 서서히 시간이 흐르면서 지상에 내려온 11천도계의 신들은 그들의 의지대로 서로가 하나둘씩 만나게 되어 있다.

12 ── 12천도계 · 十二天道界

12천도계十二天道界는 하늘신계의 중심으로서 태공의 섭리와 이치, 운행 및 변화 원리를 포함하여 천지인의 모든 시작과 끝이 비롯된 하늘신만의 세계, 즉 천궁天宮을 의미한다. 그리고 삼태극의 시원이 되는 하늘신의 무형성·유형성·공간성이 분리되기 이전의 근원적인 한 빛, 즉 1천도계에서 12천도계까지의 모든 하늘세계를 수리를 통해 상징적으로 표현한 본체本體가 '13수'다. 이는 무엇으로도 논할 수 없는 무형무체無形無體의 절대 자리를 상징한다.

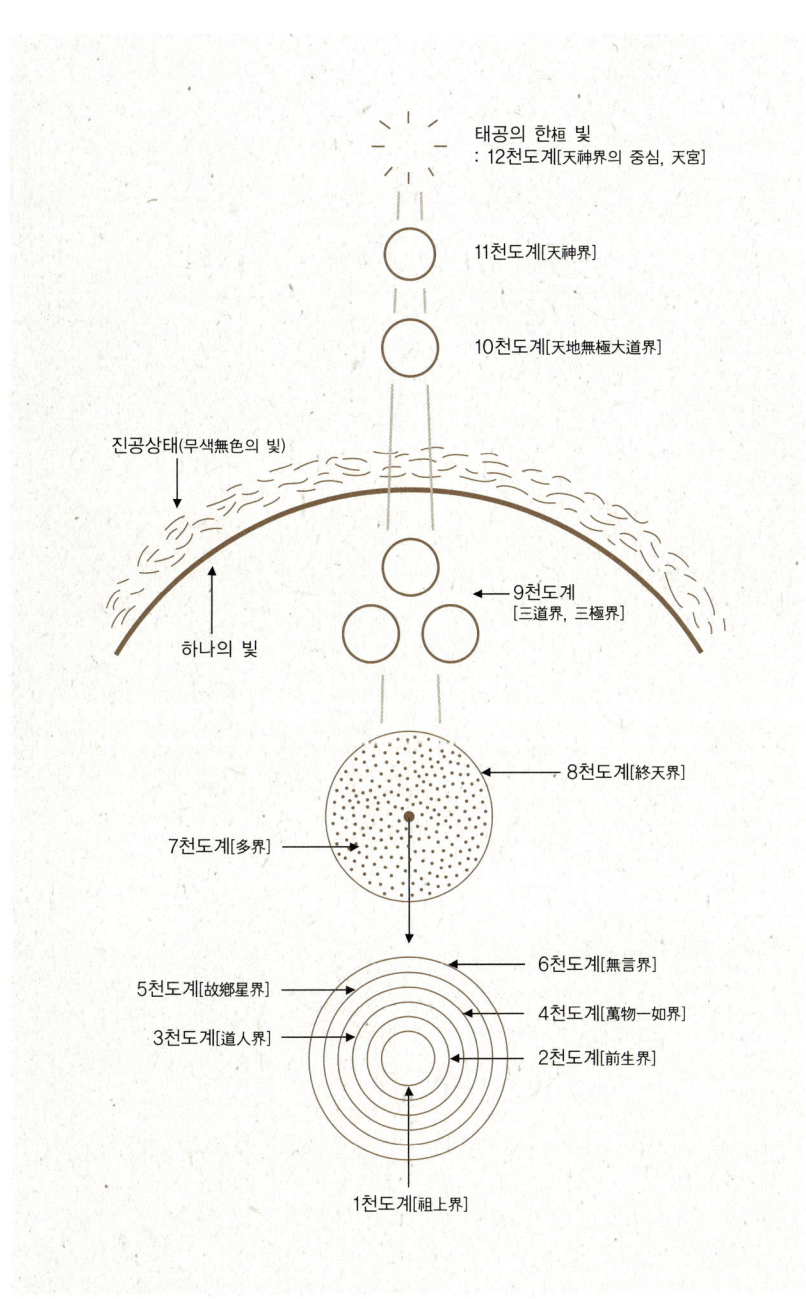

2부 — 태공

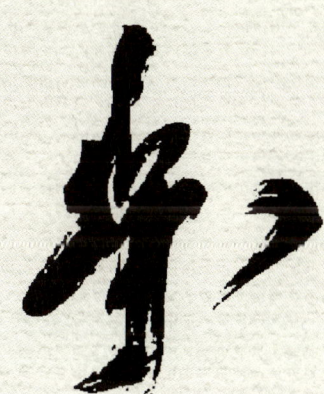
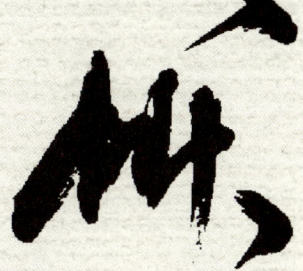

계곡석천溪谷石泉 흐르는 물
철병鐵瓶에 길어다 먹 갈고 찻물 끓이네.

백두산白頭山 천지天池에 태산泰山 같은 붓
듬뿍 찍어 던진 붓 가지 되고
튀긴 먹 꽃이 되어
묵향에 한 잎 두 잎 꽃 피는 백설매白雪梅는
설후산가雪後山家에 피어오르는 다연茶煙 속에
더욱 빛나네.

청죽靑竹을 바라보면 깨끗함을 알고
이슬 맺힌 난蘭을 보면 맑음을 아네.
설야월광雪夜月光 아래 기척 없이 꽃 피는 백매白梅를 보면
군자君子 됨을 알고
그윽한 차茶 한 잔에 무심無心이 되어
미풍微風에 낙엽 지듯 붓 가니
모든 꽃과 들과 산은 자연 속에 숨었네.

아, 일체유심조一切唯心造라!
이슬마저 태산泰山을 담는데
하물며 마음이야 무엇을 못 담을까?
아! 득도得道함이여
마음이 첫눈 오듯 하여라.

5장 · 창조

창조 創造

인간을 비롯한 모든 존재는 그 기원이 있으니, 바로 '한桓 빛도광신력'이다. '한 빛'에서 비롯된 창조섭리를 통해 태공太空과 예하의 삼라만상이 생겨났다. 무극無極에서 황극皇極, 그리고 태극太極으로 변화하는 창조섭리에 따라 음양태극조화의 시대인 전창세前創世가 열리고 전창세 이후 음陰l水의 시대, 즉 수화태동의 조화 시대인 태초太初가 시작된다. 그리고 양陽l火의 시대, 즉 수화상극의 조화 시대인 선천先天으로 넘어가 분화분열, 발전이 극에 이르자 다시 음水의 시대, 즉 수화상생의 조화 시대인 후천이 시작된다. 후천은 다시 거듭난 음양태극조화의 시대인 후창세後創世로 넘어가 마침내 태공의 형국은 태극에서 황극, 그리고 무극으로 이어진 본래의 창조섭리로 귀일한다. 그러나 이는 처음의 창조섭리에서 한 차원 거듭난 창조섭리로서, 이 과정이 바로 한 빛이 만상으로 분화분열, 발전을 이루고 다시 한 빛으로 귀일하는 태공창조의 완성역사다. 뭇사람들은 존재가 생한 그 자체를 창조라 일컫지만 더 넓게 보면 탄생에서 분화분열, 발전 그리고 완성의 순간까지 이 전체가 모두 창조인 것이다.

그렇다면 가장 처음 태공의 창조는 어떤 과정과 형국을 통해 이루어진 것인가?

'한 빛'이 태동하여 공간이 열리기 이전의 절대 자리, 즉 무한한 빛들로

태공의 창조섭리

창조섭리	무극無極 → 황극皇極 → 태극太極[삼태극三太極(무형성·유형성·공간성) → 이태극二太極(무형성·유형성)]
전창세前創世	음양태극조화陰陽太極造化
태초太初	음陰(수水 : 수화태동의 조화)
선천先天	양陽(화火 : 수화상극의 조화)
후천後天	음陰(수水 : 수화상생의 조화)
후창세後創世	거듭난 음양태극조화陰陽太極造化
거듭난 창조섭리	태극太極[이태극二太極(무형성·유형성) → 삼태극三太極(무형성·유형성·공간성) → 황극皇極 → 무극無極

    가득 찬 절대 공간무극無極이 있다. 이렇게 무한한 빛들로 가득 찬 절대 자리공간에서, '한 빛'이 태동하여 공간이 열린다. 이때 그 중심이 황극이며, 이 황극을 중심으로 해서 열린 공간이 바로 창조의 시작과 함께 열린 최초의 공간, 즉 '태공'이다. 태공은 한 빛이 십자로 뻗어 나간 십자한十字桓을 중심황극으로 하여 나선형의 회전 흐름을 품은 원형의 모습, 즉 태극의 형국으로 펼쳐진다. 태극은 거대한 세 축이 통합적으로 회전하며 움직이는 형국인데, 이 세 축이 삼태극의 시초인 무형성과 유형성, 공간성이다. 삼태극은 이렇게 무극에서 비롯된 삼원의 진리로서, 대우주 삼라만상의 창조와 변화를 일으키는 근본 축이다. 태공은 거시와 미시, 전체와 개체의 차원 모두 이러한 빛의 창조력과 생명력, 조화력을 바탕으로 해서 역동적으로 움직이며 변화하기 시작한다표 참조.

    태공은 창조의 빛으로 가득 차 있으며, 보편적인 인간 의식으로는 이해할 수 없는 무한대의 경계를 가진다. 신을 비롯한 태공의 모든 존재들은 태공이 만들어진 이후에 탄생한 존재들이기에, 자신의 빛의 수준 내에서만 태공을 이해할 뿐 전체를 알 수는 없다. 즉 창조가 이루어진 시간적 순서에 따라 상위 차원과 하위 차원이 생하는데, 하위 차원의 세계에서는 상위 차원의 세계를 볼 수 없다. 이는 빛의 창조섭리로서 천상 신명계의 법도이기도 하다.

태공의 한 빛은 다양한 가변성을 배태하는 창조작용을 일으킴에 있어 하나의 근본 특성을 가지는데, 그것은 바로 '온도溫度'다. 즉 빛에는 근원적 차원의 창조적 온도가 존재한다. 따라서 빛에서 분화된 모든 만물에도 온도가 내재한다. 온도는 존재의 근본적인 회전력과 함께 광도·밀도·순도, 특성·특징·특색, 품성·품위·품격 등을 결정하는데, 대우주 삼라만상에도 이러한 온도의 창조섭리가 그대로 녹아들어 만물의 탄생 및 생명 현상의 원리로 작용한다. 태곳적부터 회자된 음양의 이치란 이러한 창조적 온도가 해와 달, 물과 불, 차가움과 뜨거움, 열기와 한기, 수水와 화火로 유형화되어 지상에 드러난 것을 말한다.

이렇듯 한 빛은 창조적 온도에 의해 일어난 일정한 흐름을 통해 고유한 창조력을 발휘하는데, 그것이 바로 '회전 흐름에 의한 회전력'이다. 그래서 태공의 모든 빛들은 그에 맞는 온도와 함께 회전력을 가진다. 회전력은 태공의 탄생과 함께 시작되었다. 태공이 나선형으로 회전하며 열리자 분화된 예하의 빛들에도 회전의 흐름이 내재하게 된 것이다. 이 회전력이 십자 섭리의 이치에 따라 정화력·순화력·승화력과 조화력·상생력·상합력으로 발휘됨에 따라 비로소 대우주 삼라만상은 역동적인 생명력을 지니게 된다. 그래서 한 빛이 만상으로 분화分裂, 발전하는 데에는 근원적 차원의 창조적 온도와 근본적인 회전력이 중요한 요소로 작용한다.

한 빛을 조금 더 구체적으로 설명하면 대우주 삼라만상의 근본인 도광신력하늘의 빛을 의미하는 것으로 크게 창조의 빛과 존재의 빛, 두 가지로 나누어 볼 수 있다. 창조의 빛은 고유의 창조적 온도를 가지고 있고, 창조적 온도는 근원적인 회전력을 일으키며 광도光度를 결정짓는 근본 요인이 된다. 즉 창조적 온도에 의해 형성된 회전력에 따라 빛의 온도가 유지되며 광도가 형성됨으로써 밀도·순도, 특성·특징·특색, 품성·품위·품격 등이 결정된다.

존재의 빛은 창조의 빛에서 배태분화된 신성의 빛으로, 창조의 빛과 마찬가지로 고유의 존재신성적 온도를 가지고 있고, 존재신성적 온도는 고유한 회전력을 일으키며 존재신성의 광도를 결정짓는 근본 요인이 된다. 즉 존재신성적 온도에 의해 형성된 회전력에 따라 빛의 온도가 유지되며 광도가 형성됨으로써 밀도·순도, 특성·특징·특색, 품성·품위·품격 등이 결정된다. 나아가 존재신성의 빛은 창조 시점에 따라 각각의 존재성과 존재가치가 형성되어 고유의 소임과 역할을 맡게 된다.

이런 차원에서 한 빛, 즉 도광신력의 특성과 작용을 종합하여 살펴보면, 창조적 온도를 근원으로 회전중심과 회전력 그리고 그에 따른 온도와 온도장에 의해 형성된 무·유형의 입자와 파장을 가지고 있고, 근원의 회전 중심에는 근본 에너지를 제공하는 원초적 에너지원근원적 차원의 창조적 온도이 있음을 알 수 있다. 이는 현상계의 물질에도 그대로 작용하여 물질적 온도에 따라 회전력이 일어나고 색도를 형성함으로써 밀도·순도, 특성·특징·특색, 품성·품위·품격 등이 만들어지는 원인이 된다. 결국 도광신력이란 일상에서 보는 물질적 차원의 가시적 빛색도을 넘어 근원적 차원의 빛광도을 내포한 개념이다.

그렇다면 이러한 한 빛, 즉 도광신력에서 분화분열, 발전한 만상이 다시 하나로 귀일하는 태공창조의 완성역사를 이루어 내기 위해 무엇이 필요한 가. 분화된 존재의 빛이 다시 자신의 근본을 향한 상승을 이루어 내기 위해서는 창조적 온도와 근원의 회전력이 부여되어야 한다. 이는 본래의 창조의 빛으로부터 얻어진다. 창조의 빛을 근원으로 하위 차원의 존재의 빛이 분화되는 창조작용이 일어나고 마지막으로 물질성이 배태되어 유형적 형상으로 가시화되는 것처럼, 이를 역으로 거슬러 올라가기 위해서는 다시 본래의 창조의 빛이 필요하다. 즉 도광신력으로 이루어진 거시세계의 창조원리는 물질로 이루어진 미시세계의 창조원리와 창조의 빛이라는 매개를 통해 하나로 연결되어 있는 것이다.

이렇게 한 빛에서 만상이 나오고 다시 만상이 한 빛으로 귀일하는 것이 태공창조의 완성역사다. 그렇다면 이렇게 태공을 비롯한 대우주 삼라만상이 창조된 목적은 무엇일까.

창조의 첫 번째 목적은 '스스로의 존재성과 존재가치의 인식'에 있다. 대우주 삼라만상의 모든 존재들은 태공이 조화를 이루고 완성되는 과정을 통해 스스로의 존재성과 존재가치를 찾아간다. 이미 창세에 이러한 섭리와 이치가 하나의 흐름과 역사로 맞물려 진행되게끔 창조가 이루어졌으며, 이렇게 자신의 조화와 완성을 통해 하늘과 땅과 사람이 하나가 되는 것을 후천천지인조화역사 後天天地人造化役事라고 한다.

창조의 두 번째 목적은 '빛의 상승을 통한 거듭남'에 있다. 본래의 존재성과 존재가치를 알기 위해서는 모든 존재가 빛의 상승을 통한 거듭남을 이루어야 한다. 창조의 순환과정을 통해 새로운 빛으로 상승하며 거듭날 때, 다양한 자신의 존재가치를 인식할 수 있다. 그렇게 자신의 존재를 끊임없이 재인식하는 과정을 거쳐 궁극적인 존재성과 존재가치에 이르게 된다.

창조의 세 번째 목적은 '조화를 통해 나투어지는 아름다움'에 있다. 태공의 모든 존재는 하나에서 비롯되었지만 또한 하나 안에서 비교될 수 없는 고유한 하나다. 그래서 조화롭게 어울릴 수 있고 또 그렇게 어울리기 때문에 아름답다. 같으면 어울린다는 의미가 사라진다. 각기 다르기 때문에 고유하며 고유하기에 아름답게 어울릴 수 있다. 각각의 개체들은 빛의 상승을 통한 거듭남을 통해 마침내 극한의 빛을 나투어 서로 궁극의 조화를 이루게 되는데, 이때의 조화에는 거듭난 조화로움을 통해 나투어지는 아름다움이 존재한다.

하늘 꽃이 겨울 눈처럼 내리고
홀로 앉은 정적한 방엔
신명神明들이 모여 앉아 보이지 않는
향기香氣를 마신다.
세속世俗을 떠난 이의 마음도
세속世俗을 위해 있는 것
홀로 앉아 신명神明들과 차茶를 마시는
이 마음 뉘 알까.
아득히 멀리서 불어오는 이 바람이
나의 숨결임을 참으로 뉘 알까.
신명들도 모르는데……

6장

신

신 神

하늘신[天神]을 근본으로 수많은 신들이 존재하는 다차원적 빛의 세계가 도계다. 도계는 곧 하늘세계로, 하늘신계[天神界]를 중심으로 하여 창조가 이루어진 빛의 섭리와 위상, 역할에 따라 1천에서 12천까지 누층적인 차원으로 존재한다. 하늘세계에는 각각 맡은 역할과 소임에 따라 수많은 신[神]들이 존재하는데, 그 신들은 밝은 빛을 지니고 있으므로 '신명神明'이라 불린다.

신명은 하늘신의 창조의 빛에서 탄생한 존재신성의 빛이다. 오늘날 사람들이 이야기하는 신은 바로 신명을 가리키는 말이다. 신은 창조적 빛의 섭리가 그대로 반영된 존재로서, 창조 시점에 따라 그 위계와 역할이 결정된다. 또한 신은 무형의 존재적 빛神과 유형의 존재적 빛身을 동시에 지닌다. 그래서 신은 자신이 창조된 빛의 공간성 내에서 무형의 존재 형상과 유형의 존재 형상을 동시에 이루어 자신의 공간을 유지하고 고유한 신성존재의 빛을 드러낸다.

무형과 유형은 본래 나눌 수 없는 하나다. 하나의 섭리에서 비롯된 것이기 때문이다. 이 하나의 섭리로 인해 무형의 존재적 빛은 유형의 존재적 빛으로, 그리고 유형의 존재적 빛은 무형의 존재적 빛으로 전환하는 조화작용造化作用이 이루어진다. 나아가 무형의 존재적 빛과 유형의 존재적 빛은 무형의 공간과 유형의 공간을 형성하고, 또 이 둘이 조화롭게 통합되어 다원적이고도 다차원적인 공간을 형성한다. 이렇게 무형·유형의 빛이 삼태극의 현묘한 이치가 내재된 공간의 빛 안에서 태극조화를 이루고, 더 나아가 그 빛이 일원一圓의 빛으로 온전히 승화된 존재가 신神인 것이다.

신들이 존재하는 태공은 무형성과 유형성, 공간성을 바탕으로 다차원적인 구조를 형성하고 있다. 각각의 세계마다 빛이 갖는 시공이 존재하고, 이 모든 차원들이 통합되어 조화를 이룬 공간이다. 이 태공 안에서 신들 또한 각각의 차원과 시공을 가지고 무형과 유형, 공간의 섭리로 존재한다. 이것이 하늘과 대우주의 모습이다. 다만 신의 세계는 어느 차원의 영역에서 보느냐에 따라 그 형상이 상대적으로 달라진다. 모든 존재는 창조 시점에 따라 차원을 달리하여 존재하기 때문이다. 그래서 하위 차원의 빛에서 상

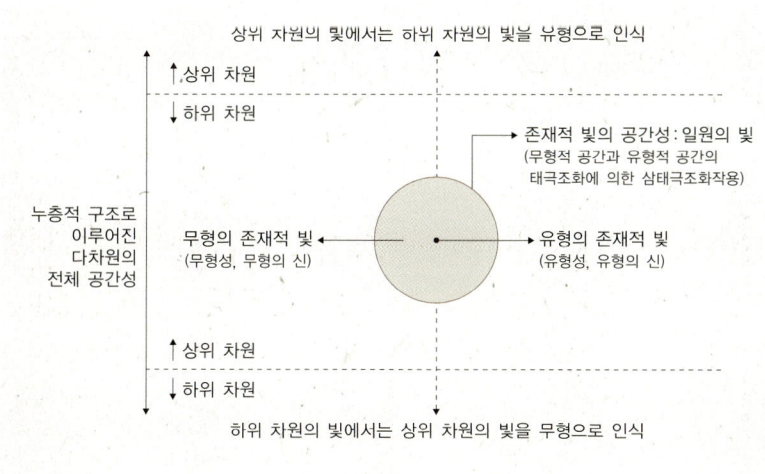

존재적 빛의 섭리

위 차원의 빛을 볼 때는 무형으로, 상위 차원의 빛에서 하위 차원의 빛을 볼 때는 유형으로 인식된다. 같은 대상이라 할지라도 어느 차원에서 보느냐에 따라 그 형상이 다르게 인식되는 것이다.

결국 대우주 삼라만상, 모든 존재들과 마찬가지로 신의 본질 및 실체의 핵심은 '빛'이다. 예로부터 전해오는 십자+字나 만자卍字는 이러한 창조적 빛의 섭리를 형상적으로 표현한 기호다. 일체를 종縱|수직으로 가로지르며 시공을 뛰어넘는 창조적 조화造化, 즉 빛의 상승정화·순화·승화을 이루고, 일체를 횡橫|수평으로 가로지르며 시공을 연결하는 어울림의 조화調和, 즉 빛의 확장조화·상생·상합을 이루어 그 둘이 십자로 교차하며 한 점에서 통합될 때 빛의 근원적인 거듭남이 이루어진다.

인간이 신神이 되는 완성도법을 통해
자신의 근본자리를 찾아가다

하늘의 빛이 천지간에 가득하니
만물이 귀하고
진리가 노래한다.

석문구도자가 도道를 이루니
만물이 노래하고
진리가 춤을 춘다.

7장

대우주

대우주 大宇宙

대우주는 태공의 한 빛을 근원으로 하여 다차원적 우주로 존재한다. 복합적이고 입체적이며 다원적이고 다차원적으로 존재하는 통합의 공간이 대우주다.

    태공의 한 빛에서 한 줄기 빛이 뻗어 나온다. 이것이 대우주의 시작이다. 이 빛은 하나의 큰 빛 덩어리를 이루는데, 이 빛이 바로 대우주 삼라만상을 배태시킨 창조의 빛이다. 처음 태공에는 창조의 빛만 있었으나, 예하로 수많은 빛들이 뻗어 나가 아무것도 없는 공간에 하나하나 자리하면서 우주들이 그 모습을 만들기 시작한다. 각각의 빛에 맞는 공간이 열리면서 수많은 우주천宇宙天들이 만들어지기 시작하는데, 이 세계가 7천다계七天多界다.

    그 뒤 7천의 빛들우주들을 보호하고 흩어지지 않게 하기 위해 다시 하나의 빛이 내려와 우주천 전체의 빛들을 감싼다. 이것둥근 빛이 대우주의 마지막인 8천종천계八天終天界다. 창조의 빛에서 뻗어 나간 수많은 빛들이 자신의 공간을 유지할 수 있게끔 하나의 빛이 내려와 공간을 보호한 것이다. 이어서 7천의 빛들은 각각 자신의 내부를 빛으로 움직여 우주 만물을 창조하기 시작하고, 그중에서 유난히 밝고 빛나는 빛이 지구가 속해 있는 우주가 된다.

    우주에는 각기 다른 수의 은하계와 별들을 거느린 광계光界가 있다. 흔

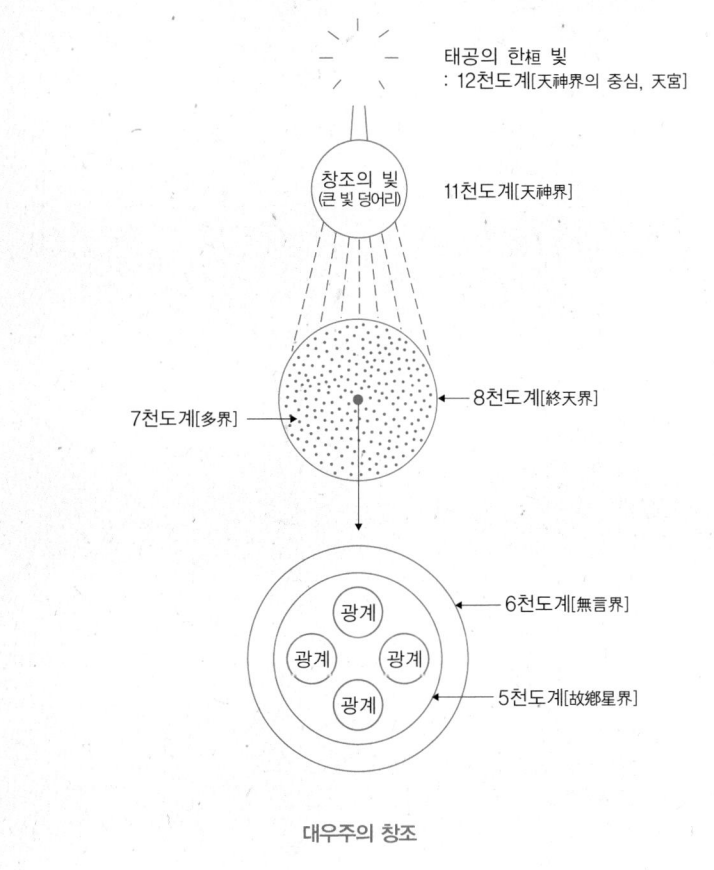

대우주의 창조

히 우리가 알고 있는 통상적인 의미의 우주는 하나가 아니라 다수다. 우주는 광계가 많은 것도 있고 적은 것도 있으며 없는 것도 있다. 그중에서 인간이 살고 있는 지구권 우주에는 네 개의 광계가 있다. 즉 지구권 우주는 크게 네 개의 빛 덩어리로 이루어져 있는데 이를 4광계四光界라 한다. 이 4광계 중에서 동쪽에 있는 동광계가 인간이 살고 있는 우주다. 오늘날 과학자들이 일컫는 우주는 이 4광계 중에서 지구가 속해 있는 동광계의 한 부분만을 지칭하는 것이다.

수많은 우주천들이 다차원적으로 탄생하기 시작하면서 각각의 공간을 연 빛의 조화작용 상생·상극에 의해 내부에 수많은 우주와 은하, 별, 행성들이 탄생하기 시작한다. 생명의 빛들이 결집된 공간으로서의 별들이 탄생한 것이다. 이러한 별들이 탄생하기까지의 과정을 개략적으로 살펴보면 다음과 같다.

창조의 빛에서 무수한 빛들이 뻗어 나가면서 우주가 창조되고, 이러한 우주 공간은 창조의 빛이 지닌 온도에 의해 양력열기陽力熱氣와 음력한기陰力寒氣의 양극兩極을 형성한다. 이 양극의 두 기운이 태극조화작용에 의해 폭발하고 다시 뭉치는 상극과 상생의 과정을 반복하면서 물질화되는 과정을 밟는다.

이러한 과정을 무수히 반복하면서 수많은 별들이 탄생하고 천체의 모습이 갖추어지자 각각의 별들은 회전을 하기 시작한다. 창조의 빛이 지닌 온도와 회전력에 의해 나선형으로 움직이기 시작하면서 자전과 공전의 개념이 생겨난다. 현재 우주에 있는 수많은 은하들도 나선형의 모습으로 회전하는 것을 관측할 수 있다. 나아가 은하들을 품고 있는 대우주, 대우주를 품고 있는 태공 또한 이와 같은 원리로 움직이며 회전한다.

모든 우주와 별들은 자신에게 내재된 창조의 빛을 동력으로 삼아 스스로의 빛을 발산함과 동시에 역으로 우주 공간에 내재된 창조의 빛을 끌어당겨 생명을 유지한다. 자신에 내재된 창조의 빛이 다하면 비로소 생명이 끝나 폭발작용과 함께 소멸하면서 분진이 되어 또 다른 별을 탄생시키는 요소가 된다. 모든 만물은 이렇게 각각에 부여된 창조의 빛을 토대로 '탄생과 소멸'의 양극을 반복하며 그 모습을 역동적이면서도 생명력 있게 유지한다.

창조적 빛의 섭리에 따라 자전과 공전이 이루어짐으로써 우주는 안정적인 구조를 가지고 운행하기 시작한다. 그러나 모든 우주들이 이러한 안정적인 구조를 가지고 움직이는 것은 아니다. 지구가 속한 우주처럼 수많은 별들이 탄생하고 소멸하는 등 역동적인 변화를 이루어 내는 우주가 있는가 하면, 아무 변화 없이 정지해 있는 우주도 있기 때문이다.

이제 태양계를 주축으로 한 지구문명으로 한정하여 우주창조를 살펴보자. 지구권 문명인 태양계의 시작은 음陰인 어둠의 공간에 강한 열성熱性 덩어리인 태양太陽이 먼저 생生하면서부터다. 다시 말해 음인 어둠 속에서 양陽인 태양이 생성된다는 것이고, 역리적으로는 음에서 양이 생한다는 이야기다. 한편 한성寒性인 '어둠의 공간陰'과 어둠의 공간에서 생성된 열성熱性인 '태양陽'의 두 기운에 의하여 다른 뭇별들도 탄생하기 시작한다. 다시 말해 한성인 음기陰氣와 열성인 양기陽氣, 이 두 기운의 조화상생·상극에 의하여 별들이 생겨나게 된다.

이를 다시 정리하면, 음체陰體인 우주 공간 자체의 음력한기와 양체陽體인 태양의 양력열기가 서로 대립하여 상극운동을 함으로써 한기와 열기는 서로 다투어 팽창 폭발하고, 이로 인해 많은 분진들이 생성된다. 양체인 태양은 폭발 후 온도가 떨어져 차갑게 식는다. 그러나 많은 시간이 흐르는 동안 태양의 온도가 다시 높아져 극에 이르면서 태양은 강한 열기를 발하게 된다.

이에 따라 음체인 우주 공간은 강한 한기를 발하며 또 한 번 양체인 양력열기와 부딪쳐 폭발한다. 이렇게 냉기와 열기가 폭발하기를 모두 다섯 번 하는데, 다섯 번째 폭발 때는 많은 분진들이 뭉쳐져 별이 탄생하니 비로소 별들의 세계가 시작된다.

별들은 음력인 한기와 양력인 열기가 서로 부딪쳐 폭발相剋할 때에 어느 정도의 한기와 열기를 받느냐에 따라 그 별의 온도가 결정되며, 우주의 시간이 흘러감에 따라 별의 온도도 변하게 된다. 음양체陰陽體의 한기와 열기가 부딪쳐 폭발 시 지구는 우주 공간의 음력한기를 받아 한구체寒球體가 되고, 분진들도 각각 온도를 갖고 크게 나뉘어져 한성寒性과 온성溫性을 띠게 된다. 그리고 지구와 태양 사이에 있는 분진들 중에서 한기를 받아 한성을 띤 분진들이 한구체인 지구 인력에 의해 지구 주위로 이끌려 뭉쳐지면서 달월구月球이 된다. 결국 달은 한성인 분진들이 뭉쳐져 만들어진 이후 태양과 지구 사이에 놓이게 된다.

달이 형성된 후 태양은 온도가 조금씩 높아져 온기를 발하게 되고, 한구체인 지구는 태양의 온기에 대등한 한기를 발한다. 이 둘이 부딪쳐 대소구체태양과 지구 간에 우주의 전류인 우주전宇宙電이 생성된다. 이 우주전에 의하여 달은 움직이며 회전하는데 이를 자전自轉 음전陰轉이라 하며 달의 자전을 월전月轉이라 한다. 달은 자전의 힘에 의해 직선으로 움직이려 하는데, 한구체인 지구 인력에 의해 지구 궤도를 벗어나지 못하고 일정한 궤도를 유지하며 지구를 중심으로 공전하게 된다. 이때 지구의 인력을 음인력陰引力이라 하고뭇별들의 인력도 음인력이다 달의 공전을 양전陽轉이라 한다. 또한 지구의 음인력에 의하여 지구를 공전公轉 양전陽轉하는 달의 공전 궤도를 따라 지구는 자전하게 된다. 지구는 자전自轉 음전陰轉의 힘에 의해 직선으로 움직이려 하지만 대화구체大火球體인 태양의 인력에 의해 태양의 궤도를 벗어나지 못하고 태양을 중심으로 공전하게 된다. 이때 태양의 인력을 양인력陽引力이라 한다.

　태양도 스스로의 힘으로 자전음전하게 되는데, 이를 태양전太陽轉이라 한다. 그리고 뭇별들은 음전인 자전을 하면서 태양의 양인력에 의하여 태양을 중심으로 공전하게 된다. 이후로 태양계에 시간현재 인간이 인식할 수 있는 시간 개념이 생겨나면서 만물이 생하기 시작한다.

　사실 현재 우리가 보고 있는 태양은 미시 차원의 태양이라 할 수 있다. 거시 차원에서 보는 궁극적 의미의 태양큰 밝음은 수많은 우주들을 창조하며 만물의 시작을 이룬 창조의 빛을 말한다. 태공의 음력한기와 조화작용상생·상극을 이루며 만물을 탄생시킨 양력열기의 시원이 되는 빛이다. 이러한 창조의 빛인 태양큰 밝음이 거시에서 미시로, 무형의 빛에서 유형의 빛으로, 상위 차원에서 하위 차원으로, 비물질에서 물질로 가시화된 것이 현재 지구 문명권의 중심별, 태양이다. 즉 태양계는 태공이 만들어지고 만물이 탄생한 창조적 섭리와 이치, 변화, 운행 등 대우주 창조섭리의 흐름과 형국이 집약되어 실체화된 것이다. 태양은 지구에 생명을 탄생시키고 유지하는 것을 넘어 생명이 더욱 진화하며 발전할 수 있도록 하는 필수불가결한 환경이 된다. 그렇다면 그러한 환경은 궁극적으로 무엇을 위해 존재하는가. 바로 인간이다.

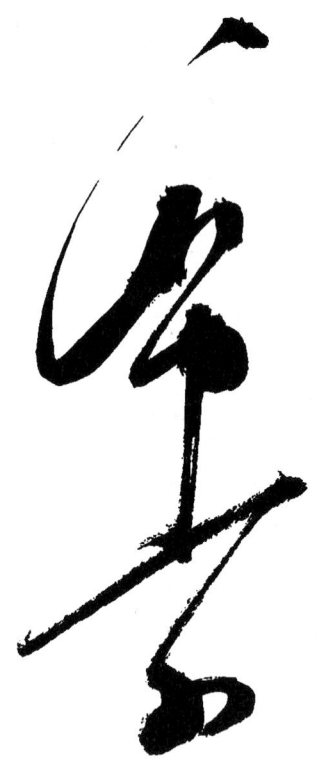

세인들아 자연을 보라
무엇 하나 쉼이 없으며 해로움도 없나니
오직 그대들의 마음이 이들을 해롭게 하고 있느니라

百門道法

인간이 신神이 되는 완성도법을 통해
자신의 근본자리를 찾아가다

천지일월은 처음을 잃지 않았고
산과 바다는 신의信義와 의리義理를 잃지 않았네.

오직 변하는 것은 구도자의 마음이라
처음의 기골장대氣骨壯大한 야망과 뜻은
세월歲月 속에 녹아 사라지고
하늘과 스승, 그리고 자신에게
혈血의 맹세한 처음 발도심發道心은
짧은 시간 속에 흔적을 감추었네.

아!
무심無心한 긴긴 세월歲月과
인정人情 없는 시간의 고통 속에서
절대불변絶對不變한 구도자求道者를 바라는 것은
나의 욕심慾心인가.

저 무한無限의 세월歲月과 끝없는 시간 속에서
항상 불변不變한 천지일월天地日月처럼
변함없는 발도심發道心이
도인道人일 터인데……

8장 · 인간

인간 人間

창조적 빛에서 배태된 존재신성적 빛은 크게 네 가지로 나누어 볼 수 있다. 첫째가 신神이고, 둘째가 인간이며, 셋째가 영적 존재에 가까운 우주인이고, 넷째가 천지 만물이다. 그중 신은 비가시적인 빛의 존재로서 인간의 시각에서는 무형의 존재라 할 수 있다. 이에 반해 인간은 가시적인 물질구조를 가진 유형의 존재다. 그리고 신과 인간 사이에 영적 존재에 가까운 비물질적 존재가 있는데, 그들이 바로 우주인이다. 사후세계에 있는 인간의 영들도 크게는 비물질적인 존재에 해당하지만, 엄밀히 말하면 빛의 구조와 성질이 우주인들과는 다르다고 할 수 있다. 마지막으로 가시적인 물질구조를 가진 천지 만물이 존재하는데, 이는 지상에만 존재하는 것이 아니라 빛으로써 천상과 대우주에도 존재한다.

    이러한 천지 만물들 중 왜 인간을 만물의 영장이라 하는가. 현상적으로 보면 인간이 지구 만물을 다스리기에 그렇겠지만, 궁극적인 이유는 인간의 조화와 완성이 태공의 조화와 완성을 이끄는 중심이 되기 때문이다.

    태공이 열린 이래, 무수히 많은 무형, 유형의 빛들이 창조된다. 이러한 창조의 빛 중에 가장 하위 차원의 빛이 행성行星이며, 그 행성을 구성하고 있는 빛이 바로 '물질'이다. 그리고 행성 중에 태공의 거시세계를 집약해서 제한적이고 가변적인 미시의 시공간을 형성하여 이루어진 것이 '지구'

다. 태공에서 창조가 이루어진 것처럼, 미시세계인 지구에서도 창조가 이루어진다. 즉 '만물'이 탄생하기 시작한 것이다. 산천과 초목, 금수禽獸가 탄생한 후, 하늘신은 만물을 이끌어 나갈 존재인 '인간'을 창조한다. 거시세계를 다스리기 위해 하늘신의 형상을 본떠 신들을 창조한 것처럼, 미시세계를 다스리기 위해 신의 형상을 본뜬 인간을 창조한 것이다.

그렇다면 인간은 어떠한 정체성과 목적을 가지고 창조되었는가. 신과 인간, 우주인 그리고 대우주 삼라만상은 모두 '존재성과 존재가치의 인식', '빛의 상승을 통한 거듭남', '조화를 통해 나투어지는 아름다움'이라는 창조섭리의 세 가지 목적을 근본으로 해서 나온 존재다. 위 세 가지 목적이 인간을 비롯한 모든 존재들을 창조한 궁극의 목적이라면, 이들 각각의 존재를 창조하게 된 핵심 목적이 있다. 그중 인간이라는 존재를 창조하게 된 데에는 다음과 같은 세 가지의 목적이 있다.

첫째, 태공에 강한 생명력을 불어넣기 위해 가변적 다양성을 가진 존재로서 인간이 창조된다. 태공은 불변적 항구성음陰과 가변적 다양성양陽을 동시에 지니는데, 최초에 유형적인 형상으로 창조된 신神들은 하늘신하나님을 보좌하여 태공의 창조섭리에 입각한 흐름과 형국을 이끌어 가기 위해 불변적 항구성을 지닌다. 이러한 소명과 역할에 따라 신들의 존재성과 존재가치는 섭리적으로 고정된다. 그러다 보니 불변적 항구성을 지닌 신들에 의해 태공의 안정성이 유지되는 반면, 근본적인 상승을 가능하게 하는 변화의 폭은 제한적일 수밖에 없다. 하늘신의 또 다른 모습인 가변적 다양성이 아직 반영되지 않았기에 생동감 넘치는 역동성은 부족할 수밖에 없는 것이다. 따라서 상승을 위한 변화성을 부여함으로써 그 역동성을 높이고자, 가변적 다양성을 지닌 '인간'이 창조된다.

둘째, 존재성과 존재 가치가 각기 다른 태공의 모든 존재가 공유할 수 있는 동일한 존재의 필요에 의해 인간이 창조된다. 다시 말해 공통된 척도로 창조섭리를 실현해야 할 필요성에 따라 인간이 창조된 것이다. 모든 존재는 창조 시점에 따라 각각의 차원에서 다양한 존재성과 존재가치를 품은 채 탄생되었다. 그중 인간은 가장 하위 차원의 빛인 물질을 토대로 창조되었기 때문에 태공의 질서를 이끄는 신들과 다양한 우주천에 존재하는 우주인들이 동등하게 지상으로 내려올 수 있는 조건이 된다. 이는 하늘신에 의해 창조된 존재들이 인간으로 내려올 수 있다는 의미로, 이것을 가능하게 하는 인간의 무형적 구조가 영·혼·백이다. 각각이 지닌 빛의 차이에도 불구하고 안정적인 물질 구조를 가진 존재로 내려올 수 있도록 인간의 영·혼·백이라는 삼중의 완충체계가 이를 가교하고 있는 것이다.

후천에는 하늘신을 비롯한 수많은 존재들이 제한적이고 가변적인 미시의 시공간인 지구로 내려온다. 지상으로 내려와 각각 자신의 근본자리를 찾아가는 과정을 통해 태공의 가장 하위 차원에서 상위 차원까지의 섭리를 인식하고 체득함으로써, 자신의 조화와 완성을 통해 태공 전체의 조화와 완성이 이루어진다.

인간이라는 존재는 이러한 섭리의 과정에서 창조의 목적을 동일한 척도에서 실현할 수 있는 공통분모가 된다. 모든 존재들은 본래 근본자리가 각기 다르지만, 지상에서는 그러한 격차 없이 동등하게 인간으로서의 기본적인 의식과 의식체계 즉 정신과 정신체계, 감정과 감정체계, 행동과 행동체계를 형성함으로써 섭리를 체득하게 되는 것이다. '인간'이라는 동일한 바탕에서 출발함으로써, 모든 존재가 동일한 척도 속에서 스스로 완성을 이루고 자신의 고유한 빛과 힘, 가치를 나투어 천지인이 어떠한 목적으로 창조된 것인가를 공통적으로 인식하고 체득해 갈 수 있도록 한 것이다.

셋째, 모든 존재들이 태공의 창조 목적이 이루어졌을 때 목도하게 될 조화와 완성 세계에 대한 인식의 편차를 줄이기 위해 인간이 창조된다. 태공의 조화와 완성 세계를 인식의 편차 없이 목도하기 위해서는 모든 존재들이 일정한 기준과 원칙이 담긴 공통된 바탕을 가지고 있어야 한다. 그래야 개별 존재가 가진 인식 범위의 편차가 최소화되어 각기 다른 존재라 해도 통일성과 일관성을 가지고 태공의 조화와 완성 세계를 목도함으로써 서로 간에 충만하고도 만족스러운 공감과 소통이 이루어진다. 그러기 위해서는 존재의 본本|신성神性은 다르다 해도 체體|형체形體는 동일한 존재성을 가져야 한다. 이는 결국 조화와 완성 세계를 공유할 수 있는 바탕으로서의 중심 역할을 인간이 한다는 의미다.

지상으로 내려온 존재들은 인간이라는 동일한 조건하에서 빛의 상승을 이룸으로써 태공의 섭리를 인식하고 체득한다. 그리고 그를 통해 태공 전체의 조화와 완성을 이루고 목도한다. 이러한 섭리에 따라 인간은 태공에 거하는 모든 존재의 공감과 소통의 중심이 된다. 인간이 수도를 통해 신과 하나 신인합일神人合一|도인가 되면 하늘에서도 천상신의 뜻과 지상인간의 뜻을 조정·중재·조화하여 소통하게 하며, 땅에서도 지상인간의 뜻과 천상신의 뜻을 조정·중재·조화하여 소통하게 하고, 우주 만물 및 천지 대자연과 인간도 서로 하나가 되게끔 조정·중재·조화하여 소통하는 것이 가능해진다.

이처럼 모든 존재들이 인간이라는 존재성과 의식체계를 가지고 지상과 천상에서 자기 존재의 시작과 과정, 완성의 결말을 인식하고, 이를 통해 태공창조의 시작과 과정, 완성의 결말을 같이 함께 더불어 목도하여 공유할 수 있기에 후천을 가을에 비유하여 '추수기秋收期'라고 말한다. 추수는 인간이자 신神인 도인을 통해서 이루어진다. 앞서 밝혔듯 천상과 지상이라는 다차원의 입체적 세계를 하나로 연결시켜 동시차원을 여는 존재가 도인이기 때문이다. 이는 곧 창조가 시작된 이후 서로 다른 세계에서 다른 존재성과 존재가치를 가지게 됨에 따라 공유할 수 없었던 섭리적인 흐름과 형국, 진리적 사실을 극한의 미시세계인 지구에서 인간이 신이 되는 과정을 통해 서로 공유하고 소통할 수 있도록 한 것이다. 하늘신과 모든 존재들이 인간이라는 동일한 존재성을 가지고 인간 존재의 평등성과 존재가치의 다양성을 바탕으로 지금까지 함께 하지 못했던 태공의 조화와 완성의 섭리를 비로소 온전히 공유하게 되는 것이다. 이는 거시의 완성세계천상와 미시의 지구세계지상가 다차원 입체성의 동시차원성에 입각해 온전히 하나가 되는 것을 의미한다.

그렇기 때문에 도인은 천지인을 조화롭게 하나 되게 하는 후천 대추수의 주역主役│중심이라 할 수 있으며, 후천조화선국이라는 새로운 세상을 열어 나가는 존재이기에 신인류新人類라 할 수 있다. 그렇다면 인간이 어떻게 도인이 되는가. 바로 후천완성도법인 석문도법으로 가능하다. 결국 인간창조의 목적은 인간이자 신神인 도인을 통해 천지인이 하나로 조화를 이룸으로써 태공의 시작과 과정, 완성의 결말을 이루는 데 있다.

모든 존재들은 창조의 빛에서 탄생한 것이기 때문에 기본적으로 존재적 신성을 가지고 있다. 신명들뿐만 아니라 인간, 우주인, 사후 영체를 포함해 모든 만물은 공통적으로 신성이 있고 고유한 본성을 가지고 있다. 다만 창조 목적에 따라 각각의 정체성이 다르므로 존재성과 존재가치도 그에 맞게 형성되었고, 해야 할 역할과 소임도 다르다. 그러나 존재성과 존재가치에 내재된 창조의 근본 목적은 동일하다. 그것은 모든 존재들의 빛이 태공의 한 빛도광신력을 통해 상승하고 거듭남으로써 조화와 완성을 이루는 것이다. 그러한 창조섭리의 조화와 완성에 있어 중심이 되는 존재가 인간이다.

逶迤，乌蒙磅礴走泥丸。金沙水拍云崖暖，

부록 1

도계서

道界書

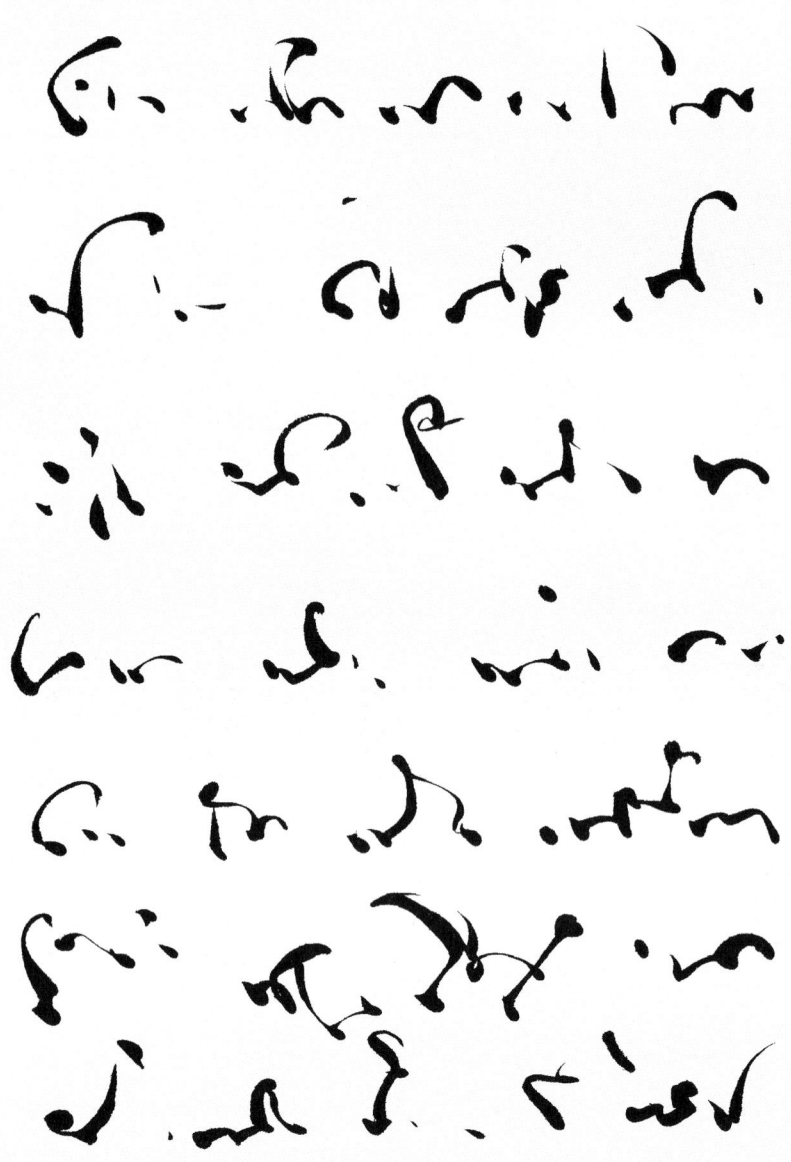

세상의 모든 일이 신명들 모르게 진행된다

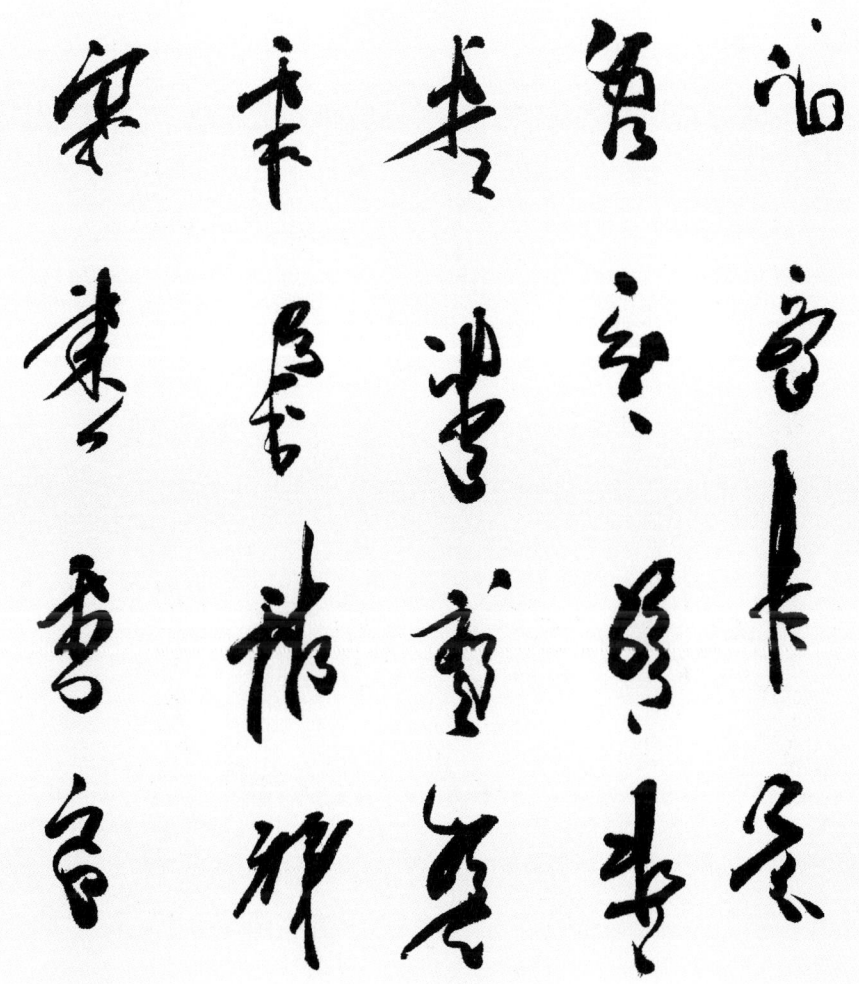

신명들의 공과를 먼저 밝힐 것입니다

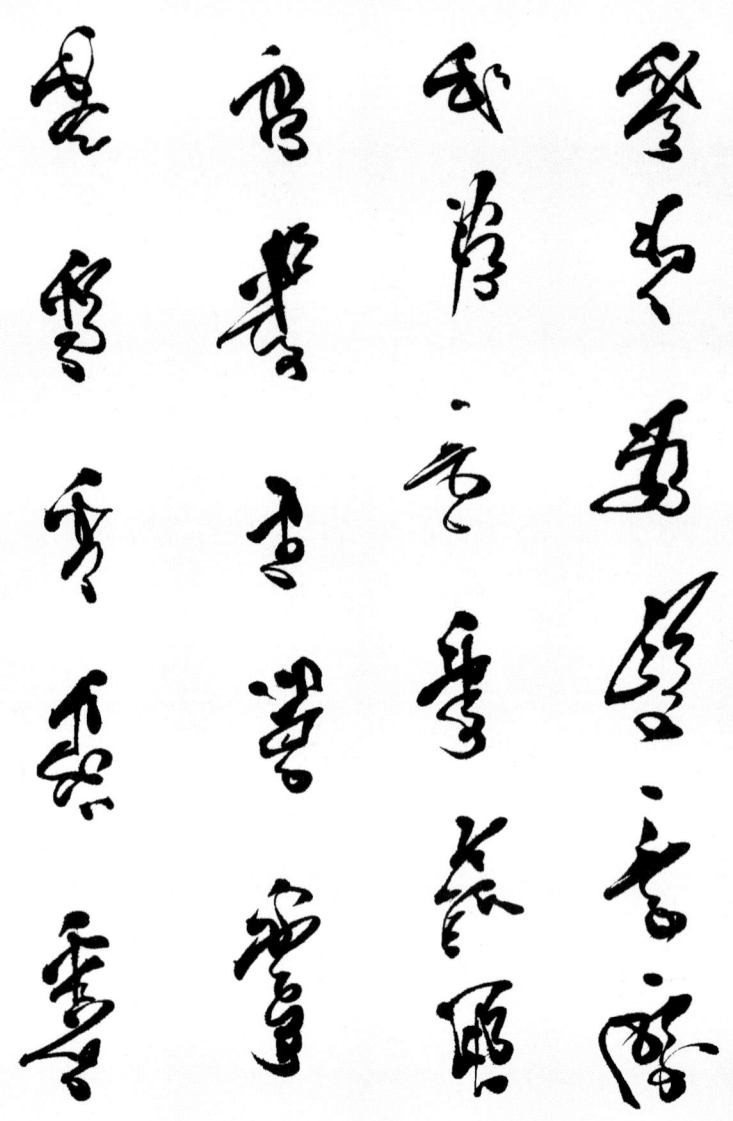

세상에 정화가 시작되니

인과응보, 결자해지, 해원상생 할 것입니다

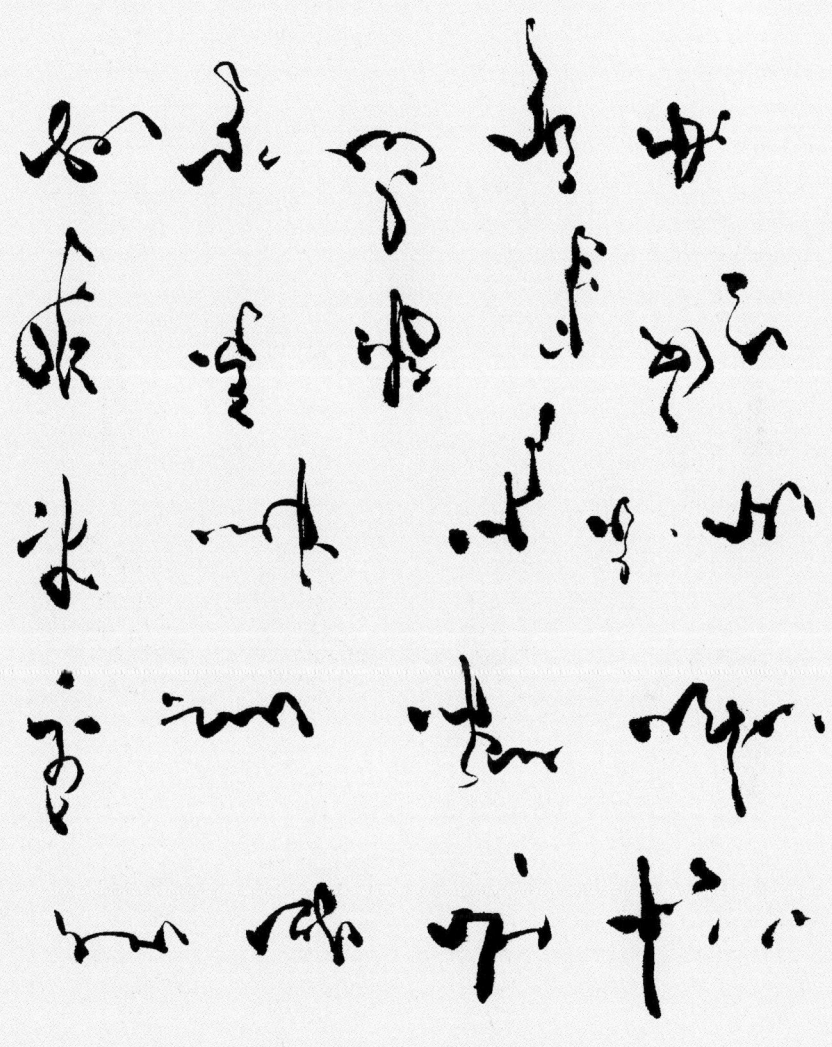

세상에 정화가 끝나고 구원이 시작되니
그때를 대비해 마음을 닦아 깨우쳐야 합니다

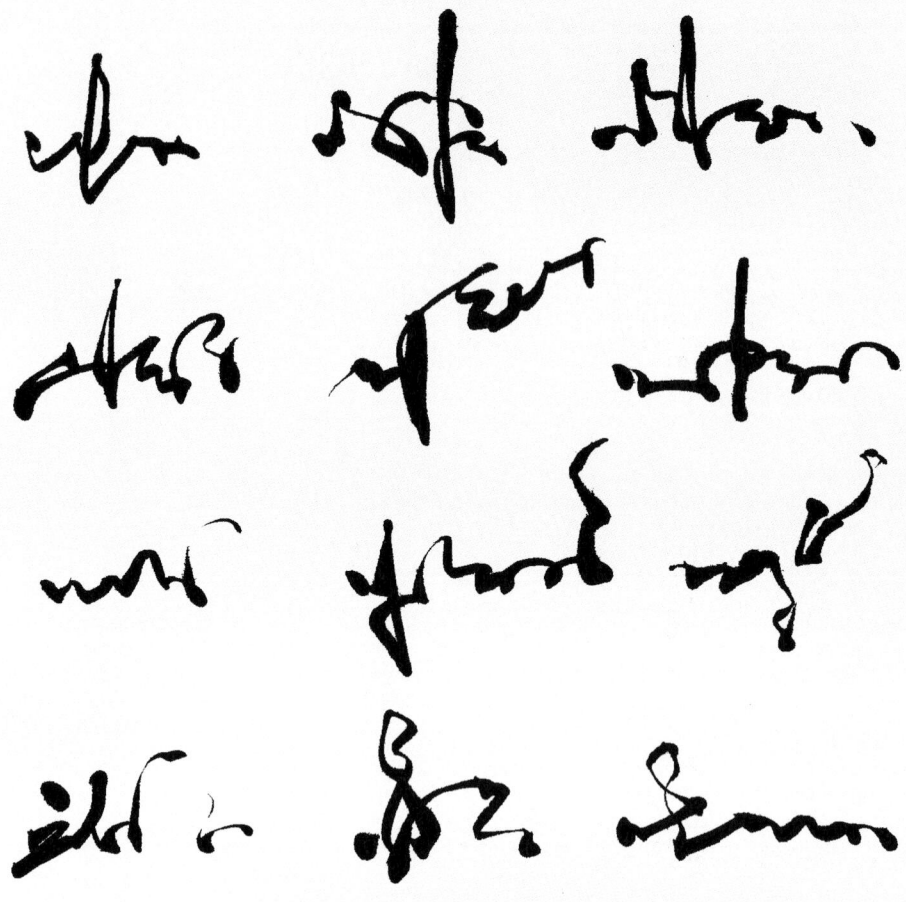

세상 사람들은 구원이 시작될 때 직접 하나님을 보게 될 것입니다

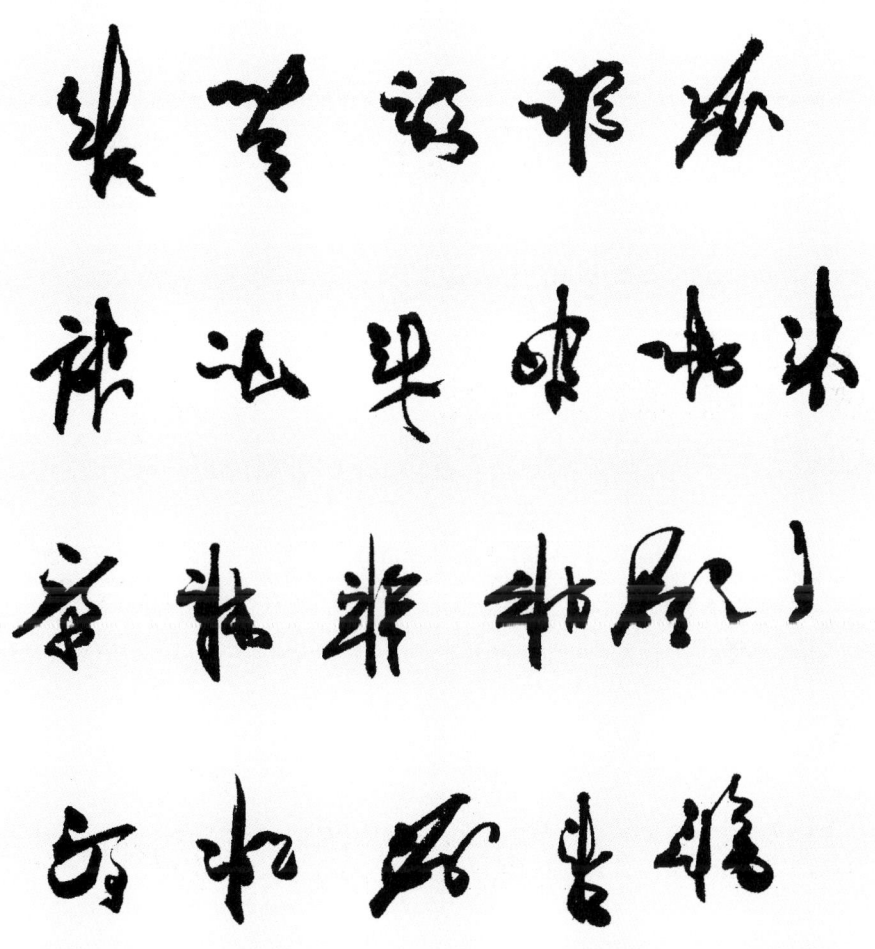

세상 사람들이 하나님을 따르게 될 것입니다

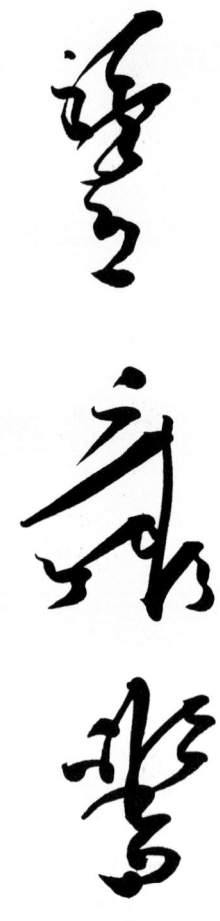

모든 도인道人들은 명을 받으라

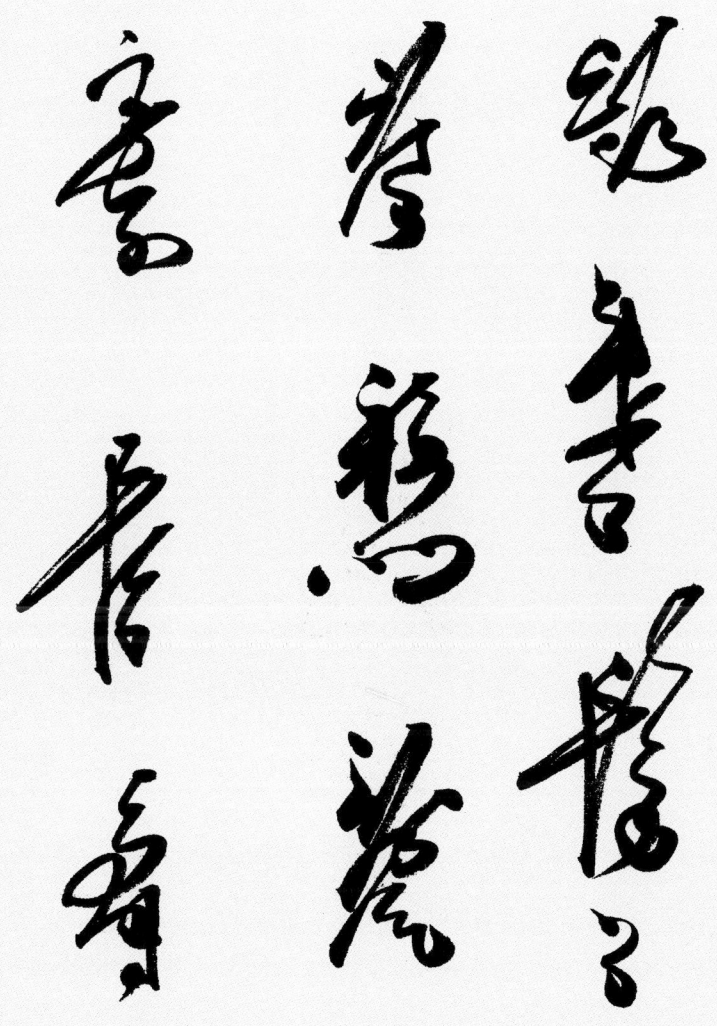

모든 것이 처음과 끝이 있으되 지금은 끝날 때이니
신명들은 하나님을 따르라

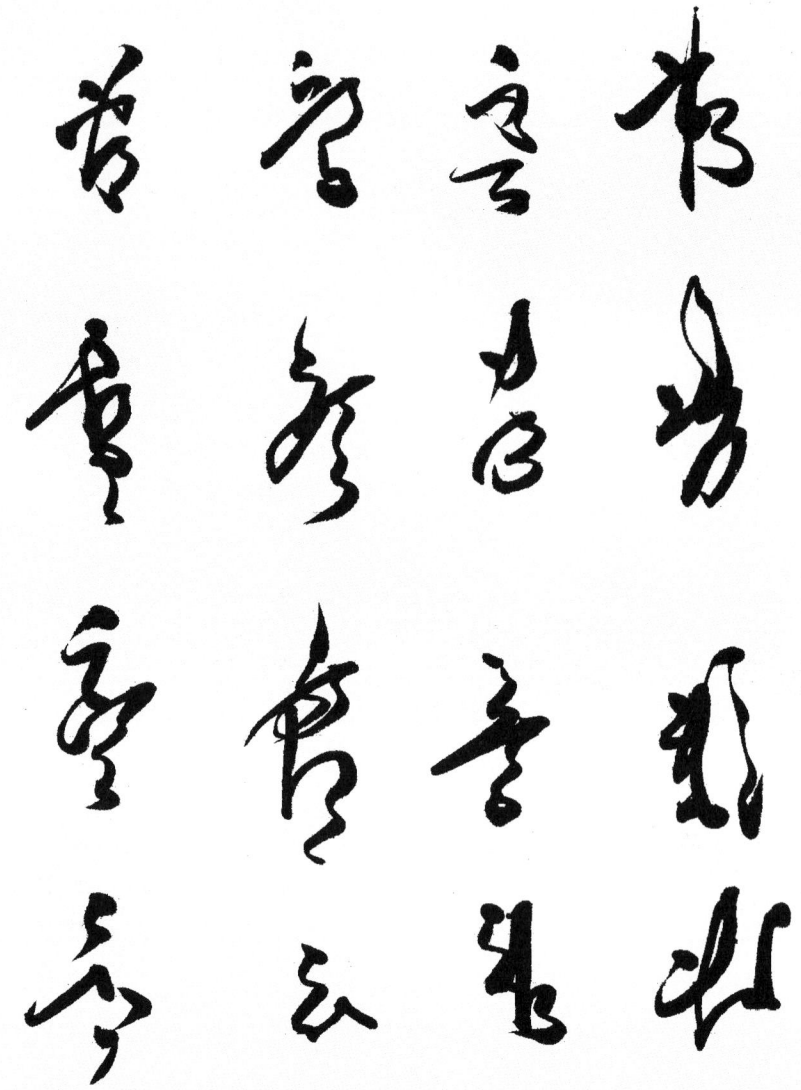

처음과 끝이 있어 끝에 이르러서는 뜻대로 될 것입니다

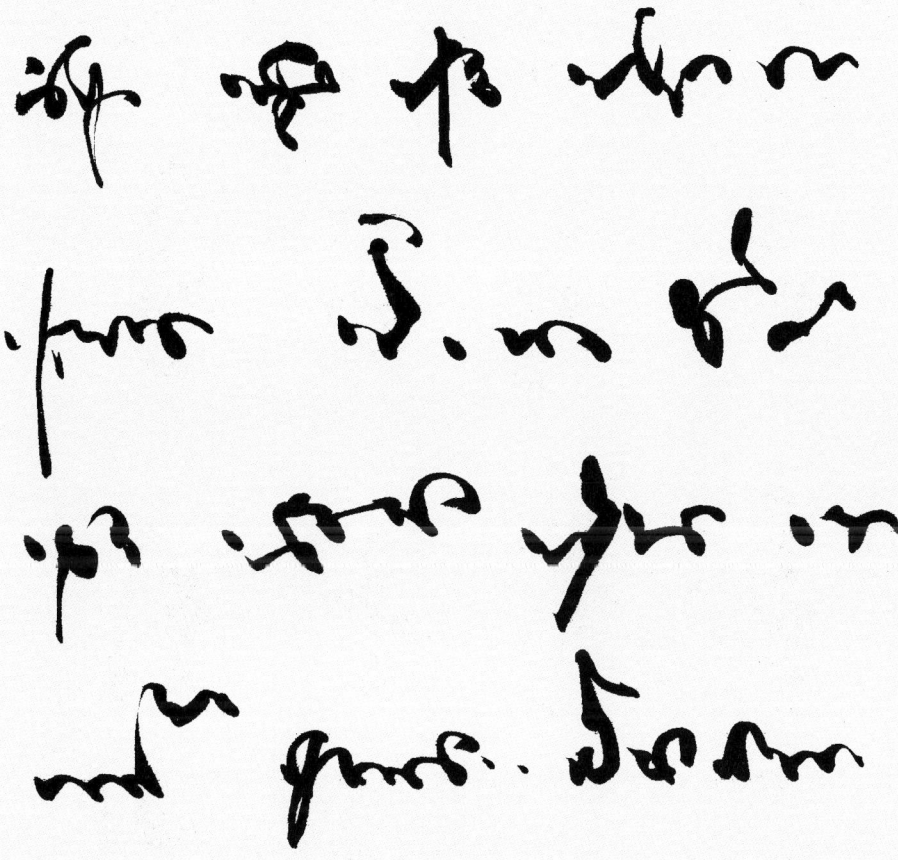

이제 그분의 뜻대로 될지니 그분을 따르게 될 것입니다

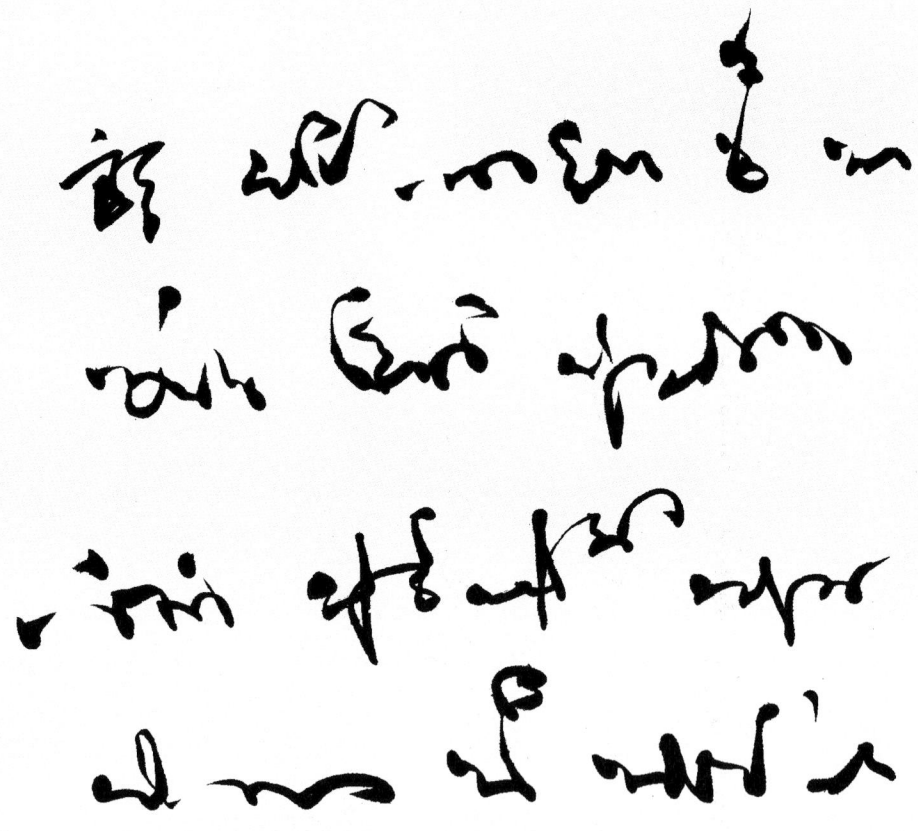

모든 천사들은 하나님을 보좌하여 하나님의 은혜를 받을 것입니다

구원

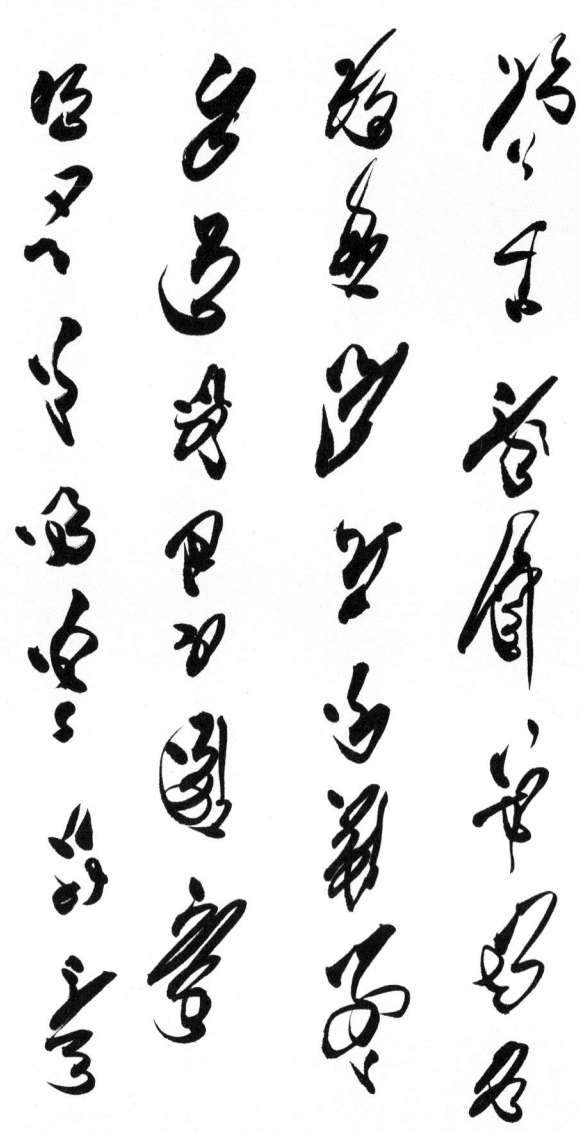

구원의 방법

권한 부여

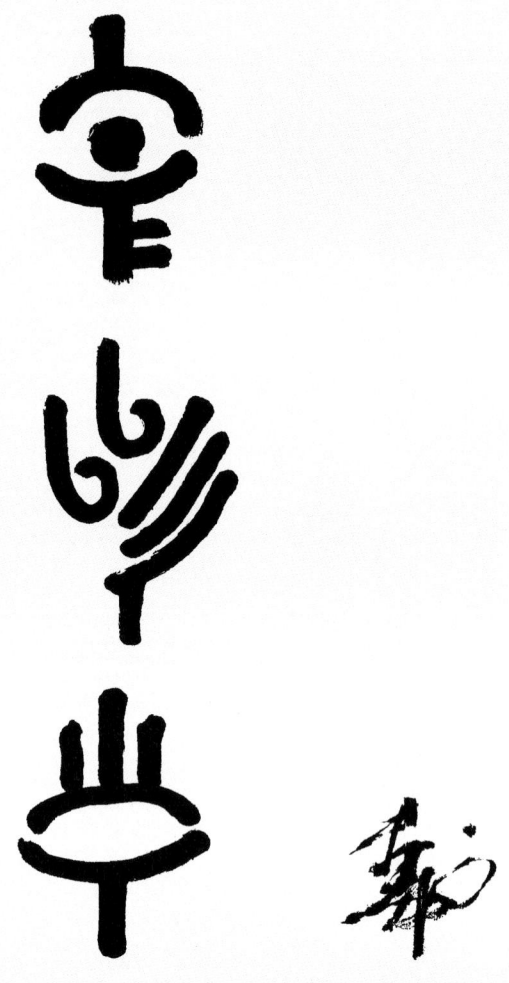

같이, 함께, 더불어 하나 되니 즐겁고 신명이 난다

부록 2

풍류
──
風流

천지간 天地間을 유유 流流하며
산천 山天의 구름을 바라보네.

시원한 바람에 이끌려
죽금당 竹琴堂 아랫목
벗들과 함께 찻잔 드리우니
어느덧 밤인가.

소소히 부는 바람에
휘영청 달은 떠오르고

오가는 선객 仙客
다향 茶香에 취하거든
부귀영화 삼만 육천 일을 구름 밖에 던져 두고
거문고나 타 볼까.

어둠에 솟은 달
만리 萬里 밖을 비추니
놀아보세 벗들이여
율려 律呂의 세계가 어디런가.

풍류 風流

본 편에서는 수련자들이 자신의 수련 정도에 맞춰 즐길 수 있는 기본적인 풍류風流 몇 가지를 소개하고자 한다. 수련자들 중에는 도계道界에 입천한 이도 있을 것이고 아직 입천하지 못한 이들도 있을 것이다. 도계에 입천하지 못한 수련자라 하더라도 여러 가지 기적 차원에서 하는 풍류 방법들이 있으며, 도계에 입천한 수련자의 경우는 그 풍류 방법이 더욱 다양하다.

도계 입천한 이들이 즐기는 대표적인 풍류에는 한무桓舞, 한공桓功, 한치술桓治術이 있다. 한무, 한공, 한치술은 근원적인 하늘의 도광신력을 받아 행하는 풍류로서, 기본적인 수준에서 간략히 소개하면 다음과 같다.

첫째, 한무는 말 그대로 하늘의 도광신력을 타고 추는 춤이다. 모든 감각을 정지시키고 고요한 입정 상태에 들어간 후 하늘의 도광신력을 받아 부드럽게 타게 되면 전신이 도광신력의 현묘한 힘에 이끌려 절로 춤사위가 터져 나오는데, 이를 한무라고 한다. 이를 통해 수련자는 자신의 상승은 물론 타인과 만물까지도 이롭게 할 수 있다. 물론 이때의 움직임은 무의식의 몸놀림이며, 이를 음률과 함께 하게 되면 즐겁게 즐길 수 있다.

둘째, 한공은 도광신력을 강하게 타는 것이다. 그러면 도광신력의 현묘한 힘에 이끌려 자신도 모르게 무술 동작이 나오게 된다. 이때의 무술 동작 역시 무의식의 몸놀림이며, 이를 음률과 함께 하면 더욱 유쾌하게 즐길 수 있다.

셋째, 한치술은 도광신력을 타고 행하는 도인술道人術을 말한다. 하늘의 무한한 도광신력을 타고 자신이나 혹은 타인의 아픈 부위를 치료하는 것이다. 가령 막힌 혈도穴道를 풀거나 아픈 병처를 찾아내 만지기도 하여 낫게 한다. 지압누름을 하기도 하고, 타법두들김을 쓰기도 한다. 이렇게 도광신력을 탄 상태에서 여러 다양한 방법을 동원하여 무의식적으로 환자의 아픈 부위를 낫게 하는 것이 한치술이다. 한치술에서 나오는 여러 치료 방법들은 의도하여 나오는 것이 아니다. 아픈 곳을 치료할 수 있는 가장 적절한 방법들을 도광신력이 선택하여 나오는 무의식적인 동작들인 것이다.

위의 세 가지 풍류를 터득하게 되면 이들을 응용하여 더욱 다양한 능력을 사용할 수 있게 된다. 도계에 입천하지 못한 수련자의 경우, 기적 차원을 동원하여 이러한 풍류를 즐길 수 있다. 그중 진기眞氣 차원의 기운을 타면서 즐길 수 있는 현무玄舞, 현공玄功, 현치술玄治術이 있고, 생기生氣 차원의 기운을 타면서 즐길 수 있는 기무氣舞, 기공氣功, 기치술氣治術이 있다. 이를 소개하면 다음과 같다.

첫째, 현무는 진기를 타고 추는 춤이다. 모든 감각을 정지시킴으로써 고요한 입정 상태에 들어가게 되면, 그 상태가 지속되면서 우주 대자연의 현묘지기玄妙之氣와 감응할 수 있는 내력이 생기게 된다. 이런 내력으로 천지대자연의 무한한 기眞氣를 다스려 자신의 수련 상승은 물론 타인과 만물까지 이롭게 할 수 있다. 내력을 사용하여 승유지기乘遊至氣를 부드럽게 타게 되면 전신이 현묘지기에 이끌려 절로 춤사위가 터져 나오는데 이를 현무라고 한다. 이처럼 진기를 모아 부드럽게 타면 독특한 흐름이 생긴다. 진기의 흐름대로 우리의 몸을 움직이게 하면 되는데, 이때 몸의 움직임은 무의식의 몸놀림이다. 만약 진기를 자유자재로 쓸 수 없는 경우, 생기를 활용하여 하게 되면 이는 곧 기무가 된다.

둘째, 현공은 진기를 타고 하는 무예를 말한다. 이를 하려면 진기를 강하게 모아야 한다. 그러면 진기의 흐름도 자연히 강하게 일어나는데 이 강한 흐름을 타면 자신도 모르게 무술 동작이 나오게 된다. 물론 이때의 무술 동작 역시 무의식의 몸놀림이다. 이 역시 진기를 자유자재로 쓸 수 없는 경우, 생기를 활용하여 하게 되면 이는 곧 기공이 된다.

셋째, 현치술이라 함은 진기를 타고 행하는 도인술을 말한다. 즉 우주의 무한한 진기를 타고 자신이나 혹은 타인의 아픈 부위를 치료하는 것이다. 현치술 역시 아직 진기를 자유자재로 쓸 수 없는 경우, 생기를 활용하여 하게 되면 이는 곧 기치술이 된다.

도계에 입천한 이들은 시공을 초월한 풍류를 즐길 수 있다. 2천도계二天道界에 입천하게 되면 그곳에는 수련자 자신의 원신原神이 있는데, 이 원신은 도계상의 일정한 서열 속에 위치해 있다. 도계에 입천한 이는 이러한 서열에 의하여 시공을 초월한 상태에서 여러 영靈을 불러 시詩·서書·가歌·무舞 등을 즐길 수 있다. 뿐만 아니라 각 도계마다 풍류를 즐길 수 있는 능력과 방법이 차원을 달리하여 존재한다. 도를 연마하는 궁극적인 목적이 풍류에만 있는 것은 아니지만, 수도자는 수련 중 이러한 풍류를 통해 다양한 운치를 즐길 수 있다.

부록 3

회건술

回健術

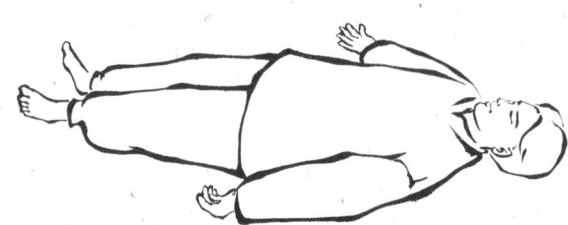

1

회건술回健術은 신체의 건강을 회복시켜 주는 도인술이다. 기혈의 흐름을 원활하게 하여 육장육부六臟六腑를 회건한다. 간단한 체조를 통해 몸을 풀고 행공과 본 호흡 수련을 마치고 나면 마지막으로 회건술을 통하여 마무리한다. 회건술의 시작은 편안히 누운 상태에서 양 손가락과 발가락을 쥐었다 폈다 하면서 자유롭게 움직여 주는 것이다.

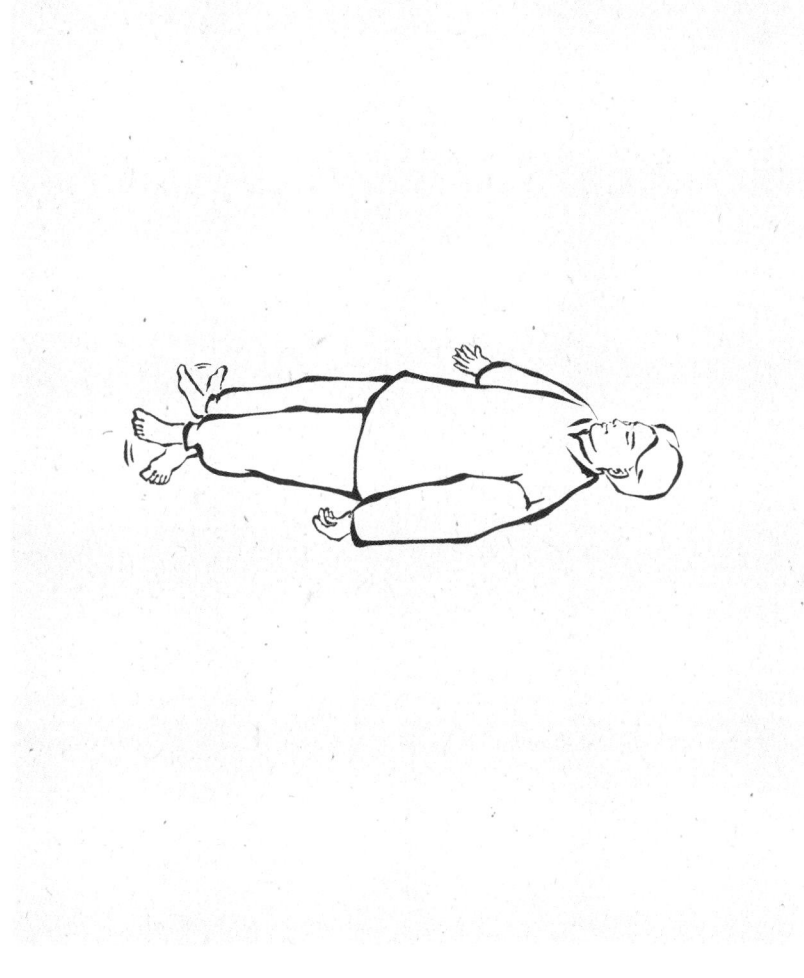

❷
누운 상태에서 양 발목을 좌우로 24회 이상 흔든다.

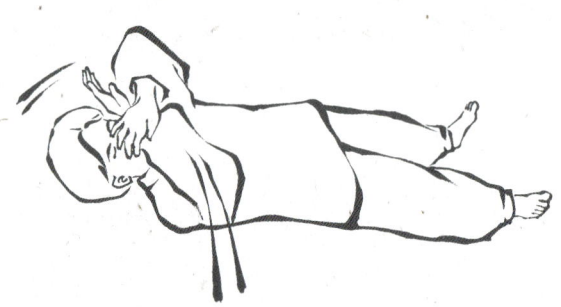

❸

누운 상태에서 발은 어깨너비로 벌리고, 양팔은 손바닥을 펴서 얼굴 앞에서 교차시킨다. 그리고 45°로 바닥을 내리친다6회.

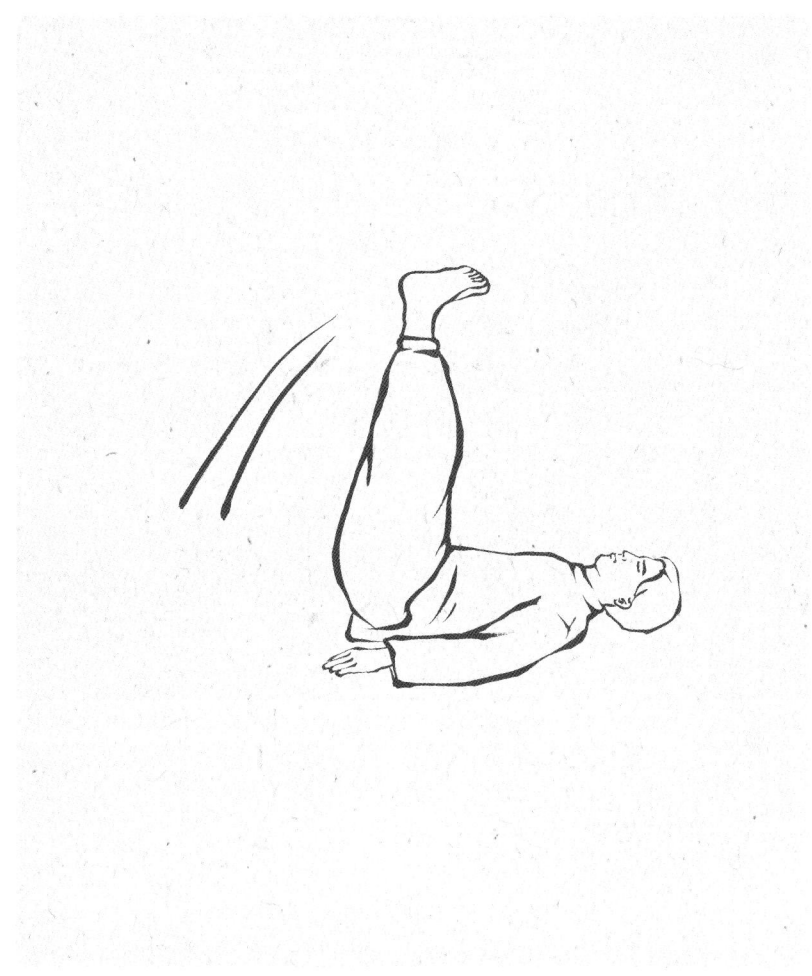

4

누운 상태에서 양다리를 직각으로 들어 바닥에 떨어뜨려 준다. 노약자나 관절이 약한 사람의 경우, 너무 세게 바닥을 내려치면 발뒤꿈치를 다칠 수 있으므로 주의를 요한다6회.

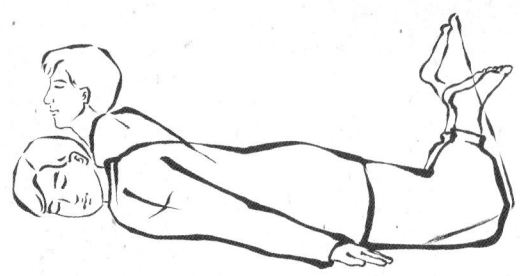

5

남자는 좌측, 여자는 우측을 바라보고 바닥에 편안하게 엎드린다. 팔은 45°로 하여 양 손바닥을 지면에 대고, 양 발끝을 모은 상태에서 무릎을 구부리고 양발을 세워 준다 준비 동작. 숨을 들이쉼과 동시에 정면을 보면서 상체와 하체를 최대한 높이 들어 준 다음 내쉬면서 준비 동작으로 돌아온다6회.

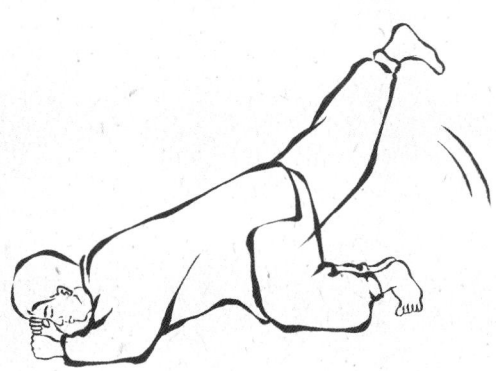

❻

남자는 왼 주먹을 아래로, 여자는 오른 주먹을 아래로 가도록 양 주먹을 포개어 인당에 대고, 양 무릎을 바닥에 대고 엎드린다 준비 동작. 숨을 들이쉬면서 한쪽 발을 하늘로 향하여 들어 주면서 크게 뻗는다 남자는 왼쪽, 여자는 오른쪽. 그 상태에서 다리를 오므리고 준비 동작으로 돌아오면서 숨을 내쉰다 양발을 좌우 교대로 각 6회씩.

부록 3 · **회건술** · 回健術

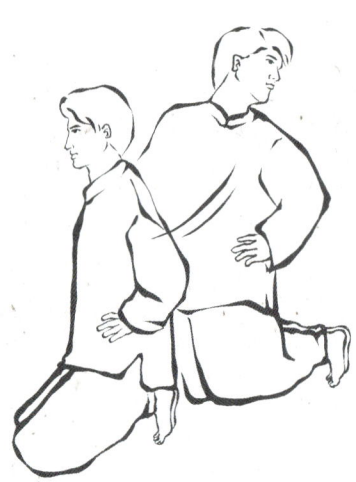

7

양손은 허리를 잡고, 발끝을 세워서 무릎을 바닥에 대고 앉는다 준비 동작. 숨을 들이쉬면서 한 쪽 방향으로 최대한 틀어 주며 일어선다. 이때 얼굴과 시선은 대각선 45° 방향으로 하늘을 향한다 남자는 왼쪽, 여자는 오른쪽. 숨을 내쉬면서 준비 자세로 돌아간다. 이어서 반대 방향으로 몸을 틀어 준다 좌우 각 6회씩.

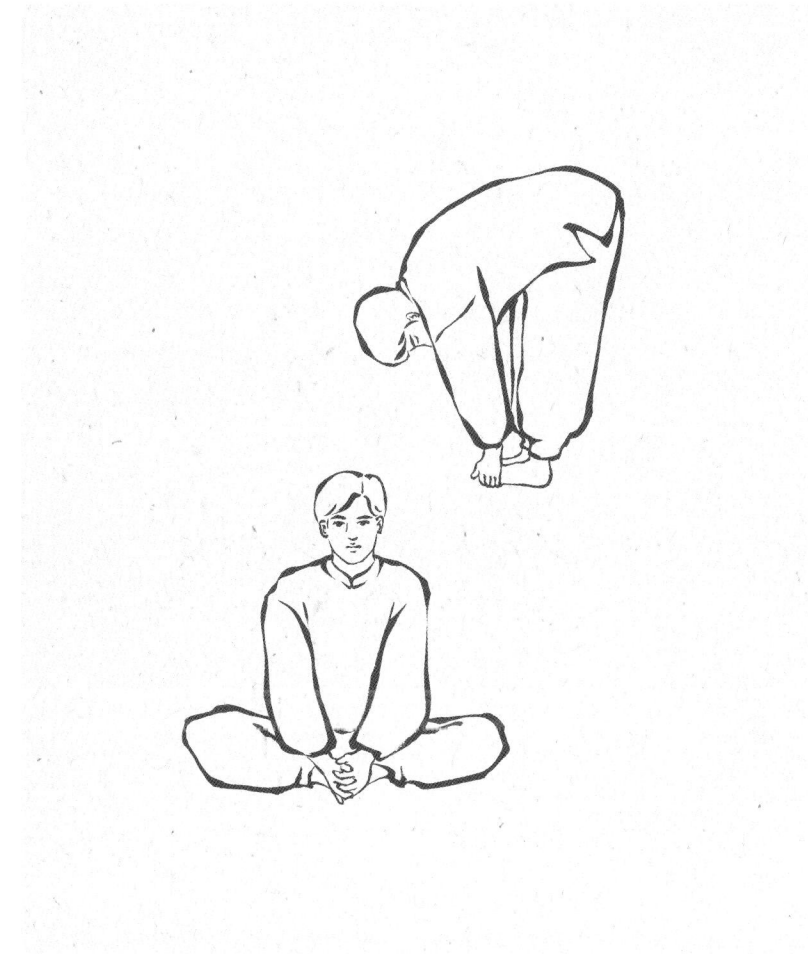

8

양손을 깍지 껴서 두 발끝을 잡고, 양 발바닥을 붙인 채 엉덩이를 바닥에 대고, 허리를 세워 편하게 앉는다 준비 동작. 숨을 들이쉬면서 발바닥을 붙이고, 엉덩이를 들며 양 발날로 일어선다. 다시 숨을 내쉬며 준비 자세로 돌아간다 6회.

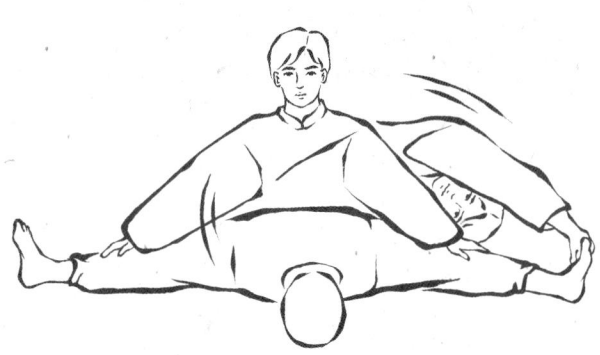

9

양발을 넓게 펴고 허리를 반듯하게 세운 후, 양손은 무릎에 둔다 준비 동작. 숨을 들이쉬었다가 내쉬면서 상체를 최대한 앞으로 숙여 준다. 이때 손은 발목이나 발을 잡는다. 숨을 들이쉬면서 준비 자세로 돌아간다 6회. 이번엔 숨을 들이쉬었다가 내쉬면서 상체를 옆으로 남자는 왼쪽, 여자는 오른쪽 최대한 숙인다. 이때 두 손은 숙인 쪽의 발을 잡는다. 숨을 들이쉬면서 다시 준비 자세로 돌아가고, 숨을 내쉬며 반대 방향으로 상체를 숙인다. 좌우 교대로 행한다 좌우 각 6회씩.

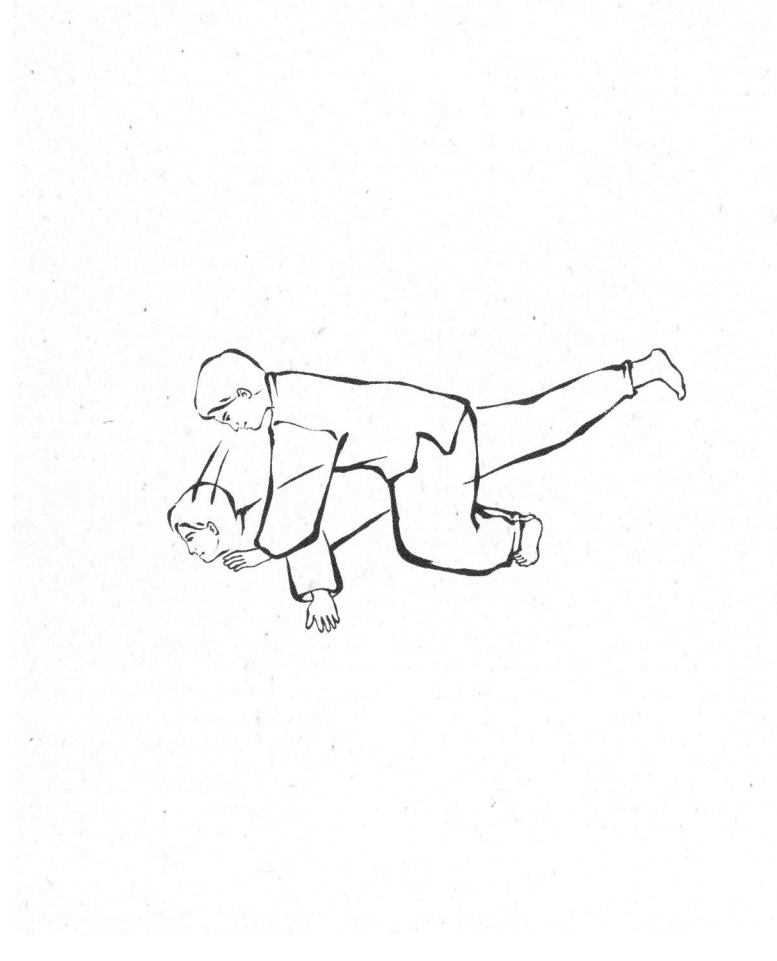

⑩

양손과 무릎을 바닥에 대고 엎드린다 준비 동작. 숨을 들이쉬면서 두 팔을 벌려 몸을 숙임과 동시에, 한쪽 발 남자는 왼발, 여자는 오른발 만 하늘로 향하여 들어 주면서 크게 뻗는다. 숨을 내쉬면서 준비 자세로 돌아간다 6회.

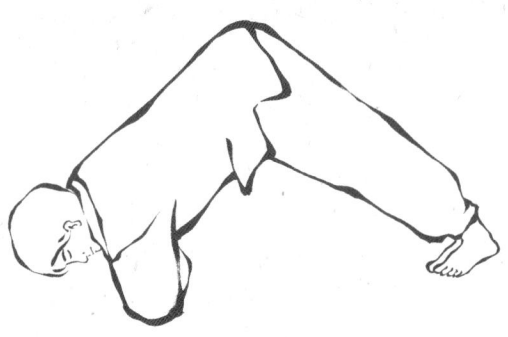

11

두 손을 깍지 낀 상태로 중단전에 대고 상체와 하체의 각도가 직각을 이루도록 자세를 취한다. 두 발끝은 붙인다. 이 상태로 자신의 호흡 길이에 맞추어 여섯 번 호흡한다.

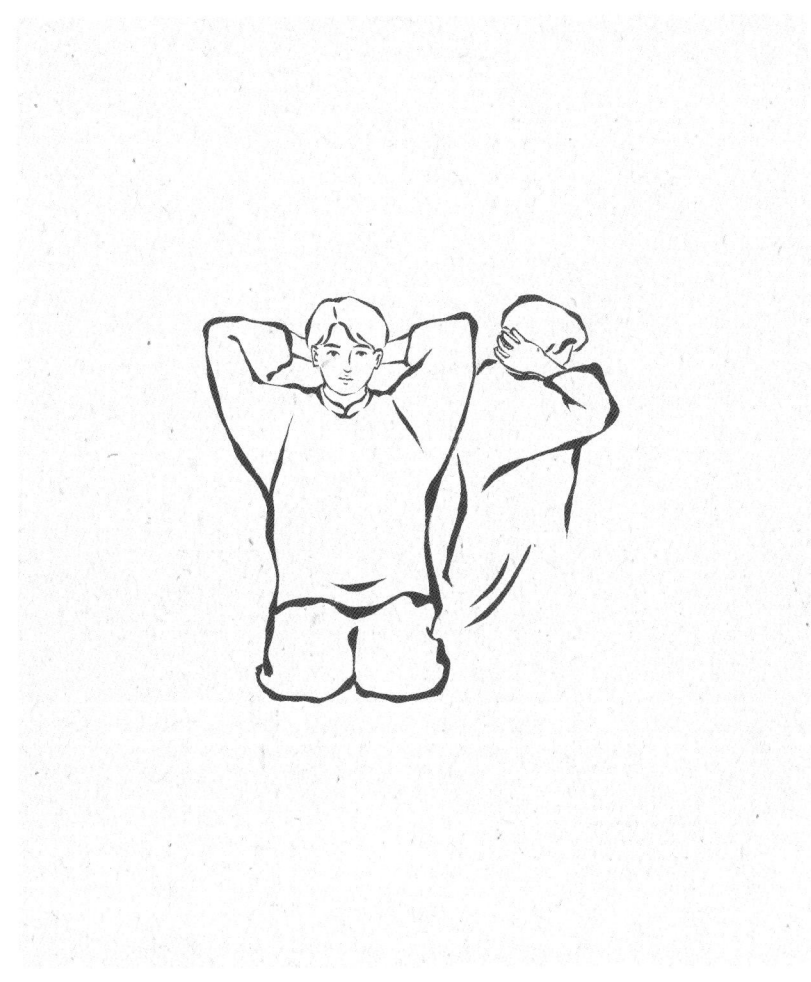

⑫

양 무릎을 바닥에 대고 양손을 깍지 껴서 머리 뒤에 댄다 준비 동작. 숨을 들이쉬면서 한쪽 방향으로 상체를 최대한 틀어 준다 남자는 왼쪽, 여자는 오른쪽. 숨을 내쉬면서 준비 자세로 돌아간 후, 다시 숨을 들이쉬면서 반대 방향으로 몸을 틀어 준다 좌우 각 6회씩.

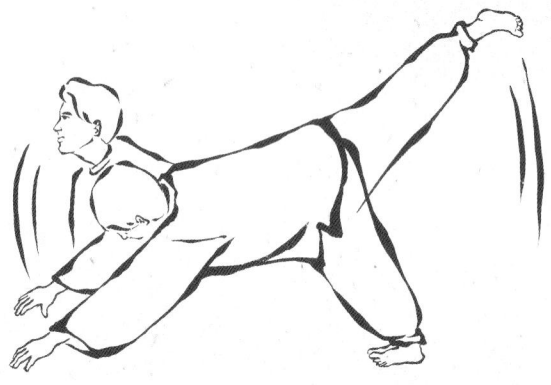

⑬

상체와 하체의 각도가 90°가 되도록 양 발끝과 손가락으로 바닥을 짚고 엎드린 자세를 취한다 준비 동작. 숨을 들이쉬며 몸이 활처럼 휠 수 있도록 한쪽 발을 하늘로 향하여 들어 주면서 크게 뻗는다 남자는 왼쪽, 여자는 오른쪽. 숨을 내쉬면서 준비 자세로 돌아가 반대쪽 다리를 들어준다 좌우 각 6회씩.

万門道法

인간이 신(神)이 되는 완성도법을 통해
자신의 근본자리를 찾아가다

석문도법

초판 1쇄 발행 1991년 7월 20일 | 초판 4쇄 발행 1993년 8월 20일
2판 1쇄 발행 1997년 11월 22일 | 2판 4쇄 발행 2002년 4월 10일
3판 1쇄 발행 2006년 1월 22일 | 3판 3쇄 발행 2007년 1월 29일
증보판 1쇄 발행 2011년 12월 24일 | 증보판 4쇄 발행 2020년 1월 7일

지은이 한조 | 펴낸이 이승우 | 책임편집 소류
일러스트 세은 | 디자인 해밀 | 조판 성인기획 | 인쇄·제본 영신사

펴낸곳 석문출판사
　　　경기도 수원시 장안구 경수대로 994번길 31 광교프라자 5층
　　　전화 031-246-1360 | 팩스 031-253-1894
　　　등록번호 2005년 12월 20일(제25-1-34호)

Copyright ⓒ 한조, 2011

ISBN 978-89-87779-16-4 (03150)

이 책은 저작권법에 따라 보호받는 저작물이므로 무단전재와 무단복제를 금지하며,
이 책 내용의 전부 또는 일부를 이용하려면 반드시 저작권자의 서면 동의를 받아야 합니다.

● 책값은 뒤표지에 있습니다.